中西医结合
帕金森病研究

陈 彪 ◎ 主审　　蔡 晶 ◎ 主编

ZHONGXIYI JIEHE

PAJINSENBING YANJIU

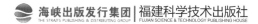
海峡出版发行集团　福建科学技术出版社
THE STRAITS PUBLISHING & DISTRIBUTING GROUP　FUJIAN SCIENCE & TECHNOLOGY PUBLISHING HOUSE

图书在版编目（CIP）数据

中西医结合帕金森病研究 / 蔡晶主编. —福州：
福建科学技术出版社，2021.7
ISBN 978-7-5335-6460-5

Ⅰ.①中… Ⅱ.①蔡… Ⅲ.①帕金森综合征－中西
医结合－诊疗 Ⅳ.①R742.5

中国版本图书馆CIP数据核字（2021）第080253号

书	名	中西医结合帕金森病研究
主	审	陈彪
主	编	蔡晶
出版发行		福建科学技术出版社
社	址	福州市东水路76号（邮编350001）
网	址	www.fjstp.com
经	销	福建新华发行（集团）有限责任公司
印	刷	福建省地质印刷厂
开	本	700毫米×1000毫米　1/16
印	张	23.5
图	文	376码
版	次	2021年7月第1版
印	次	2021年7月第1次印刷
书	号	ISBN　978-7-5335-6460-5
定	价	150.00元

书中如有印装质量问题，可直接向本社调换

编委会

BIANWEIHUI

自从 1817 年英国医生 James Parkinson 在其著名论文《An Essay on the Shaking Palsy》中客观描述了帕金森病（Parkinson's disease，PD）的典型症状后，帕金森病逐渐成为神经退行性疾病研究中最为活跃的领域之一。随着分子生物学、分子遗传学、分子病理学等理论技术和研究方法的广泛应用，帕金森病在病因、发病机制、诊断与治疗方面都取得了丰硕成果，发展突飞猛进。而祖国传统医学将帕金森病称为"颤病"，很早也就有了较多关于本病症候的描述以及辨证论治的实际经验论述。传统的中医药治疗在一定程度上能缓解和改善帕金森病的临床症状，与西药联合使用具有更好的改善临床症状和生活质量的作用，已逐渐成为帕金森病的重要辅助治疗手段。

《中西医结合帕金森病研究》一书，从中医和西医的不同视角，分别对帕金森病的中西医发展史，西医的发病机制和中医的辨证论治，帕金森病的中药、西药治疗和中西医结合治疗，以及帕金森病的心理、康复、护理等方面进行了系统的论述，较为全面地展示了国内外众多帕金森病研究的趋势、观点、前景分析、指南和共识解读。书中对帕金森病的组学研究、病证结合模型以及药食辨治的论述，国内专著涉猎较少，尤为值得关注。该书兼顾中医与西医、基础与临床、内科与外科，同时涵盖帕金森病现代研究主要内容，对探索帕金森病治疗的新技术和新方法具有重要的参考价值。

　　该书的编者为福建中医药大学及其附属医院常年活跃在帕金森病基础与临床研究第一线的医务工作者。他们业务基础扎实，熟知本领域当前最新的科研进展，使该书的内容不仅详尽回顾和归纳了帕金森病的研究历史和基本理论，更对该病的机制和治疗提出了具有前沿性与前瞻性的见解。任何一门医学相关的领域都是在基础、临床两方面的学者们的共同努力下不断发展的，本书的问世也体现了这种努力。

　　因此，我们诚意将此书推荐给所有参与帕金森病诊疗的中西医学人员，并衷心希望医护人员，在更高水平上将中医药与现代科技相结合，致力了解不同医学体系对帕金森病不同的见解与治疗方法，在帕金森病诊治研究领域取得进一步的优秀成果，共同为患者谋求更佳的治疗成效。

陈彪、于普林

2021 年 3 月

PREFACE

前　言

　　帕金森病（Parkinson disease，PD）是中老年人常见的神经系统退行性疾病，65 岁以上人群患病率为 1%，且发病率随年龄增长而呈明显的上升趋势。该病以静止性震颤、动作迟缓及减少、肌张力增高、姿势不稳等为主要特征。近 10 年来对帕金森病的研究发现，帕金森病患者不仅仅是肢体运动障碍存在问题，同时在非运动系统也并发多种障碍症状。帕金森病的临床治疗目前仍以补充多巴胺、减少多巴胺分解和激活多巴胺相关受体为主要方法。该治疗方法虽然能明显减轻帕金森病患者的临床症状，但不能解决神经细胞凋亡、神经功能退变的根本原因。因此，针对帕金森病的病因病机研究、中西医结合治疗始终是老年医学基础和临床研究的热点问题。

　　本书的作者团队是一支刚组建的、具备多学科交叉背景的教学科研临床团队，整合了学校和附属医院的中青年骨干，年轻朝气有活力。近年来，作者团队主要针对老年人常见病帕金森病的病理生理机制、帕金森病的中医药防治、帕金森病的相关因素及预防康复等多方面展开研究。团队先后承担国家级、省级各类研究项目十余项；发表相关科研论文 30 余篇，部分发表在 SCI 收录的老年医学一区期刊。同时，与国内外多所院校开展培训、访学与合作研究；并与基层医疗机构联合开展义诊及帕金森病中医药防治讲座。

本书为团队综合近 10 年的科研和临床工作心得，从帕金森病（颤证）历史沿革、病因和发病机制、诊断、电生理研究、组学研究、实验模型、药物治疗、中医治疗、手术治疗、心理治疗、药食辨治、护理、康复评定及康复治疗等方面，对相关研究进行梳理和汇总，以便呈现给基础研究和临床医护人员较为完整全面的中西医结合帕金森病研究进展状况。希望本书的出版，为更深入地开展帕金森病科学研究和临床护理康复治疗提供一些帮助。

团队成员对本书的编写尽心尽力，但限于时间、精力，加之随着对帕金森病研究的深入，越来越认识到帕金森病的病因病理复杂、临床表现多种多样，目前的很多认识还不足以解释和说明帕金森病的各种临床症状和不同的病情进展。因此，本书难免存在诸多缺憾，恳请各位读者给予斧正，以便我们改进提高。

CONTENTS

目　录

■ **第一章　帕金森病（颤证）中西医发展史**…………………………… 1

第一节　颤证历史沿革………………………………………………… 1

　一、隋汉之前：外风立论 / 2

　二、唐宋时期：初次记录 / 3

　三、明清时期：蓬勃发展 / 4

　四、近现代：百家争鸣 / 6

第二节　帕金森病西医研究历史沿革………………………………… 7

　一、萌芽 / 7

　二、突破 / 9

　三、全面发展 / 9

第三节　帕金森病中西医诊疗结合近况……………………………… 10

　一、中西医结合诊疗的实施 / 10

　二、中西医结合研究探索 / 14

　三、中西医结合治疗的优势与不足 / 16

■ **第二章　帕金森病的病因和发病机制**……………………………… 17

第一节　帕金森病的病理变化………………………………………… 17

　一、大体改变 / 17

　二、镜下改变 / 17

第二节　帕金森病的神经生化学……………………………………… 19

　一、单胺类神经递质 / 19

　二、胆碱类神经递质 / 22

　三、氨基酸类神经递质 / 22

　四、气体分子类及其他类型的神经递质 / 23

　　五、神经肽 / 23

第三节　帕金森病的病因 ·· 24

　　一、年龄老化 / 24

　　二、遗传因素 / 25

　　三、环境因素 / 27

第四节　帕金森病的发病机制 ·· 29

　　一、氧化应激作用 / 29

　　二、线粒体功能障碍 / 30

　　三、免疫炎症反应 / 32

　　四、蛋白降解系统受损 / 35

　　五、钙稳态失衡 / 39

　　六、兴奋性神经毒性作用 / 40

　　七、细胞凋亡 / 42

　　八、神经保护机制减少 / 45

　　九、微生物 – 肠 – 脑轴失调 / 46

第三章　帕金森病诊断 ·· 49

第一节　临床表现 ·· 49

　　一、运动症状及体征 / 49

　　二、非运动症状及体征 / 52

第二节　辅助检查 ·· 56

　　一、影像学检查 / 56

　　二、病理学检查 / 60

　　三、生化检查 / 60

　　四、基因检查 / 62

第三节　临床评分与分期 ··· 62

　　一、帕金森病评分量表 / 62

　　二、修订 Hoehn-Yahr 分期 / 63

　　三、Braak 分期与临床表现 / 64

　　四、国际运动障碍协会（MDS）分期 / 65

第四节　诊断标准 ·· 66

　　一、国际运动障碍学会（MDS）帕金森病临床诊断标准（2015 版）/ 66

二、中国帕金森病诊断标准（2016 版）/ 69

三、MDS 帕金森病前驱期诊断标准（研究用，2015 版）/ 69

四、帕金森病前驱期诊断研究标准中国专家共识（2019 版）/ 72

第五节　鉴别诊断 ……………………………………………………… 75

一、继发性帕金森综合征 / 75

二、帕金森叠加综合征 / 75

三、其他 / 77

第四章　帕金森病组学研究 ………………………………… 103

第一节　帕金森病基因组学研究 ……………………………… 103

一、常染色体显性遗传型帕金森病相关基因 / 103

二、常染色体隐性遗传帕金森病相关基因 / 105

三、罕见的散发帕金森病患者中新发现的帕金森病相关基因突变 / 106

第二节　帕金森病转录组学研究 ……………………………… 106

第三节　帕金森病蛋白组学研究 ……………………………… 107

一、脑组织中蛋白组学 / 107

二、脑脊液中蛋白组学 / 108

三、血清中蛋白组学 / 108

四、动物模型中蛋白组学 / 109

五、细胞模型中蛋白组学 / 109

六、药物研究中蛋白组学 / 110

第四节　帕金森病代谢组学研究 ……………………………… 110

第五节　帕金森病宏基因组学研究 …………………………… 111

一、肠道微生物可能影响神经系统 / 112

二、帕金森病患者的肠道微生物组与健康人群显著不同 / 113

三、帕金森病的益生菌治疗研究 / 114

第五章　帕金森病的神经电生理研究 …………………… 116

第一节　帕金森病运动症状的神经电生理诊疗进展 …………… 116

一、震颤分析在帕金森病诊断中的应用 / 116

二、H 反射在帕金森病诊断中的应用 / 124

三、体感诱发电位在帕金森病诊断中的应用 / 127

四、运动诱发电位在帕金森病诊断中的应用 / 136

第二节　帕金森病非运动症状的神经电生理诊疗进展…………………… 145

一、人脑认知过程中的信息加工通道 / 145

二、自动加工和控制加工的过程 / 146

三、人脑对标准化刺激信息的加工 / 146

第三节　临床常用 ERP 技术 ………………………………………………… 147

一、P300 / 147

二、失匹配负波 / 147

三、感觉门控电位 SG-P50 / 148

四、关联性负变（CNV）/ 150

第四节　神经电生理在帕金森病中医研究中的应用………………… 151

一、帕金森病的大脑功能偏侧性与中医阴阳平衡理论的研究 / 151

二、静息态额叶脑电非对称性与大脑功能偏侧性研究进展 / 152

三、大脑运动皮质兴奋性（MCE）与大脑功能偏侧性研究进展 / 153

第六章　帕金森病实验模型…………………………………………… 157

第一节　帕金森病动物模型………………………………………………… 158

一、6-OHDA 模型 / 158

二、MPTP 模型 / 164

三、鱼藤酮模型 / 167

四、百草枯模型 / 171

五、蛋白酶体抑制剂模型 / 172

六、利血平模型 / 174

七、Fe^{3+} 模型 / 175

八、其他模型 / 175

第二节　帕金森病细胞模型………………………………………………… 177

一、MPP^+ 模型 / 177

二、6-OHDA 模型 / 179

三、鱼藤酮模型 / 181

四、蛋白酶体抑制剂模型 / 182

第三节　帕金森病基因模型………………………………………………… 183

一、基因敲除模型 / 184

二、基因过表达模型 / 186

三、基因突变模型 / 190

第四节　帕金森病病证结合模型…………………………………… 192

一、模拟病因 / 193

二、模拟证型 / 195

第七章　帕金森病药物治疗…………………………………… 197

第一节　帕金森病药物治疗史…………………………………… 197

一、在发现帕金森病纹状体多巴胺减少之前帕金森病的治疗 / 197

二、多巴胺替代治疗是帕金森病治疗史上的一个里程碑 / 198

三、其他多巴胺能药物和非多巴胺能药物的发展 / 200

第二节　帕金森病药物治疗基本原理…………………………… 202

一、多巴胺替代疗法 / 202

二、多巴胺能突触及多巴胺能受体的作用 / 203

三、胆碱能神经递质的作用 / 203

四、兴奋性谷氨酸及谷氨酸受体的作用 / 204

五、腺苷 A2A 受体及受体拮抗剂 / 205

第三节　帕金森病治疗的药物…………………………………… 205

一、左旋多巴 / 205

二、多巴胺受体激动剂 / 211

三、单胺氧化酶 B 抑制剂 / 213

四、儿茶酚 – 氧位 – 甲基转移酶抑制剂（COMT 抑制剂） / 215

五、其他药物治疗 / 217

第四节　帕金森病药物治疗……………………………………… 219

一、治疗原则 / 219

二、药物治疗 / 220

第八章　帕金森病手术及其他治疗……………………………… 225

第一节　脑深部核团电刺激术…………………………………… 226

一、脑深部核团电刺激术手术原理 / 226

二、帕金森病的 DBS 手术治疗适应证 / 227

三、帕金森病的 DBS 手术治疗禁忌症 / 227

四、帕金森病行 DBS 手术术前准备 / 228

五、帕金森病 DBS 手术主要步骤 / 228

六、帕金森病 DBS 手术术中注意要点 / 229

七、帕金森病 DBS 手术术后处理及注意要点 / 230

八、帕金森病 DBS 手术术后 DBS 程控及注意事项 / 231

九、帕金森病 DBS 手术治疗应用评价 / 231

第二节　帕金森病的基因治疗·························· 232

一、帕金森病基因治疗的选择 / 233

二、帕金森病基因治疗的基因转移方法 / 234

三、基因治疗的手术步骤 / 235

四、帕金森病基因治疗的评价 / 235

第三节　帕金森病神经组织移植治疗·················· 236

一、帕金森病神经组织移植治疗的手术适应证 / 237

二、帕金森病神经组织移植治疗的手术禁忌证 / 238

三、移植物的选择 / 238

四、帕金森病神经组织移植治疗的手术步骤 / 239

五、帕金森病神经组织移植治疗术中、术后注意事项 / 240

六、帕金森病神经组织移植治疗的评价 / 240

第九章　帕金森病中医治疗·························· 242

第一节　帕金森病辨证论治·························· 242

一、辨证分型 / 243

二、辨证施治 / 245

第二节　帕金森病分期论治·························· 248

一、早、中、晚三期分期论治 / 248

二、稳定期、波动期、进展期三期论治 / 250

第三节　帕金森病专方论治·························· 251

一、滋补肝肾专方 / 251

二、养肝柔筋专方 / 254

三、熄风止颤专方 / 254

四、其他专方专药研究 / 256

第四节　帕金森病中药针剂治疗····················· 256

一、葛根素注射液 / 256

二、刺五加注射液 / 257

三、银杏叶提取物 / 258

四、醒脑静注射液 / 258

第五节　帕金森病中成药治疗……………………………………… 258

一、滋补肝肾中成药 / 259

二、熄风定颤中成药 / 260

三、补肾活血中成药 / 261

四、补气养血中成药 / 262

第十章　帕金森病心理障碍及治疗……………………… 263

第一节　帕金森病常见心理障碍……………………………………… 263

一、帕金森病心理障碍的发生机制 / 263

二、帕金森病心理活动的特点 / 266

三、帕金森病心理障碍常见类型的临床表现 / 266

第二节　帕金森病常见心理障碍的治疗………………………… 271

一、常用心理治疗的方法 / 271

二、西药治疗 / 275

三、中医治疗 / 275

四、心理护理 / 275

五、家庭、社会支持系统应积极参与帕金森病心理治疗 / 277

第十一章　帕金森病药食辨治……………………………… 279

第一节　药膳基本理论………………………………………………… 279

第二节　药膳前期加工处理、烹饪…………………………………… 280

一、药膳前期加工处理 / 280

二、药膳制作方法 / 281

第三节　辨证施膳……………………………………………………… 282

一、风阳内动证——潜阳熄风，滋补肝肾 / 283

二、脾虚痰阻——健脾化痰，固精益肾 / 283

三、髓海不足——填精益髓，补益肝肾 / 283

四、气血亏虚——益气健脾，养血补肾 / 284

五、瘀血夹风——祛瘀通络，平肝熄风 / 284

第四节　兼症药膳……………………………………………………… 285

一、失眠——养心安神 / 285

二、纳呆——健脾和胃 / 285

三、夜间多尿——补肾固尿 / 285

四、便秘——润肠通便 / 285

五、汗证——益气敛汗 / 286

第十二章　帕金森病的康复 ………………………………………………… 305

第一节　帕金森病主要功能障碍 ………………………………………… 305

一、运动功能障碍 / 305

二、高级脑功能障碍 / 306

三、构音障碍 / 307

四、自主神经功能障碍 / 307

五、继发性功能障碍 / 307

第二节　帕金森病康复评定 ……………………………………………… 307

一、运动功能评定 / 307

二、言语功能评定 / 309

三、吞咽功能评定 / 310

四、认知心理功能评定 / 313

五、日常生活活动能力评定 / 313

六、综合评定 / 314

第三节　帕金森病康复治疗 ……………………………………………… 316

一、康复目标 / 317

二、康复治疗 / 317

第四节　帕金森病康复教育 ……………………………………………… 324

第十三章　帕金森病的护理 ………………………………………………… 327

第一节　护理评估 ………………………………………………………… 327

一、病史 / 327

二、身体评估 / 328

三、环境评估 / 330

四、社会评估 / 331

第二节　护理要点 ………………………………………………………… 334

一、常见护理问题 / 334

二、护理措施 / 334

第一章 DIYIZHANG

帕金森病（颤证）中西医发展史

　　帕金森病（Parkinson disease，PD）自 1817 年由英国医学家兼地质学家 James Parkinson 提出以来，经 2 个世纪的研究使得人们对本病认识不断深入。本病是以静止性震颤、肌强直、运动迟缓为主要临床特征的中枢神经系统退行性疾病，其主要病理特点为选择性、渐进性中脑黑质致密部多巴胺能神经元的缺失及黑质神经元内路易小体聚集，属中医学"颤证"范畴。

　　PD 好发于中老年人，随着全球人口老龄化的进展，其发病率有上升趋势，且 PD 具有较高的致残率，因而得到社会各界的高度关注。目前为止，西药疗法在帕金森病的治疗中仍处于核心的地位，包括多巴胺替代疗法和多巴胺受体激动剂、单胺氧化酶抑制剂等，虽在初期可改善症状，但都不能阻止 PD 的进展，且易出现严重的运动障碍并发症以及精神症状、消化道症状等副反应。

　　中医药学对本病的记载源远流长，积累了一定的治疗经验和有效方剂。虽在缓解症状方面不如西药起效快，但在减轻不良反应、延缓疾病进展方面显示出治疗潜力与优势。因此，中西医结合治疗 PD 可充分发挥两方面的优势，提高疗效。

　　本章从 PD 的中医、西医历史沿革及中西医结合近况三方面进行简要介绍。

第一节　颤证历史沿革

　　传统中医并无帕金森病名，根据临床表现及症状特点，现代中医将帕金森病归属于"颤证"范畴，而关于类似帕金森病症状记载可散见于历代中医医籍中。自《黄帝内经》起，历代中医药学专家本着求真求实的实践精神，在临床诊疗中不断总结颤证的病因病机、临床表现和治疗经验，使得中医药学对本病的认识由浅入深，逐步深化。

■ 一、隋汉之前：外风立论

（一）病名记载：病症记载

中国古代关于"颤证"症状的有关描述最早出现在《黄帝内经》。《素问·至真要大论》说："诸风掉眩，皆属于肝"，"诸痉项强，皆属于湿"，掉：振掉，震颤意；强直：疼痛，为随意运动障碍；项强：即拘挛。这些大都类似帕金森病主症。《素问·脉要精微论》："夫五藏者，身之强也。头者，精明之府，头倾视深，精神将夺矣；背者，胸中之府，背曲肩随，府将坏矣；腰者，肾之府，转摇不能，肾将惫矣；膝者，筋之府，屈伸不能，行将偻附，筋将惫矣；骨者，髓之府，不能久立，行将振掉，骨将惫矣"。此段文献所述症状可概括为：精神疲倦，头部前倾，弯腰曲背，膝部屈伸困难，转腰不能，行走驼背，不能久立，走路颤摇，生动描绘了患者震颤、强直、活动受限和姿势障碍，与帕金森病主症一致。汉代华佗《中藏经·论筋痹第三十七》说："行步奔急，淫邪伤肝，肝失其气，因而寒热所客，久而不去，流入筋会，则使人筋急而不能行步舒缓也"，所谓行步奔急，不能舒缓，恰如帕金森病的慌张步态。

（二）疾病认知：外风立论

从五运六气之"风邪致病"及肝肾亏虚角度认识颤证。《素问·五常政大论》又有"其病摇动""掉弦巅疾""振摇鼓栗"等描述，阐述了本病以肢体摇动为其主要症状，属风象，与肝肾有关，为后世对颤证的进一步认识奠定基础。隋代巢元方《诸病源候论》在论及"风四肢拘挛不得屈伸候"中指出："此由体虚腠理开，风邪在于筋故也。……邪客关机，则使筋挛。邪客于足太阳之络，令人肩背拘急也。"其在论及"五指筋挛不能屈伸候"说："筋挛不得屈伸者，是筋急挛缩，不得伸也。筋得风热则刚纵，得风冷则挛急"。这是从正虚外风伤筋、外风兼寒兼热伤筋角度对僵直和姿势障碍的病机的进一步解释。

（三）治法方药：未成系统

隋汉之前，华佗主张"宜活血以补肝，温气以养肾，然后服俌汤丸"。张仲景在《伤寒杂病论》中提出的"身为振振摇""身瞤动""头摇"等与帕金森病震颤的症状相似，并提出运用真武汤、葛根汤治疗。

■ 二、唐宋时期：初次记录

（一）病名记载：首次记录

唐代孙思邈《千金要方》中有"金牙酒"，治疗"积年八风五痉，举身弹曳，不得转侧，行步跛僻，不能收摄"等病，这些特征都类似于帕金森病临床所出现的动作迟缓和步态障碍。

金元时期，金元四大家之一张从正（1156—1228 年）在《儒门事亲》中曾经报道了这样一个病例："新寨马叟，年五十九，因秋欠税，官杖六十。得惊气，成风搐已三年矣。病大发，则手足颤掉，不能持物，食则令人代哺，口目张眼，唇舌嚼烂，抖擞之状如线引傀儡……戴人曰：此病甚易治。若隆暑时，不过一涌，再涌，夺则愈矣。今已秋寒可三之；如未，更刺腧穴必愈。先以通圣散汗之，继服涌剂，则痰一二升，至晚又下五七行，其疾小愈。待五日，再一涌，出痰三四升，如鸡黄成块，状如汤热。叟以手颤不能自探，妻与代探，咽嗌肿伤，昏愦如醉，约一二时许稍稍醒。又下数行，立觉足轻颤减，热亦不作，足亦能步，手能巾栉，自持匙箸。未至三涌，病去如濯。"本病例经当代名医潘澄濂教授和北京协和医院张振馨教授考证，张从正的报道可能是世界上最早的有关帕金森病的报道，比英国 James Parkinsos 的报道还要早 600 年左右，并且有比较详细的治疗方法。

（二）疾病认知：从风论治

唐宋时期，虽有明确病例及治法方药记载，但却缺乏关于颤证病因病机的详细论述。根据治法方药大致推测此期从风、瘀、痰来认识该病。譬如，张从正治疗新寨马叟案，认为是感受风邪所致，风痰内郁，用的是防风通圣散，药后痰涌而病减。

（三）治法方药：初具规模

代表性的有唐代《千金要方》中有"金牙酒"：金牙碎如米粒用小绢袋盛、细辛、地肤子（无子用茎；苏恭用蛇床子）、附子、干地黄、防风、莽草、蒴藋根各四两、蜀椒四合、羌胡一斤；右十味，盛以绢袋，以酒四斗瓷罂中渍，密闭头，勿令泄气，春夏三四宿，秋冬六七宿，酒成去滓，日服一合。金代《儒门事亲》例中，张戴人治以防风通圣散汗之，继服涌吐剂，后用泻下法而得效。经汗、吐、下三法，立觉足轻、颤减，热也不作，足亦能步，手能巾栉，自持匙筋。宋代《太平惠民和剂局方》的代表方有：①龙脑天麻煎，内含天麻、麝香等药活血祛风，治筋脉拘挛，遍身麻痹，百节疼痛，手足颤掉。②麝香天麻丸，除含麝香、天麻外，还含乳香、血竭等，治风痹手足不遂，或少力颤掉。③左经丸用草乌头炮去皮四两，川乌头炮去皮二两，乳香、没药各一两，为末生乌豆一升，以斑蝥三七个，去头翅，同煮，豆熟去蝥，取豆焙干为末，和匀，以醋面糊丸梧子大，治左瘫右痪，手足颤掉，常服通经络，活血脉，疏风顺气，壮骨轻身。④黑神丸为草乌头连皮生研、五灵脂等分，为末，六月六日滴水丸弹子大，治一切风疾及瘫痪风，手足颤掉。

■ 三、明清时期：蓬勃发展

（一）病名记载：独立设门，详细记录

此期对颤证的论述更加明确而详细。

明代孙一奎（1522—1619）首次在《赤水玄珠》一书中把以"震颤"为主要临床表现的一类疾病统一命名为"颤振门"，单独设立一门。强调颤振不能随意控制，指出"颤振者，人病手足摇动，如抖擞之状，筋脉约束不住而莫能任持，风之象也"。在鉴别震颤和寒颤时说："夫颤振，乃兼木气而言，手足肘前战动，外无凛慄之状"。同期王肯堂在继承孙一奎等学术思想基础上，亦提出"颤振"病名。《证治准绳》中延续前人，将"颤振"独立设门，对其病症、病因、病机、治疗均有详细论述，如"颤，摇也；振，动也。筋脉约束不住，而莫能任持，风之象也……亦有头动而手足不动者……足动而头不动者，皆木气太过而兼火之化也。"他又分震颤为"头动而手足不动"和"手足动而头不动"两种临床类型。《医学纲目》一书提出："风颤者，以风入于肝脏经络，上气不守正位，故使头招面摇，手足颤掉也。"提出与瘈疭鉴别在于："风火相乘，动摇之象，比之瘈疭，其势为缓。"与中风鉴别在于："背战摇振动轻利而不痿弱，比之中风曳牵动重迟者，微有不同。"

清代高鼓峰在《医宗己任编》谓："大抵气血俱虚，不能荣养筋骨，故为之振摇，而不能主持也"。清代赵献可在《医贯·痰论》指出："风邪挟痰阻络，络脉不畅而出现震颤"。清代张璐在《张氏医通》一书中鉴别颤振和瘈疭谈到："颤振与瘈疭相类似，瘈疭则手足牵引而成伸成屈；颤振，动而不屈也，显有区别"。同时，张氏在系统地总结前人经验的基础上，结合个人临床实践，指出本证其临床表现为四肢颤振、肢体强直、举动迟钝，特别是面容表情淡漠。

此期医家分别提出了此病的病名为"振摇""震颤"。

（二）疾病认知：全面系统

从脏腑气血、津液角度认识颤证。

明代孙一奎《赤水玄珠》从病机方面做了重要论述，提出了"木火上盛，肾阴不充，下虚上实，实为痰火，虚则肾亏"属本虚标实、虚实夹杂之证。同时又提出气虚、血虚均可引起颤证。明代王肯堂集前贤之大成，结合自己的临床观察，在《证治准绳》中从气血不足角度提出："此病壮年鲜有，中年以后乃有之，老年尤多。夫年老阴血不足，少水不能制盛火，极为难治"，"病之轻者，或可用补金平木，清痰调气之法，在人自斟酌之"。从肝风角度提出："颤，摇也；振，动也。筋脉约束不住而莫能任持，风之象也"，并根据《素问》"诸风掉眩，皆属于肝"的理论指出："肝主风，风为阳气，阳为动，此木气太过而克脾土，脾主四肢，四肢者，诸阳之末，木气鼓之则动经，谓风淫末疾者此也。"中肯地论述了本病的发病年龄、病机及预后。《医学纲目》认为："此论多由风热相合，亦有风寒所中者，亦有风挟湿痰者"。

清代高鼓峰《医宗己任编·颤振》说："大抵气血俱虚，不能荣养筋骨故为之振摇，而不能主持也"，强调气血亏虚是颤证的重要原因。清代赵献可在《医贯·痰论》指出："肾虚不能制水，则水不归源，如水逆行，洪水泛滥而为痰"，明确提出了痰之产生，责之于肾阳。风邪夹痰阻络，络脉不畅而出现震颤、肌肉强直。肾阳亏虚，又易形成火不生土，致脾阳虚衰。脾阳不足，气血生化无源，筋脉失养则出现动作迟缓。因此可见，肾虚为本病发病之根本，又涉及肝、脾等脏腑。清代张璐《张氏医通》认为震颤主要是风、火、痰、虚为患。

（三）治法方药：丰富发展

此期医家充实了治法方药，部分沿用至今。孙一奎《赤水玄珠》中提出治宜"清上补下"，创立了"摧肝丸"，镇火平肝，消痰定颤；同时，对于气血亏虚的颤证，亦提出治法为"气虚颤振，用参术汤"，"血虚而振，用秘方定心丸"，"手足擅振，筋惕肉眴似风，以十全大补汤"。北京中医药大学东直门医院仍遵孙氏之说，将治疗帕金森病的院内制剂命名为"颤振平"。《证治准绳》则提出："中风手足弹捭，星附散、独活散、金牙酒，无热者宜之；摧肝丸，镇火平肝，消痰定颤，有热者宜之；气虚而振，参术汤补之；心虚而振，补心丸养之；挟痰，导痰汤加竹沥；老人战振，宜定振丸。"

清代高鼓峰创造大补气血法治疗颤证，指出："须大补气血，人参养荣汤或加味人参养荣汤"主之。清代张璐根据对颤证的认识及相应脏腑辨证分别立方："若肝木实热，泻青丸。肝木虚热，六味丸。肝木虚弱，逍遥散加参、术、钩藤。挟痰，导痰汤加竹沥。脾胃虚弱，六君子汤加芎、归、钩藤。卫虚多汗恶寒，加黄芪二钱、附子五分。脾虚，补中益气加钩藤。心血虚少而振，平补镇心丹。心气虚热而振，本方去肉桂、山药、麦冬、五味子，加琥珀、牛黄、黄连，名琥珀养心丹。心虚挟痰而振，本方去龙齿、肉桂、山药、麦冬、五味子，加琥珀、川芎、胆星、麝香、甘草，名为秘方补心丹。心虚挟血而振，龙齿清魂散。肾虚而行步振掉者，八味丸、十补丸选用。实热积滞，可用汗吐下法。"

■ 四、近现代：百家争鸣

（一）病名记载：规范定名

历代医家并未形成统一中医病名，直至1991年中华全国中医药学会老年医学会制订《中医老年颤证诊断和疗效评定标准》试行草案，将帕金森病中医病名确定为"颤证"。

（二）疾病认知：百家争鸣

近现代医家主要从脏腑气血、津液学说、痰湿淤血等多角度认识颤证。以知名医家临证为例：岳美中认为震颤麻痹综合征为气虚血瘀，肝风内动的表现。陈可冀治疗震颤麻痹，按"气虚血瘀"和"肝风"论治。王永炎认为颤证病机涉及痰、瘀、虚。胡建华认为颤证乃肝肾阴亏，肝阳化风，因风生痰，风痰流窜经络，导致络脉痹阻，而现肢体瘈疭、筋惕肉瞤。

（三）治法方药：各具特色

根据自身对颤证的不同认识，临证治法方药上各医家亦独具特色，谨举以下数例。

岳美中老先生曾治疗两例本病高年患者，获显著效果。一例右上下肢震颤，左侧亦受影响，"假面具"脸，头前倾，躯干俯屈，走路呈"慌张步态"，一举步就下蹲，脉浮大。经用补阳还五汤治疗（黄芪四两，当归一钱半，川芎一钱，桃仁一钱半，红花一钱半，赤芍一钱半，地龙三钱），一周后好转，两周后举步下蹲动作消失，走路"慌张步态"显著减轻。另一例走路转弯时欲倾倒，迈碎步，右脉大，主气虚，经用补中益气汤加龙骨、甘松后，迈步稍变大，后以健步虎潜丸巩固。

陈可冀院士治疗震颤麻痹，按"气虚血瘀"和"肝风"论治，投补阳还五汤加龙骨、甘松，黄芪用到90~120g，方见效机。

王永炎院士自拟颤振平胶囊：主要组成为生大黄、水蛭、虻虫、羚羊角粉等；方中生大黄活血涤痰，水蛭、虻虫破血逐瘀，羚羊角粉平肝息火，共同起到破血逐瘀、熄风化痰的功效，临证随症加减。

上海名中医胡建华提出平肝熄风、豁痰和络治疗帕金森病，自拟复方四虫汤：天麻12g，钩藤15g，僵蚕12g，地龙9g，菖蒲9g，远志9g，丹参15g，白芍30g，生南星20g，每日1剂；蝎蜈胶囊5粒/次，2次/日。

第二节　帕金森病西医研究历史沿革

历经两个世纪的不断探索，我们对PD的认识从最初局限的临床症状至今日相对完善的发病机制、病理表现、药物、外科及康复治疗，每次基础研究和临床诊治的突破与进展，相关研究者们都做出了大量工作。尽管如此，PD仍是世界医学研究热点与难点之一，仍有很多科学问题亟待解决。

一、萌芽

（一）James Parkinson 提出震颤麻痹

1817年，英国医学家兼地质学家James Parkinson正式发表了《震颤麻痹论》，将震颤麻痹作为一种独立疾病并报告了6例患者的临床特征，简洁准确地描述了静止性震颤、姿势反射障碍及其逐渐进展的特点，伴有慌张步态，并称之为"paralysis agitans"。

（二）Charco J M 命名帕金森病

直至半个世纪后，法国著名的神经病学家Charcot J M和他的学生在Parkinson医生基础上，对该病的临床特点进行了更加深入的研究对临床体征进行了重要补充，明确地指出动作迟缓是一种不同于肌强直的症状，而且并非所有患者都有震颤，故"震颤麻痹"这一疾病名称并不准确。由于Parkinson医生是研究震颤麻痹的先驱，因此 1892 年，Charcot J M 建议将此病命名为"帕金森病"，并逐渐被大家接受并采用，纳入教科书。治疗方面，Charcot 教授首创颠茄生物碱治疗开启 PD 治疗之先河，这与后来学者提出的 PD 纹状体多巴胺能和胆碱能水平失衡的发病机制相吻合。

（三）病理机制初探

19 世纪后期至 20 世纪 60 年代，部分学者先后开展了 PD 病理机制研究。1893 年，Charcot 教授的学生 Brissaud 明确提出，黑质参与了肌张力的控制，黑质的损伤是 PD 发病的解剖学基础。

1912 年，德国学者 Friedrich Heinrich Lewy 首先报道了去掉迷走神经背核细胞内存在嗜酸性包涵体，并详细的描述其形态，该发现为后来路易小体的发现及阐明 PD 的病理机制提供了重要的实验基础。而路易本人并未意识到这种包涵体的重要性。

1919 年，俄国神经病理学家 Konstantin Nikolaevitch Tretiakoff 观察到 PD 患者的黑质含黑色素细胞数目减少，并有类似于 Lewy 报道的包涵体，他将这种包涵体命名为 Lewy body，即路易小体，进一步提出路易小体是 PD 的重要病理特征，黑质的损伤可能是 PD 的重要机制。

1938~1940 年，德国病理学家 Rolf Hassler、Rudolf Klaue 通过几百例 PD 和脑炎后帕金森综合征患者尸体解剖确立了"黑质神经细胞变性"的观点。Hassler 发现黑质出现了大量神经元丢失并存在大量 Lewy 小体。

1950 年前后，有关脑内多巴胺的神经生化和神经药理学研究对 PD 发病机制的阐明起到了重要作用。1957 年，英国学者 Kathleen Montagu 发表文章认为脑组织中含有多巴胺。1961 年，奥地利生化学家 Oleh Hornykiewicz 研究发现 PD 例尸检脑多巴胺含量减少，而其他锥体外系疾病患者和非精神疾病患者脑内多巴胺含量未见明显变化。这一研究阐明 PD 最关键的神经生化机制，为之后 PD 药物治疗突破起到重要作用。

（四）外科治疗初起

PD 研究初期缺乏有效的药物治疗，在 19 世纪至 20 世纪 60 年代外科治疗为主要手段早期的 PD 外科手术治疗大多属于探索性的，多为开放性神经损毁术，机制不明，效果不明且痛苦巨大。随着左旋多巴制剂的诞生与应用，PD 外科手术治疗被淡忘。近年，PD 外科治疗主要为一些非手术治疗，包括脑深部电极植入等。

■ 二、突破

19世纪末Charcot教授首创颠茄生物碱治疗之后，几十年里，PD药物治疗只有一些抗胆碱能制剂和麦角碱等一些天然植物，疗效欠佳。直至20世纪60年代，Hornykiewic通过PD尸检脑多巴胺含量减少的发现，研究者们很快意识到可通过多巴胺前体，即左旋多巴替代治疗PD。这是PD治疗研究史上的重要飞跃和突破。

临床使用发现左旋多巴治疗虽疗效显著，但长期应用出现症状波动与异动症，且该药易在外周脱羧，血-脑屏障通过率仅约1%，通过不断地尝试研究，罗氏公司将苄丝肼（脑外多巴脱羧酶抑制剂）与左旋多巴按1∶4的比例合制成复方左旋多巴制剂，即美多芭。苄丝肼可有效阻止外周的左旋多巴脱羧，使更多的左旋多巴通过血-脑屏障进入中枢，减轻左旋多巴的不良反应。自1970年上市以来，美多芭作为PD的治疗金标准被广泛应用于临床。

■ 三、全面发展

20世纪末开始，科学技术的迅猛发展推动现代医学，当然也包括PD研究的多方面发展与完善，主要体现为以下几点。

（一）发病机制的日趋完善

PD相关神经退行性病变发病机制研究领域的进展颇多，多数人认为PD是遗传因素和环境神经毒性物质致病因素相互共同作用结果。目前研究显示，PD与细胞自噬、泛素蛋白酶体系统功能障碍、蛋白质错误折叠和聚集、线粒体功能障碍和氧化应激过度、神经毒性细胞凋亡等诸多因素有关，但到目前为止还没有一种学说能完全阐明。而各种诱因共同作用最终可导致PD细胞模型中路易小体的形成，黑质致密部多巴胺能神经元的缺失与凋亡，从而导致了疾病的发生。随着人们对疾病研究的深入以及现代科学技术的发展，希望PD的发病机制尽快得到阐明，为其治疗开辟新的思路及指导。

（二）药物治疗的多样化

由于多巴制剂运动并发症的不良反应，药物治疗由单一的左旋多巴制剂和复方左旋多巴制剂，发展到复方左旋多巴长效制剂、多巴胺受体激动剂、儿茶酚-

氧位 – 甲基转移酶（catechol–O–methyltransferase，COMT）抑制剂、单胺氧化酶B（monoamine oxidase b，MAO–B）抑制剂、多巴即溶剂等。

不同制剂各具特色。复方左旋多巴长效制剂息宁，是甲基多巴肼和左旋多巴合制而成。另外，协良行、泰舒达、Lisuride 为多巴胺受体激动剂，与左旋多巴制剂合用有协同作用。COMT 如恩托卡朋，能够安全有效地抑制左旋多巴的代谢，延长其半衰期，从而提高左旋多巴的生物利用度；MAO–B 抑制剂如咪多吡，可防止神经毒物质 1– 甲基 –4– 苯基 –1,2,3,6– 四氢吡啶（1–methyl–4–phenyl–1,2,3,6–tetrahychopyridine，MPTP）的损害及抗氧化保护作用。多巴即溶剂常为 PD 患者术前用药。

（三）生物工程技术的治疗应用前景

生物工程技术拓宽了 PD 的治疗前景，用于治疗 PD 的生物工程技术主要有神经组织移植、干细胞移植、基因工程技术等。其中诱导性多能干细胞（induced pluripotent stem cells，iPS）的出现为干细胞的研究带来突破的可能性。iPS 来源丰富、具有较好的自我复制能力和多向分化潜能，而且是自体来源，解决了自身免疫排斥问题和伦理问题，成为重要的研究方向。

第三节　帕金森病中西医诊疗结合近况

中西医结合治疗 PD 是当前临床治疗的有效途径，通过充分发挥中医和西医各自的特色优势，使用中药减少西药用量并能够增效减毒，降低西药不良反应或延迟毒副作用出现的时间。因此，中西医结合治疗 PD 越来越受到患者的关注与医生的认可，涉及中医药治疗 PD 的药理研究与临床研究正在成为该领域的研究热点。

一、中西医结合诊疗的实施

（一）辨证分型治疗

辨证论治是中医学基本特点，中西医结合的辨证分型治疗是病症结合模式，即西医明确辨病与中医辨证的有机结合，相互补充，达到共赢。这亦是当代著名中西医结合学家陈可冀院士所推崇的模式，他指出：病证结合的产生是历史发展的必然，是对中医药的发展，是中西医融合交叉的切入点，是中西医有机结合的范例。

PD 属中医颤证范畴，该病多因年老体虚、情志过极、饮食不节、劳逸失当导致气血阴精亏虚，不能濡养筋脉；或痰浊、瘀血壅阻经脉，气血运行不畅，筋脉失养；或热甚动风，扰动筋脉，而致肢体拘急颤动。病久不愈，阴损及阳、阴阳俱损，导致阴阳两虚之证。病在筋脉，与肝、脾、肾等脏关系密切。

PD 病因病机复杂，临床症状多样。有研究者通过文献研究探讨 PD 的中医证型分布和用药规律，涉及证型 14 个，其中肝肾阴虚型的频率最高。参照 2017 年版国家中医药管理局颤病（帕金森病）中医诊疗方案，结合临床，在此，谨提出以下几个中医证候分型供临床参考。

（1）肝血亏虚，风阳内动证：肢体颤振，项背僵直，活动减少，面色少华，行走不稳，头晕眼花，心烦不安，不寐多梦，四肢乏力，舌质淡，苔薄白或白腻，脉弦细。治法：养血柔肝，舒筋止颤。推荐方药：补肝汤合天麻钩藤饮、镇肝熄风汤加减。

（2）痰浊交阻，风木内动证：头摇肢颤，神呆懒动，形体稍胖，头胸前倾，活动缓慢，胸脘痞闷，头晕目眩，舌质淡暗，舌苔腻，脉滑。治法：化痰通络，熄风定颤。推荐方药：导痰汤、涤痰汤加减，兼口干、心烦、舌苔黄等热象者，可兼清热。

（3）血脉瘀滞，筋急风动证：头摇或肢体颤振日久，面色晦暗，肢体拘痉，活动受限，项背前倾，言语不利，步态慌张，皮脂外溢，发甲焦枯，舌质紫暗或夹瘀斑，舌苔薄白或白腻，脉弦涩。治法：活血化瘀，柔肝通络。推荐方药：血府逐瘀汤加减，兼气虚者可用补阳还五汤加减。

（4）肝肾阴虚，虚风内动证：肢摇头颤，表情呆板，筋脉拘紧，动作笨拙，言语謇涩，失眠多梦，头晕耳鸣，腰酸腿软，小便频数，便秘盗汗，舌质红，舌体瘦小，少苔或无苔，脉细弦或细数。治法：滋补肝肾，育阴熄风。推荐方药：归芍地黄丸、六味地黄丸等加减。

（5）髓海不足证：头摇肢颤，持物不稳，腰膝酸软，失眠心烦，头晕，耳鸣，善忘，老年患者常兼有神呆、痴傻。舌质红，舌苔薄白，或红绛无苔，脉象细数。治法：填精补髓，育阴熄风。推荐方药：龟鹿二仙膏合大定风珠加减。

（6）阳气虚衰证：头摇肢颤，筋脉拘挛，畏寒肢冷，四肢麻木，心悸懒言，动则气短，自汗，小便清长或自遗，大便溏。舌质淡，苔薄白，脉沉迟无力。治法：补肾助阳，温煦筋脉。推荐方药：地黄饮子加减。

（二）分期治疗

根据 Hoehn-Yahr 分级，PD 可分为 I~V 级，以此为基础，中西医结合治疗 PD 分早期（Hoehn-Yahr I~II 级）、中期（Hoehn-Yahr III 级）、晚期（Hoehn-Yahr IV~V 级）。

早期阶段可以单纯中医药治疗为主，治疗目标为延缓西药开始治疗的时间，中医证型可多见风、痰热等标实证，治疗以清热、化痰、熄风为主。中晚期阶段以中西医并重，治疗目标是将美多芭或多巴受体激动剂控制在小剂量范围，改善运动症状、非运动症状。中医证型多见肝肾亏虚、阴血不足、阴阳两虚导致筋脉失养，该期病程较长，久病入络，可兼见血瘀。治疗应注意补益肝肾、益气养血活血、调补阴阳。

（三）专病专方

清代名医徐灵胎曾提出："一病必有一主方，一方必有一主药"的见解，体现了辨证论治的整体性与疾病病损关键问题个体性相结合，得到了现代诸多医家的认可与实践。PD 专病专方治疗亦不少见，试举例如下。

王永炎院士、隆呈祥等拟颤振平（生大黄、水蛭、土鳖虫、羚羊角粉）；陈建宗等用平颤 1 号（肉苁蓉、何首乌、枸杞子等）；胡建华自拟复方四虫汤（天麻、钩藤、僵蚕、地龙、菖蒲、远志、丹参、白芍、生南星等）；杨明会运用补肾活血颗粒（山茱萸、肉苁蓉、何首乌、川芎、丹参、蜈蚣、当归等）；王建国等用乌龙汤（乌梢蛇、龙骨、天麻、川芎、白芍、熟地黄等）；魏庆兰等用定振丸（熟地黄、生地黄、川芎、白芍、枸杞子、黄芪、白术、天麻等）；鲍远程用抗震止痉 I 号冲剂（何首乌、白芍、地龙、天麻、枸杞子、肉苁蓉、蕲蛇等）；苑秀芝等自拟除颤汤（白芍、何首乌、钩藤、茯苓、阿胶、生龙骨、生牡蛎、黄芪、砂仁等）；乔树真等自拟定颤汤（天麻、川芎、白僵蚕、怀牛膝、枸杞子、制首乌、白芍、生牡蛎、葛根等）。

（四）针药结合

临床实践表明，针灸治疗 PD 取得了较确切的临床疗效。针灸与西药结合治疗在改善 PD 症状方面具有一定的优势和潜力，能够在一定程度上延缓病情进展、减低西药的副反应。下面简要介绍针灸治疗在 PD 中的运用。

1. 头针

PD 选穴遍及全身，而头针选穴频率较高。头针疗法是中医学的经络学说与现代医学大脑皮质功能定位理论相结合，经过医疗实践产生的，其理论依据主要有二：一是根据传统的脏腑经络理论，二是根据大脑皮质的功能定位在头皮的投影，选取相应的头穴线。

目前国内在头针取穴方面主要有七大体系，即山西焦顺发的头针、陕西方云鹏头皮针、上海汤颂延头针、南京张鸣九的头部经穴疗法、北京朱明清头针治疗带、上海林学俭头针刺激新区、广州靳瑞的靳氏头针，此外，中国针灸学会根据世界卫生组织亚太地区的建议和要求，制定了《头皮针穴名国际标准化方案》。

2. 体针

体针治疗 PD 无固定选穴，医者常通过临床辨证选取穴位，主要原则包括醒脑开窍、熄风通络、调养冲任、调补肝肾、补益气血等。其常联合眼针、头皮针等进行综合治疗。

3. 腹针

现代中医认为腹部存在着一个全身的高级调控系统即神阙经络系统，这个系统对全身具有宏观调控的作用。且腹部为六腑居所，通过针刺腹部穴位，可达调五脏六腑之效。

陈秀华等腹针组在服用多巴丝肼的基础上加用腹针治疗 PD。腹部取穴滑门、中脘、下脘等，辨证脾虚加大横，肾虚加气旁，痰瘀型加水道、大巨，肝风内动加右侧上风湿点；对照组单纯服用多巴丝肼。结果表明：腹针配合西药较单纯西药治疗原发性 PD 可提高临床疗效，减少西药副作用。

4. 其他

其他针灸治疗方法包括眼针、穴位注射、透穴疗法等，亦有较好的疗效。穴位注射可保证针后穴位针感持续，可取活血通络之功的中药，如丹参提取物进行穴位注射。如针灸透刺法以一针作用于两穴，加强表里经及邻近经脉的沟通，促进经络气血运行，可取前神聪透悬厘、百会透曲鬓、脑空透风池。也可电针治疗。

PD 症状众多，机制复杂，属难治病证，尚无固定针灸选穴，临床常多法配合药物治疗，使针药结合治疗 PD 疗效不断提高。

■ 二、中西医结合研究探索

（一）基因研究

20 世纪 90 年代开始，随着分子遗传学和分子生物学的发展，使得人们对于 PD 的遗传基础有了更加深入的了解。Mihael Polymeropoulos 在 1997 年的 SCIENCE 杂志上首先报道了一个呈显性遗传的意大利家系和 3 个希腊家系与 4 号染色体 α- 突触核蛋白（α-synuclein）基因连锁。这是世界上第 1 个确认遗传因素可以导致 PD 的有力证据。在 α- 突触核蛋白发现的推动下，人们又陆陆续续地发现了其他与 PD 相关的连锁基因。到目前为止，至少有 18 个单基因与 PD 或帕金森综合征有关。随着基因研究的不断深入，基因治疗可能成为 PD 潜在治疗方法之一，给 PD 治疗带来突破。

（二）外科治疗研究

由于早年的损毁术有明显不良反应，而药物治疗随着时间的延长可出现不良反应，近年，外科治疗研究主要方向为非手术治疗，脑深部电刺激技术（deep brain stimulation，DBS）应运而生。作为一种潜在的治疗手段，DBS 可有效控制 PD 患者症状，为开辟 PD 新型疗法提供思路。

（三）中药药理研究

在 PD 的治疗过程中，中药因含有多种化学成分，能够针对疾病的多个靶点而具有一定优势，有待药理研究来挖掘整理。PD 中药药理研究主要涉及中药单体、单味中药、复方中药 3 方面。

1. 中药单体研究

研究表明，黄酮类化合物可抑制神经炎症、抗氧化应激、抗细胞凋亡，具有神经调节和神经保护的作用，对神经退行性疾病的临床防治具有一定的疗效。PD 常用黄酮类中药研究包括：葛根干燥根中提取并分离出来的葛根素是一种异黄酮类化合物，预处理 PC12 细胞，可减轻 MPP^+ 诱导产生的神经毒性以及降低凋亡形态学变化和凋亡速度，提高细胞存活率，其作用机制是抑制线粒体功能障碍和 CPP-3 的激活。此外，葛根素还可抑制 caspase-9 和 caspase-3 的激活。还有研究提示葛根素通过抑制 JNK 信号通路减轻 MPP^+ 对 PC12 所致的神经毒性。黄芩中提取的黄芩苷元已被证明具有抗氧化的作用，Xi 等人研究显示黄芩苷元能减轻 MPTP 所致的神经损伤，减少大脑黑质部酪氨酸羟化酶阳性率，其作用原理为改变多巴胺分解代谢和抑制多巴胺的翻转。银杏叶提取物（EGb761）可减少 MPTP 复制 PD 模型小鼠纹状体多巴胺水平，减轻 MPTP 诱导小鼠黑质纹状体路径退行性病变，这与调控多巴胺基因有关，尤其是与相应调控转录因子有关。

除黄酮类化合物外，其他一些中药单体也被证实对神经退行性疾病的临床防治具一定的疗效，试举例如下。

肉苁蓉提取物松果菊苷能改善 MPTP 模型 PD 小鼠的行为学表现，抑制小脑颗粒细胞中 caspase-3、caspase-8 的活化。松果菊苷能减缓由 MPP$^+$ 诱导的 SH-SY5Y 细胞的凋亡，实验表明它是通过上调 GFRaL/AKT 通路来发挥神经细胞保护作用。

5-羟甲基糠醛（5-hydroxy methyl furfural，5-HMF）是山茱萸的主要活性成分之一。顾海研究显示，5-HMF 在一定浓度下，能发挥抗氧化作用，抑制 H_2O_2 诱导的大鼠神经元的凋亡，其机制可能与其增加 Bcl-2 基因表达，降低 p53、Bax 和 caspase-3 基因的表达有关。

人参皂苷 Rg1 是从人参中提取的主要生物活性成分之一，有神经营养作用，对 MPTP 引起的多巴胺能神经元损伤有保护作用。

红景天苷是红景天的主要成分，张宇红研究发现红景天苷可以拮抗 MPTP 诱导 PD 模型小鼠黑质多巴胺能神经元的丢失，其神经保护作用可能与促进内源性神经胶质细胞源性营养因子（gliall cell line-derived neurotrophic factor，GDNF）分泌增加有关。

2. 单味中药

蔡氏课题组以肾虚为切入点，对肉苁蓉、淫羊藿、制黄精、枸杞子等补肾中药进行筛选，采用颅脑探针植入 - 微透析连接电化学感受器实时检测给药后模型小鼠中脑多巴胺等神经递质的变化。前期实验研究发现以肉苁蓉为君药的补肾复方能起到保护神经细胞的作用，增加 PD 模型小鼠黑质 - 纹状体中多巴胺的含量、调节 MES23.5 多巴胺能神经细胞凋亡因子及神经营养因子的表达。现代药理研究发现，肉苁蓉的神经保护、抗氧化作用可能与活性成分苯乙醇苷类物质相关。

3. 复方中药

杨明会等研究补肾活血颗粒之所以能取得改善非运动症状，减少神经障碍、认知障碍和不明原因疼痛的临床疗效，其作用机制可能是通过上调与神经保护因子相关的血管内皮生长因子（vascular endothelial growth factor，VEGF）、原肌球蛋白相关激酶 B 蛋白表达，营养神经细胞增强血管新生和下调与蛋白质凝聚相关的 Tau 蛋白表达从而抑制细胞凋亡，达到保护神经元有关。

何建成研究显示，天麻钩藤饮对 PD 模型大鼠多巴胺能神经元凋亡有明显抑制作用，其作用机制可能是通过抗氧化应激、升高 Bcl-2、抑制 Bax 激活而实现的。王维扬在此基础上进行深入研究，发现天麻素能明显改善 PD 大鼠旋转行为，增加 PD 大鼠中脑腹侧被盖区酪氨酸羟化酶（tyrosine hydroxylase，TH）表达，对 TH 阳性神经元有保护作用；天麻素和左旋多巴两药联用可能使这种作用增强。

蔡氏课题组进一步对以肉苁蓉为君药的补肾益髓复方机制研究证实，补肾益髓复方可提高中脑多巴胺能神经细胞 MES23.5 细胞内抗氧化酶活性来改善细胞 H_2O_2 损伤，该作用可能与调节 JAK/STAT 通路，减轻细胞内氧化应激损伤有关。补肾益髓复方能改善 PD 模型小鼠行为学障碍，提高黑质部位 GDNF 及其受体 GFRα-1、Ret 的表达，减轻神经细胞凋亡作用；并可减少 α-synuclein 的聚集，降低糖原合成酶激酶 3β（glycogen synthase kinase 3β，GSK-3β）的活性，抑制 Tau 蛋白的过度磷酸化。以上研究证实了补肾益髓的神经保护作用。

（四）针灸机制探究

针灸临床治疗的有效性促进学者们对其潜在的有效机制进行了进一步研究。系列研究发现，针灸改善 PD 患者临床症状的可能机制是通过肌电位改变、抗氧化酶系统的调整、多巴胺水平的升高、可增强葡萄糖在脑区的代谢水平等来实现的。

■ 三、中西医结合治疗的优势与不足

西医治疗 PD 优势体现在以发病机制为基础，针对性强，改善临床症状，效果显著；其劣势为长期服用产生运动并发症等问题。而中医学的优势正好减少西药用量，且可个体化治疗。因此，中西医结合不失为 PD 治疗的一种优势方案。

但是，中西医结合治疗 PD 也存在一些不足。如中西医结合治疗 PD 的临床循证学证据不足，临床辨证规范不够，缺乏随机、双盲、多中心、大样本的临床研究；中药药理学研究不够深入，作用靶点不清，机制不明。因此，如何规范、科学地进行中西医结合 PD 治疗是解决问题的关键。

（李茜羽　蔡晶）

第二章 *DIERZHANG*

帕金森病的病因和发病机制

　　帕金森病（parkinson disease，PD）的病因和发病机制迄今尚不明确，可以肯定的是非单一因素引起。本章从 PD 的病理和神经生化学的改变着手，探讨 PD 发病过程中年龄、遗传、环境因素对 PD 发病的影响，以及多种分子生物学机制如线粒体功能障碍、氧化应激反应、蛋白降解系统功能紊乱、钙稳态失衡、免疫炎症反应、兴奋性神经毒性作用、细胞凋亡、神经保护作用降低、微生物 - 肠 - 脑轴失调等在 PD 发病过程中的相互作用，希望对 PD 的基础研究提供一定的方向。

第一节　帕金森病的病理变化

　　PD 是中枢神经系统重要的锥体外系统疾病之一。锥体外系统指锥体束以外的所有运动神经核团及运动传导束，其主要组成部分为基底节，包括黑质、纹状体、苍白球、丘脑底核 4 个核团。锥体外系统的主要功能是和锥体束共同协调身体的运动功能，维持、调节身体的正常姿势并保持正常肌张力。PD 的病理变化主要出现在黑质纹状体系统。

■ 一、大体改变

　　PD 尸检病例脑的重量一般正常，无明显脑萎缩征象，仅晚期患者有轻度脑室扩大。脑干检查可见中脑黑质色淡甚至完全无色，脑桥蓝斑亦有类似改变，苍白球、纹状体无显著改变。

■ 二、镜下改变

　　PD 的镜下主要病理改变有二：一是黑质致密部的多巴胺能神经元变性丢

失，二是黑质残留的神经细胞质内存在路易小体（lewy body）。此外，还有苍白体出现、胶质细胞变化、Tau 蛋白改变等。

黑质是中脑最大的神经核团，分为背侧的致密部和腹侧的网状部，因其致密部的细胞内含有黑色素颗粒而得名。所有病例均会出现黑质损害，即表现为神经元脱失，主要累及致密部。除黑质外，还可累及蓝斑、迷走神经背核、无名质、脊髓侧角及交感神经节，纹状体组织学改变不显著。

1912 年 Lewy 发现 PD 患者黑质细胞胞浆内存在一种嗜酸性包涵体，后被命名为路易（Lewy）小体，此乃该病的重要组织学病理特征。Lewy 小体可分为两型：一为经典型，二为皮质型。经典型 Lewy 小体位于色素细胞胞浆内，常规 HE 染色可清晰显示，其可为圆形或椭圆形，均匀红染，直径为 8~30μm。Lewy 小体中心部呈分层同心圆状，周边为一特征性苍白晕圈。神经细胞胞浆内一般仅见一个 Lewy 小体，但亦可含多个，大小不一。Lewy 小体有一定嗜银性，电镜观察可见 Lewy 小体中心区为紧密排列的丝状物、电子致密颗粒及小泡状物。皮质型 Lewy 小体见于皮质，特别是额叶、岛叶及扣带回的皮质第 V、VI层。皮质型 Lewy 小体亦可见于原发性 PD，但其数量很少。经 HE 染色，皮质型 Lewy 小体为均匀红色，无晕圈，呈圆形、肾型或者角状。超微结构可见皮质型 Lewy 小体含毛毡样排列的微丝，伴有电子致密的颗粒状物。

近年经免疫组化研究已证实，Lewy 小体的主要成分为 α- 突触核蛋白（α-synuclein）。α- 突触核蛋白是广泛分布在神经系统的神经元蛋白，不仅是中枢神经系统，还包括肠神经系统统（Enteric nervous system，ENS）。其大小为 19 kDa，由 140 个氨基酸残基组成。虽然 α- 突触核蛋白的生理功能尚未完全研究清楚，但学者推断其可能对神经突触具有保护功能；与黑质纹状体多巴胺合成相关；还与细胞抗氧化和热应激反应相关。除了 α- 突触核蛋白，Lewy 小体的成分还有神经丝蛋白（neurofilament protein）、α,β-crystallin、泛素（ubiquitin）蛋白、补体蛋白、微丝亚单位、微管素等。

除 Lewy 小体外，PD 患者的黑质及蓝斑区神经细胞内亦可见到另一种包涵体称为苍白体（pale body），其对常规 HE 染色、银染等均不着色，常将细胞内色素挤在周边。电镜观察见均质结构，其中散在稀疏颗粒物、小空泡及丝状物，周边可散在黑色素。目前认为苍白体从形态结构上虽不同于 Lewy 小体，但可能为 Lewy 小体的前体，故如在黑质、蓝斑中见到苍白体，应仔细寻找 Lewy 小体。

上述神经细胞的变化及 Lewy 小体的出现是 PD 最主要的病理特征，但胶质细胞的变化亦应引起重视。现已证实 PD 患者脑内星形胶质细胞及少突胶质细胞内也存在 α-synuclein 阳性包涵体，但数量有限，小胶质细胞活性亦有增加，故认为胶质细胞有可能参与 PD 的病理生理过程。此外，以往认为神经细胞的脱失一定伴有胶质细胞的增生，胶质细胞增生仅是一种反应性改变，一种伴随现象。但目前研究指出胶质细胞有可能参与多巴胺能神经元的保护功能，因为神经元消失严重的区域，如黑质致密部，胶质细胞密度降低；而神经元消失较轻区域，如腹侧被盖区、红核周围区胶质细胞密度增加，提示胶质细胞可能通过营养因子或抑毒机制发挥神经保护作用。

Tau 蛋白是一种具有促进微管装备和稳定功能的微管相关蛋白，分布在神经元轴突中，其过度磷酸化和异常聚集会形成神经原纤维缠结，这是阿尔茨海默病和其他 Tau 蛋白病如 PD 的主要病理特征。神经原纤维缠结会导致神经元突触丢失，轴突运输缺陷，而严重的轴突损伤会导致轴突内细胞骨架成分的崩解及连续性丧失。

第二节　帕金森病的神经生化学

帕金森病的神经生化学改变累及多种中枢神经递质和神经肽，对其生化机制的研究可以帮助阐明 PD 脑内多巴胺能神经元选择性受损的机制，为寻找致病因素和发病机制提供重要线索。目前，在 PD 的神经生化学研究中，多巴胺（DA）神经递质仍具有最重要的作用，其他神经递质如乙酰胆碱（Ach）、去甲肾上腺素（NE）、5- 羟色胺（5-HT）、γ- 氨基丁酸（GABA）、谷氨酸（Glu）、一氧化氮（NO）等以及神经肽的改变，均可能与 PD 的发病有关。下面按其化学结构，介绍每类神经递质中与 PD 发病相关的代表性递质。

■　一、单胺类神经递质

单胺类递质包括多巴胺、去甲肾上腺素、肾上腺素、5- 羟色胺等。它们的共同特点是神经元胞体在中枢分布相对集中，但纤维投射及受体分布的范围非常广泛。如多巴胺能神经元胞体主要集中在中脑黑质；去甲肾上腺素能神经元胞体绝大多数位于低位脑干等。

1. 多巴胺（dopamine，DA）

在多种神经递质中，DA 与 PD 的发病是最密切相关的。DA 是中枢神经系统的抑制性神经递质，由多巴胺能神经元产生和释放。脑内大约 80% 的 DA 能神经元位于黑质纹状体系统，主要在黑质致密区、苍白球和尾核。DA 合成的原料是酪氨酸，DA 能神经元能摄取血液中的酪氨酸，在 DA 能神经元内丰富的 DA 合成限速酶——酪氨酸羟化酶（TH）的作用下生成前体多巴（dopa），再经多巴脱羧酶（DDC）的作用生成 DA。DA 主要的分解产物是高香草酸（HVA）和 3，4- 双羟苯丁酸（DPPAC），以 HVA 为高，测定 HVA 可间接反映脑内 DA 含量的变化。DA 分解代谢涉及的酶主要是单胺氧化酶 B（MAO-B）和儿茶酚 - 氧位 - 甲基转移酶（COMT）。DA 从突触前神经末梢释放后，一部分在突触内被 MAO-B 和 COMT 代谢，大部分则以重摄取的方式被突触前膜摄取，转运到囊泡颗粒中再利用，仅有少部分 DA 滞留在突触间隙，在金属离子的作用下发生自身氧化，形成有毒性的自由基。

年龄老化、遗传以及环境因素等各种病因的影响可以导致 DA 能神经元的减少、MAO-B 含量增加，使 DA 合成不足且分解增加，脑内 DA 含量减少。但是由于脑内代偿机制的存在，残留的 DA 能神经元能通过增加 DA 的合成和释放来弥补不足，故而早期 PD 患者可以表现为无临床症状或者症状很轻微。这一点通过正电子发射断层扫描（PET）和脑脊液检查已证实：PET 发现基底节中 DA 的代谢率降低，脑脊液检查发现 DA 减少程度远大于 HVA 的减少，HVA/DA 比值增加，提示残留的 DA 能神经元的更新率增加，而这无疑会导致产生更多的氧自由基，进而对细胞产生毒性作用。

PD 最显著的神经递质改变就是脑内 DA 含量的减少。如前所述，早期患者可以通过代偿机制弥补 DA 合成的不足，但是当 DA 能神经元变性持续进展到一定程度，代偿能力不足以维持生理需要时，患者就出现明显的临床症状。一般认为，当纹状体中 DA 含量减少 80% 以上时，患者开始出现临床症状。DA 含量的减少是长期病变进展的结果。

DA 含量在纹状体中减少的程度与黑质致密区 DA 能神经元丧失的严重程度密切相关。壳核的 DA 含量减少最严重，达 95% 以上；而尾核的 DA 减少较轻，为 70% 左右。除了黑质—纹状体外，腹侧被盖区（VTA）和边缘系统中的 DA 含量有 30%~50% 的减少。伏隔核、嗅球中部、外侧丘脑底核和杏仁核的 DA 含量均有明显下降。其他 DA 能神经元分布较少的区域如内嗅皮质、扣带回、海马、额叶亦有一定程度的影响。

PD 患者运动迟缓和强直与黑质纹状体 DA 含量减少有直接关系。另外伴有痴呆的 PD 患者，往往腹侧被盖区 DA 能神经元减少程度较无痴呆者严重，提示此区的 DA 变化可能与痴呆有关。边缘系统的 DA 活动一般认为对情绪、注意力、睡眠等有影响，在有抑郁症的 PD 患者，其边缘系统的 DA 含量减少明显。

2. 去甲肾上腺素（noradrenaline，NE）

蓝斑是 NE 能神经支配中枢神经系统的主要起源部位。它分布到尾状核、壳核、伏隔核、黑质、丘脑、小脑和脊髓。NE 的中枢神经系统生理功能广泛，在基底节中参与运动调节。NE 的前体是 DA，由多巴胺 $-\beta-$ 羟化酶（DβH）羟化作用后生成。它主要的代谢产物是 3- 甲氧基 -4 羟苯乙二醇（MHPG）和 3- 甲氧基 -4- 羟扁桃酸（VMA）。主要的代谢酶是 COMT 和 MAO。NE 在黑质 - 纹状体中的含量相当高，PD 时，纹状体区的 NE 含量轻至中度降低。NE 分布到额前叶皮质和边缘系统的神经虽然变性不严重，但其含量降低程度与伴有痴呆的 PD 有一定关联。运动皮质也接受蓝斑来的神经纤维支配，PD 患者此区的 NE 也有不同程度的降低，其意义尚不明了。临床上应用 MAO 和 COMT 抑制剂，以减少 DA 和 NE 的降解，增加突触间的浓度，可改善和加强 DA 类的药物治疗。

3. 5- 羟色胺（5-hydroxytryptamine，5-HT）

5-HT 在中脑中缝核中的含量最高，其次是纹状体。在纹状体中，5-HT 是含量仅次于 DA 的单胺类神经递质。黑质 - 纹状体中的 5-HT 主要来自中缝核的 5-HT 能神经。5-HT 的合成原料是色胺酸，经色胺酸羟化酶羟化后生成 5- 羟色胺酸，再经脱羧后生成 5-HT。5-HT 的主要代谢产物是 5- 羟吲哚乙酸（5HIAA）。由于 5-HT 极易代谢，因此脑内测定 5-HT 的含量主要是通过 5-HIAA 来测定。5-HT 是一种抑制性神经递质，中枢神经作用比较复杂，主要与行为、生物钟节奏、情绪、精神活动有关。PD 患者中缝核的 5-HT 能神经元有轻至中度减少，纹状体中 5-HT 含量也有所降低，虽然不如 DA 明显，但确实存在。特别是伴有情感障碍的 PD 患者的 5-HT 含量降低较肯定，并认为这是 PD 患者情感障碍的病理生理基础；在黑质致密区 5-HT 含量亦有中度降低，其意义不明；一般 PD 患者的脑脊液检查常发现 5-HT 含量轻度减少，但在伴有抑郁症的患者中，脑脊液中 5-HT 含量的减少比较明显。临床治疗合用增加 5-HT 传递的抗抑郁药物虽然对运动障碍帮助不大，但对改善精神活动、睡眠等有益。

■ 二、胆碱类神经递质

胆碱类神经递质主要是乙酰胆碱（acetylcholine，Ach）。Ach 是脑内分布最为广泛的神经递质，除在周围神经支配肌肉运动外，在中枢神经系统内，它参与学习、记忆、精神活动、生命中枢的控制和调节等；在基底节中，它主要位于纹状体中的中间传导神经元，参与了传入和传出纹状体通路的信息调节，是主要的运动控制神经递质之一。正常纹状体中，Ach 作为兴奋性神经递质，与抑制性神经递质 DA 处于动态平衡状态。PD 患者纹状体中虽然 Ach 的绝对含量不变或仅轻度增加，但是由于 DA 含量显著减少，DA 和 Ach 之间的平衡被打破，DA 对纹状体的抑制作用明显减弱，Ach 的兴奋性作用相对增强，因而造成 PD 症状的产生。由于患者胆碱能系统活动相对增强，因此临床可以应用抗胆碱能的药物（如苯海索）来治疗 PD。

■ 三、氨基酸类神经递质

与 PD 发病相关的氨基酸类神经递质主要是兴奋性递质谷氨酸和抑制性递质 γ- 氨基丁酸。

1. 谷氨酸（glutamic acid，Glu）

谷氨酸是脑内主要的兴奋性氨基酸，也是基底节中主要的兴奋性神经递质。它主要来源于运动皮质，终止于丘脑底核。患 PD 时，由于 γ- 氨基丁酸的抑制效应减弱，谷氨酸能神经在丘脑底核的兴奋性增加，DA 能神经元上的谷氨酸受体被激活，导致细胞内钙离子水平增高，进而引起细胞骨架破坏，神经元变性死亡，这是 PD 产生运动障碍的病理生理基础之一。此外，纹状体中谷氨酸能活性也有所增加。但测定患者脑脊液中谷氨酸浓度时发现，PD 组较其他疾病对照组无显著变化。死后测定脑中谷氨酸含量，一般认为有轻度增加。

2. γ- 氨基丁酸（γ-aminobutyric acid，GABA）

GABA 能神经元是纹状体中主要的神经元之一。GABA 是脑内主要的抑制性神经递质，在黑质和苍白球中含量最高。GABA 在基底节中与其他神经递质（DA、Ach、Glu）一起参与了锥体外系的运动调节。DA 能神经元与 GABA 能神经之间形成突触联系，主要功能是激活 GABA 能神经元的抑制效应。PD 患者中，由于 DA 的激活作用减弱，GABA 能神经的抑制作用也降低，出现了丘脑底核的过度兴奋活动，临床上表现为强直和姿势障碍。测定脑中 GABA 的含量发现，在 PD 患者尾核中 GABA 含量无变化，但在壳核和苍白球中可能会增加。

有关其他氨基酸神经递质在 PD 中的研究报道甚少，结果亦不一致。曾有报道天门冬氨酸、牛磺酸、甘氨酸和丙氨酸在 PD 患者脑脊液浓度较对照组明显增高，此结果尚需进一步研究证实。

四、气体分子类及其他类型的神经递质

1. 一氧化氮（NO）

NO 是近来新发现的脑内神经递质。在特定条件下，NO 又是自由基，过度的自由基产生会造成神经组织损伤。在 MPTP 制备的 PD 动物模型中，应用一氧化氮合酶（NOS）专一性抑制剂 7-NI（7- nitroindozole）能有效地阻断 MPTP 引起的 DA 能神经元变性。NOS 缺乏的小鼠对 MPTP 神经毒性有抵抗，DA 减少不明显。在 PD 患者，初步的研究显示基底节中 NOS 的活性相对增高，NO 自由基容易与其他过氧化物形成毒性更强的过氧化氮，可能在一定程度上参与了黑质细胞的病理损伤。

2. 半胱氨酸

研究表明，血液中高浓度的半胱氨酸是大脑萎缩、癫痫、Alzheimer 病、痴呆、卒中以及动脉粥样硬化、血栓形成等血管性疾病的危险因素。体外实验发现，半胱氨酸可以诱发大鼠海马神经元发生凋亡，增加海马神经元对兴奋性和氧化性损伤的易感性。这可能与氧化应激引起的内皮细胞损伤等有关，但半胱氨酸毒性作用的细胞和分子基础至今还不明确。据报道，当血液中半胱氨酸的含量高于 $14\mu M$ 时，人的认知功能就会下降 25%。而且半胱氨酸含量高的 PD 患者其认知功能更差，更容易发生抑郁症。因此，血液中半胱氨酸含量的增高可能是 PD 等神经退行性疾病的发病机制以及疾病进展的原因。

五、神经肽

神经肽是指分布于神经系统的起信息传递或调解信息传递效应的肽类物质。它们可以以递质、调质或激素等形式发挥作用，但以调质作用为主。

总体上看，神经肽在基底节中的含量和分布很高，但其功能和病理生理的研究甚少，与 PD 的关系尚未明了。根据神经肽的分布，纹状体可分为纹状小体和基底部。纹状小体内含有脑啡肽、强啡肽、P 物质、血管紧张素；基底部则含有丰富的生长激素抑制素、神经肽 Y。PD 脑内多肽的变化多在壳核和黑质。

PD 患者基底节壳核和苍白球的甲硫氨酸脑啡肽和强啡肽含量明显减少，在黑质致密区和腹侧被盖区减少 40%~50%，但尾核和伏隔核的变化不明显。

DA 能神经元含有神经紧张素，据报道 PD 患者黑质中的神经紧张素含量下降，可能系继发于 DA 能神经元丧失所致。在海马中亦发现神经紧张素降低，是否与病人的认知障碍有关尚不清楚。

据报道生长激素抑制素和皮质激素释放因子，在伴有痴呆的 PD 患者的皮质中明显降低，可能是由于中间神经元丧失的结果。

第三节　帕金森病的病因

如前所述，黑质纹状体多巴胺能神经细胞的缺失导致了 PD，但是，什么原因导致其丢失仍是一个谜。目前还没有确切可靠的临床或实验手段来确定其病因，但多数学者认为，帕金森病与年龄老化、环境因素和遗传因素有关。

■ 一、年龄老化

国内外流行病学调查均显示，PD 的发病年龄主要集中于中老年。50~59 岁年龄段其发病率为 106.7/100000，而 70~79 岁年龄段发病率则增加 10 倍，达到 1086.5/100000，80 岁以上年龄段更是达到了 1903/100000。

多项尸检和临床研究证实，年龄老化与 PD 有明显相关性。MCGeer 等通过尸体解剖及形态测定方法，对 20~90 岁不同年龄组的非 PD 正常人黑质多巴胺能神经元进行计数，结果显示年龄每增加 10 岁，黑质多巴胺能神经元数目就减少约 6.9%。Scherman 等通过尸体解剖测定 49 例正常人及 57 例 PD 患者纹状体 α- 双清丁苯那嗪（单胺转运囊泡的特定配体）的结合密度发现，正常人纹状体 DA 含量每 10 年以 7.4% 的速率呈年龄依赖性线性下降，而 PD 患者的下降率则为正常人的 2 倍。Booij 等运用 SPECT 技术测定了不同年龄的 36 个正常人纹状体 DA 转运体（DAT）的浓度，发现其呈明显的年龄依赖性下降。此外，Ransmayr 等的临床研究也证实年龄老化可加重 PD 的症状，他们将 150 个 PD 患者按年龄分为 3 组（≤ 64 岁，65~74 岁，≥ 75 岁），然后对 3 组患者的姿势、步态障碍、肌强直、手足运动障碍进行评分，发现随着年龄增长，PD 的临床症状逐步加重。

动物实验也证实了年龄老化对黑质纹状体系统的影响。Irwin 等对青、中、老年 3 组松鼠猴黑质纹状体系统的研究表明，随着年龄增长，黑质及豆状核壳部 DA 含量明显下降（黑质 70%，豆状核 30%），而尾状核 DA 含量无明显下降。这种丢失模式与 PD 的丢失模式相似，因此 Irwin 等认为年龄老化与 PD 的发病有密切关联。

以上证据有力证实了年龄老化的确可对黑质纹状体系统造成损害，因此，其作为 PD 发病的一个相关危险因素已得到广大学者的认同。但年龄老化并非 PD 发病的重要因素，更不是唯一因素，体现在：①PD 患者黑质细胞减少更为显著，其在发病头 10 年黑质区神经元丢失高达 45%，而正常老化每 10 年神经元丢失率仅为 4.7%；PD 病人出现的 Lewy 小体的数量比正常脑老化者要多，分布更为广泛。②电生理学上，正常老年人与 PD 患者在运动方面对电刺激的平均反应时间及平均运动时间虽然都比较慢，但用左旋多巴治疗后 PD 患者的改善更为明显。③正常脑老化与 PD 患者黑质细胞丧失的分布区域不同：正常人脑黑质神经元随年龄老化的丢失以背侧层最明显，每 10 年约丢失 6.9%，其次为腹侧中间层（5.4%），腹外侧层最少（2.1%）；而 PD 患者黑质腹外侧层细胞丢失最多（91%），其次为腹侧中间层（71%），背侧层最少（56%）。④ PD 患者的小胶质细胞对黑质神经细胞坏死存在反应现象，但在正常脑老化者没有这种现象。⑤许多较年轻的 PD 患者，他们没有任何衰老的迹象，很难用老化来解释。⑥不同年龄起病的 PD 患者在姿势、步态异常、肌强直、动作缓慢、静止性震颤各项症状上的发生率和评分并不同向。以上现象均提示单纯年龄老化不足以解释 PD 的发病，其在 PD 的发病中可能只起到协同促进的作用。

■ 二、遗传因素

PD 按遗传史可分为家族性与散发性两种，其中家族性 PD 占 PD 患者总数的 10%~15%，主要是遗传基因的缺陷所致。流行病学、双生子研究、家系研究及候选基因研究均提示 PD 存在遗传倾向。1880 年 Gowers 报告 PD 患者亲属中 15% 患有 PD。Mjones 等人于 1949 年进行了第一个系统的 PD 遗传学分析，发现 194 例先证者中 74 例有阳性家族史，患者的父母、同胞中 PD 的患病率分别为 12% 和 17%，认为该病可能为常染色体显性遗传，外显率为 60%。Barbeau 等人发现年轻的 PD 患者的遗传倾向更大，14% 的年轻型 PD 患者有阳性家族史，震颤型 PD 患者的家族中 PD 的发病率更高。Jaana 等在芬兰调查了 268 例 PD 患者及 210 例正常对照，发现 10% 的先证者有一级亲属患 PD，而正常对照仅为 3.8%；PD 患者一级亲属患 PD 的相对风险是 2.9。

　　双生子研究是判断疾病是否具有遗传性的有力方法之一。由于 PD 与一般的遗传性疾病相比，具有发病年龄晚、亚临床诊断困难的特点，因此普通的流行病学分析 PD 的遗传易感性有很大的偏差。为此，Vieregge 对一组患 PD 的孪生兄弟进行了长期追踪，在 21 个先证者中，有 3 例孪生兄弟都患有 PD，而且他们的首发症状、起病侧和临床表现形式都非常相似。在孪生兄弟中一个患病后，另一个又发生 PD 的最长间隔期达 14 年。双生子在 65 岁后患 PD 的一致率显著提高，而且在有双生子同时患病的家庭中，其他成员患 PD 的比例较无双生子同时患病的家庭成员高。Tanner 等在一项大规模的双生子研究中，对 19824 对白人男性双胞胎进行 PD 筛查，并按双生子的类型、诊断时的年龄进行分层统计同病率。结果发现单卵双生子与异卵双生子患 PD 的总的同病率相似，因此认为遗传因素对晚发型 PD 不起主要作用；但对 16 对 50 岁以前发病的双胞胎（其中单卵双生子 4 对，异卵双生子 12 对）进行分析，发现单卵双生子的同病率为 100%，而异卵双生子的同病率仅为 17%，相对风险是 6，提示在这个年龄组遗传因素起着重要作用。

　　国内外均有家族性 PD 的报道。我国正式报道的 PD 家系有 10 多个，从其报道的家系图谱分析，支持常染色体显性遗传，但外显率较低。Mihael Polymeropoulos 在 1997 年的 *SCIENCE* 杂志上首先报道了一个呈显性遗传的意大利家系和 3 个希腊家系与 4 号染色体 α- 突触核蛋白基因连锁，这是世界上第一个确认遗传因素可以导致 PD 的有力证据。尽管后来的研究未发现任何散发性病理存在该突变，但至少肯定了少数家族性 PD 由遗传因素致病。在 α- 突触核蛋白发现的推动下，通过传统的连锁分析和位置克隆法，各国学者先后发现了多种致病基因如 Parkin、UCH-L1、DJ-1、Nuurl、PINK1、LRRK2 等（详见第四章）与家族性 PD 有关，遗传因素在 PD 发病中的重要地位被确立。

　　候选基因研究主要与散发性 PD 关系密切。对于家族性 PD 患者来说，遗传因素起决定作用，单个致病基因就足以引起 PD 全部的临床表现和病理改变。不过，对临床上占绝大部分比例的散发性 PD 患者而言，其发病原因可能是遗传易感性与环境因素共同作用的结果，这就促进了可能与 PD 发病有关的候选基因的研究。许多学者报道了诸多候选基因与散发性 PD 的关系，如参与 DA 合成与代谢的基因、与解毒及线粒体功能有关的基因以及参与中枢 DA 神经元调控的基因等，但到目前为止仍无一致的结论，只能认为它们是 PD 的易感基因。由于 PD 本身具有的多基因、多位点突变性，因此单基因的点突变研究不能系统地解释和分析 PD 的发生发展过程，仅仅对部分具有家族性 PD 遗传病史的病人具有临床意义，但对广大的散发性病人没有太大的临床意义。同时由于部分 PD 的易感基因同其他神经系统疾病（如老年性痴呆）的易感基因具有同源性，因此单基因的点突变研究不能给临床医生提供系统全面的信息，因此对 PD 多个易感基因的多态性综合研究对更全面地揭示该病的发病机制、早期诊断与治疗以及对其家族遗传性做出早期风险预测具有重大现实意义。但是，目前尚缺乏有关中国人中 PD 的多基因的遗传多态性的大规模、系统的流行病学调查。

　　PD 的致病基因和易感基因的研究为阐明 PD 的发病机制提供了新的思路和策略，相信对上述基因功能的深入研究对揭示 PD 的发病机制具有重要的意义。

■ 三、环境因素

　　由于 PD 患者中，85% 患者为散发性，因此不能单用遗传因素来解释其病因，环境因素在 PD 的发生中也起到了重要作用。环境中存在一些有毒物质会损伤大脑的神经元。1- 甲基 -4- 苯基 -1,2,3,6- 四氢吡啶（MPTP）是研究比较早的一种神经毒素。1983 年 Langston 发现少数年轻吸毒者在吸食污染有 MPTP 的海洛因之后出现与原发性 PD 相似的症状，包括运动迟缓、肌肉僵硬等，而左旋多巴对其治疗有效。随后应用 MPTP 于其他灵长类动物也诱导出 PD 样症状。MPTP 的神经毒机制已基本明确，其脂溶性的特点使之可以轻松透过血脑屏障进入脑内，但其本身不具有毒性，而是会被脑内胶质细胞所产生的 B 型单胺氧化酶（MAO-B）氧化代谢成高毒性的 1- 甲基 -4- 苯基吡啶离子（MPP$^+$），后者被多巴胺能神经元膜上的单胺转运体摄取进入胞内，随后进入线粒体，特异性地与线粒体复合物 I 结合并抑制其活性，从而干扰 ATP 的合成；同时 MPP$^+$ 还能导致复合物 I 失电子，产生大量的氧自由基，造成多巴胺能神经元的变性死亡。

MPTP 是人工合成的化合物，MPTP 诱导 PD 的发现，为人们提供了一个线索，即环境中是否也存在与 MPTP 结构类似或者毒理作用相同的物质？除草剂百草枯和杀虫剂鱼藤酮是广泛的线粒体复合酶 I 抑制剂，其结构与毒理作用都与 MPTP 类似，流行病学调查显示，经常接触百草枯、鱼藤酮的人群 PD 的患病率显著高于非暴露人群。此外，长期暴露于重金属（铁、锰、汞、铅等）以及塑料树脂、环氧聚合物树脂、胶、油漆、汽油等，均是 PD 发病的重要危险因子。过多食用肥肉和油炸食品以及体育锻炼时间不足等的人群，PD 患病率也较高。脑外伤和脑肿瘤亦是 PD 发病的危险因素。

相反，环境保护因素包括吸烟、咖啡、饮茶习惯、高尿酸水平、雌激素等。既往一项大规模临床预防试验发现，吸烟史越长、吸烟量越多、戒烟年龄越晚、戒断时间越短，PD 的发病风险越低。长期吸烟患者可减少 PD 风险性 36%~50% 并呈负相关效应；咖啡摄入可减少 PD 风险性 33%，其确切机制尚不明确，可能与烟草和咖啡中含有的神经保护成分，如尼古丁和咖啡因有关。咖啡同时富含具有潜在神经保护作用的多酚类物质。同样富含多酚类物质的是绿茶。大量研究发现，绿茶及其主要成分茶多酚在细胞培养和动物模型中均显示出有神经保护作用，茶多酚还能够抗氧化、清除自由基，拮抗 MPP+ 对胚胎大鼠中脑 DA 神经元的损伤。另外，茶叶和水果中还含有一种天然的亲脂性线粒体复合酶 I 抑制剂 annonacin，将其注射到大鼠体内能够诱导黑质多巴胺能神经元变性，使大鼠出现非典型帕金森病样综合征。目前大量文献提及尿酸水平与 PD 发病风险的相关性相对小，研究结果显示高尿酸水平保护效应与低尿酸水平相比减少 PD 风险 33%，并且与 PD 相关轻度认知功能障碍相关。尿酸是强有力的氧自由基清除剂，抗氧化应激能力强，推测它对 PD 的保护效应可能与减少氧化应激相关。有研究成果表明雌激素对于未接受过左旋多巴治疗的早期 PD 女病人有保护作用。Mayo 医院的研究人员发现已切除子宫的妇女发生 PD 的危险增加 3 倍；用雌激素的妇女的危险减少 50%。Mayo 医院的神经科医生 Maraganore D 说："我们的结果意味着早年丢失雌激素可能增加病人发生 PD 的危险"，"我们认为雌激素在预防 PD 中可能起一定作用"。

综上所述，PD 的发病是由于个体本身的基因异常和环境中的风险因素，加之神经系统的老化这些内外因素共同造成的，探索这些内外因素之间的相互联系和致病机制，将是今后的研究方向。

第四节 帕金森病的发病机制

大多数学者认为 PD 是上述病因通过多种机制联合作用的结果：遗传因素使患病的概率增加，在环境因素及年龄老化的共同作用下，通过氧化应激、线粒体功能障碍、蛋白降解系统功能紊乱、钙稳态失衡、免疫炎症反应、兴奋性神经毒性作用、细胞凋亡、神经保护作用降低等机制导致大脑黑质多巴胺能神经元大量死亡而发病。

一、氧化应激作用

20 世纪 90 年代早期，Faln 和 Olanow 根据 MPTP 动物模型实验和 PD 临床尸检结果，提出了氧化应激/自由基（oxidative stress/ free radicals）学说。氧化应激状态由过多的氧自由基产生。所谓自由基就是一些在一个或多个轨道中含有单一的未成对的电子的原子或分子。自由基相当不稳定，几乎可以和它周围所有分子发生瞬间的反应，以获得电子，这个过程就是氧化过程。大量事实表明自由基能引起生物分子的氧化损伤，包括蛋白质、脂质、DNA 等的损伤。

机体在代谢过程中会产生大量的活性氧（ROS），包括超氧阴离子（O_2^-）、羟自由基（·OH）、过氧化氢（H_2O_2）等，其中 O_2^-、·OH 属于氧自由基，H_2O_2 虽然不属于氧自由基，但是在代谢过程中极易获得一个电子形成·OH。以上这些 ROS 成分堆积过多，就会使机体处于氧化应激状态。正常情况下，体内靠抗氧化系统不断清除这些自由基，使机体处于氧化与抗氧化的动态平衡中。机体抗氧化防御系统包括酶性和非酶性机制。抗氧化酶主要包括超氧化物歧化酶（SOD）、过氧化氢酶（CAT）、谷胱甘肽过氧化物酶（GSH-PX）、谷胱甘肽还原酶（GRD）。非酶性机制包括谷胱甘肽（GSH）、抗坏血酸、维生素 E 等。如果氧自由基生成过多，或者抗氧化系统功能不足，就会使自由基过多聚集，从而攻击细胞膜上的多聚不饱和脂肪酸，产生脂质过氧化物（LPO），使核酸链断裂，造成细胞损伤。过多的自由基还会攻击线粒体电子传递链复合物 I 中的 NADH-CoQ 还原酶，这是对自由基最敏感的部位，电子传递链被阻断后，进一步产生自由基，从而导致 ATP 合成障碍，能量依赖的离子转运受阻，胞内钙离子浓度升高，从而造成广泛的细胞损伤。

大脑相对于其他器官来说容易受到氧化应激的损害，原因包括：①脑组织含有高浓度的不饱和脂肪酸。②大脑接受了与其重量不成比例的氧耗量：大脑重量约占全身 5%，而氧耗量占全身 20%。③脑组织自身保护机制相对薄弱，与肝脏相比几乎不含 CAT，而 GSH、GSH-PX 以及 VitE 的含量明显较少。④ DA 能神经元可以特异性的沉积神经黑色素，神经黑色素是 DA 自身氧化形成的多聚体，通过使 Fe 离子特异地沉积在黑质，催化自由基的产生。

结合大脑的病理生理特点，目前研究证据支持 PD 病人脑内存在抗氧化保护机制异常，表现为：① PD 病人脑部尸检结果证实，其黑质部位还原型谷胱甘肽（GSH）明显降低，且 GSH 的降低具有疾病和部位的选择性，是 DA 能神经元变性死亡的早期生化指标。GSH 是脑内最重要的抗氧化物质，能催化 H_2O_2 生成 H_2O。GSH 的减少，导致 H_2O_2 不能被清除，在 Fe 离子和 O^{2-} 存在的条件下，生成更具毒性的 $\cdot OH$，进而启动脂质过氧化反应，导致 DA 能神经细胞变性坏死。而原位杂交显示，尽管 GSH 和 GSH-PX 活性都有下降，但是 PD 患者黑质中检测出的 SOD 含量却是增加的。由于 SOD 在黑质神经元内易于表达，此结果提示细胞内 SOD 活性增高可能是细胞对自由基产生过多、氧化应激过度的一种保护性措施。② DA 分子中含有不稳定的儿茶酚胺结构，因此极易发生自身氧化生成 ROS、氧自由基和苯醌；同时 DA 还可以在 MAO-B 的作用下氧化生成 3，4-二羟苯乙酸和 H_2O_2，后者可在超氧阴离子和铁离子作用下生成羟自由基，从而损伤神经细胞。③ PD 病人黑质部位多巴胺的自身氧化产物聚集能形成具有高度毒性的神经黑色素，这种黑色素与铁离子具有高度亲和力，使得铁离子容易在黑质部位聚集，而铁离子的聚集能催化 H_2O_2 生成 $\cdot OH$，造成氧化损伤。④线粒体是自由基产生的重要部位，但也是易受自由基攻击的部位，复合物 I 受到过多自由基攻击后，一方面影响 ATP 合成，另一方面进一步产生更多自由基，造成恶性循环。

■ 二、线粒体功能障碍

线粒体是具有双层生物膜的小体，其内膜上有许多皱褶及颗粒，是线粒体氧化磷酸化合成 ATP 的部位。与氧化磷酸化有关的蛋白质位于线粒体内膜，主要包括氧化还原酶复合体组成的呼吸链、ATP 合成酶及腺苷转运体等。线粒体呼吸链由 5 个酶复合物（I~V）组成，其中复合物 I~Ⅳ从还原型腺嘌呤二核苷酸（NADH）或枸橼酸转运电子，并从线粒体中泵出质子形成电化学梯度，复合体 V 利用电化学梯度从 ADP 合成 ATP。这 5 个酶复合体由 13 个线粒体 DNA（mtDNA）和 50 个核 DNA（nDNA）共同编码的多肽组成。复合体 I 是其中最大的复合体，其结构和功能最易受到损害。mtDNA 结构上呈裸露状态，没有组蛋白保护，缺乏修复系统，比 nDNA 更易遭受内、外源性毒物损害，且易于发生突变。

线粒体呼吸链复合体 I（complex I）的功能缺陷被认为与 PD 的发病密切相关。Wen 发现电子载体亚甲基蓝能绕过损伤的复合体 I，直接将 NADH 中的电子传递给细胞色素 C，可以改善鱼藤酮诱导的 PD 大鼠的线粒体功能障碍、行为变化及多巴胺能神经元的死亡，明确了复合体 I 功能障碍与 PD 的关系。经典的神经毒素 MPTP 是复合体 I 的抑制剂，动物实验发现注射 MPTP 后能够选择性杀伤非人类灵长类及啮齿类动物黑质致密部多巴胺能神经元，引起急性不可逆的 PD 症状。MPTP 通过血 – 脑屏障进入脑内，在单胺氧化酶的作用下代谢为 MPP^+，后者被多巴胺转运体摄取后在多巴胺神经元内聚集并抑制复合体 I 的功能，诱导产生大量活性氧，进一步引起复合体 I 活性下降，形成恶性循环，其直接后果是 ATP 产生减少，进而导致大脑能量供应不足，引发神经元功能下降甚至死亡。

mtDNA 序列中包含大量顺式重复序列，在遗传重组时容易发生自发性的缺失，形成缺失突变，同时 mtDNA 易受到线粒体中活性氧和自由基的攻击而发生突变，脑组织线粒体中也缺乏组蛋白的保护和能对受损 DNA 进行修复的酶，在黑质区多巴胺能细胞的高氧化应激环境中这种情况更易发生。mtDNA 突变频率为 nDNA 的 10~20 倍，且研究发现 PD 患者中 mtDNA 突变明显高于正常人，如 PD 患者黑质部位的 mtDNA49717 碱基对的缺失率是正常人的 16 倍。mtDNA 突变可引起 PD 患者黑质线粒体复合体 I 活性下降，参与 PD 发病。此外，有研究者发现一些家族性 PD 的成员发病有母系遗传的现象，而 mtDNA 也是母系遗传的。另外人们注意到 mtDNA 的多态性也是 PD 和帕金森病痴呆的危险因素，近来的研究发现 mtDNA 中，参与编码 complex I 基因的多态性造成人们对 PD 的易感性不同。

有人认为，线粒体 complex I 的损伤和 α– 突触核蛋白有关。实验表明，α– 突触核蛋白的存在使多巴胺神经细胞对鱼藤酮的作用变得非常敏感，从而使多巴胺神经细胞的 complex I 极易受损。另外有实验用 MPTP 处理转 α– 突触核蛋白基因的鼠两周后，透射电镜下观察黑质线粒体，可见线粒体尺寸变大，轴突退变，且在核周的胞质内见到高电子密度的包涵体形成，但上述变化在皮质区和海马区未见，而且用 MPTP 处理的非转基因鼠和盐水处理的转基因鼠中均未见到。这些现象表明，在有 α- 突触核蛋白表达鼠的黑质部位，在线粒体 complex I 抑制时极易损伤，随之神经细胞便会发生退行性改变。

■ 三、免疫炎症反应

越来越多的证据表明，神经免疫反应在 PD 的发病发展过程中起着重要作用，具体机制可能为小胶质细胞激活、反应性星形胶质细胞增生、血 - 脑屏障受损和外周免疫细胞浸润。

小胶质细胞是脑中最重要的免疫细胞，是神经系统的"巨噬细胞"，生理状态下充当免疫监督的角色，保证脑内环境的相对稳定和可塑性。非炎症期，中枢神经系统内的大部分小胶质细胞处于静止状态，仅表达少量的环加氧酶 -2（COX-2）；炎症发生时，神经元的完整性遭到破坏，神经元直接激活的信号（如促炎分子等）产生或抑制性信号缺失，导致小胶质细胞中的 COX-2 的 mRNA 与蛋白水平迅速升高，能造成小胶质细胞的迅速激活。小胶质细胞激活后能释放多种神经营养因子，达到修复或逆转神经细胞损伤的目的。但是当有害因素或变性机制不能去除时，其原有的保护作用减弱，神经损伤变成不可逆，此时小胶质细胞会发生过度增生，释放大量炎症因子和细胞趋化因子，如 TNF-α、IL-1β、IFN-γ 等，并且在其他炎症细胞的帮助下，共同清除坏死的神经细胞。此时，往往伤及周围无辜的或有轻微损伤的细胞，产生"无辜效应"（stand by effect）。已有的研究报道也提示激活的小胶质细胞是脑内氧化应激毒性产物和损伤性炎症因子的最主要来源。小胶质细胞激活后产生的各种细胞因子可以诱导小胶质细胞表达 CD23，进而激活一氧化氮合酶（NOS），产生大量的一氧化氮（NO），而 NO 对多巴胺能神经元有很强的毒性作用，如 NO 可以引起多巴胺代谢的限速酶——酪氨酸羟化酶（tyrosine hydroxylase，TH）的亚硝酰化，从而改变 TH 的功能；可使铁蛋白和转铁蛋白的表达分别上调和下调，干扰铁代谢，使细胞内铁的含量增高；还可与超氧阴离子结合形成3- 硝基 - 酪氨酸（ONOO⁻），后者极易损伤邻近的多巴胺能神经元。TNF-α、IL-1β 等前炎症因子还能引起神经元上的 COX-2 表达增高，后者一方面可诱导前列腺素（PGE）等毒性分子的大量合成，导致神经元的损伤甚至死亡；另一方面还可通过花生四烯酸的级联反应产生氧自由基对细胞产生损伤以及抑制谷氨酸摄取，对细胞产生兴奋性毒性作用。细胞因子还可直接参与神经元死亡的分子机制，如 TNF-α 可与多巴胺能神经元膜上的特异受体结合，从而启动包括 NFκB 在内的细胞内死亡通路，诱导神经元变性。PD 患者和 MPTP 引起的帕金森综合征患者死后的尸体解剖中也证实了小胶质细胞的激活在 PD 发病中的作用：在中脑变性的黑质细胞周围出现了大量激活的小胶质细胞，而且激活的小胶质细胞的数目与脑内多巴胺能神经元变性的范围密切相关，而黑质也是正常大脑内静止状态的小胶质细胞密度最高的部位。这都提示小胶质细胞在 PD 的特异性抗原免疫反应中可能起关键作用，并且由于小胶质细胞在 PD 黑质神经元的变性中扮演重要的角色，因此针对这一过程寻找能够抑制小胶质细胞激活的药物以调节炎症反应介导的神经元损伤就成为一个极富吸引力的研究方向。

星形胶质细胞生理情况下具有维持离子平衡，缓冲神经递质的释放，摄取谷氨酸防止兴奋性氨基酸损伤，释放多种神经营养因子等功能，对维持中脑黑质 DA 神经元的生存和稳定具有重要作用。PD 的病理研究中发现，在神经元变性区域，星形胶质细胞反应性增生形成胶质瘢痕，胶质瘢痕不仅仅继发于神经元缺失，很可能还是星形胶质细胞在 PD 脑变性过程中主动与神经元相互作用的最终表现。在 MPTP 诱导的小鼠黑质多巴胺能神经元变性模型中发现，反应性的星形胶质增生通常发生在小胶质细胞增生之后。体内和体外实验均已证实，星形胶质细胞产生的胶质细胞源性神经营养因子（GDNF）及脑源性神经营养因子（BDNF）等，能有效地保护多巴胺能神经元免受多种神经毒素的损伤。Petrova 等通过建立体外的不同来源的星形胶质细胞株，成功找到了一种新的由中脑来源的细胞株分泌的特异作用于多巴胺能神经元的营养因子——中脑星形胶质细胞源性神经营养因子（mesencephalic astrocyte-derived neurotrophic factor，MANF）。此外，星形胶质细胞中还原型谷胱甘肽过氧化物酶（GSH-PX）的含量很高，该酶可防止 H_2O_2 转化为高度毒性的羟自由基，从而保护神经元免受 H_2O_2 诱导的氧化损伤。星形胶质细胞还可能通过清除一些由损伤或死亡的神经元释放的毒性物质，保护尚存的多巴胺能神经元免受损伤。例如，受损神经元可以释放大量的多巴胺，多巴胺自身氧化代谢时可形成有毒的氧自由基，这些自由基很容易损伤邻近的多巴胺能神经元。而星形胶质细胞表达 B 型单胺氧化酶（MAO-B）和儿茶酚氧位甲基转移酶（COMT），这两种酶可在细胞内分解多巴胺，从而有可能防止自由基进入神经元微环境。由此可见，星形胶质细在维持邻近神经元代谢中起着重要作用，干扰星形胶质细胞的正常功能状态最终可造成神经元损伤。McNaught 等的实验表明，脂多糖 LPS 激活的星形胶质细胞对多巴胺能神经元有损伤作用，且此损伤作用可被一氧化氮合酶抑制剂、一氧化氮清除剂以及还原谷胱甘肽所抑制。还有实验证明，经 MPP^+ 处理的星形胶质细胞摄取谷氨酸的能力明显下降，而高浓度的谷氨酸极易引发神经元兴奋性损伤。可见 PD 中星形胶质细胞功能受损也是造成多巴胺能神经元变性的原因之一，其机制可能与释放自由基和谷氨酸有关。

血－脑屏障的损害可能参与了 PD 的发病过程。血脑屏障是介于血液和脑组织之间、对物质通过有选择性阻碍作用的动态界面，由脑的连续毛细血管内皮及其细胞间的紧密连接、完整的基膜、周细胞以及星形胶质细胞脚板围成的神经胶质膜构成。血脑屏障能够阻止外周有害物质由血液进入脑组织。在衰老和神经变性疾病中，神经血管功能会出现异常，如血脑屏障通透性增加，营养供应减少，清除毒性分子功能衰竭等。虽然没有明确的证据表明神经血管微环境的改变是 DA 神经元丢失的直接原因，但是 PD 患者和动物模型都证实了血脑屏障功能破坏和 DA 神经元死亡之间是有联系的。如正电子发射型计算机断层显像（PET）和组织学研究均提示 PD 病人中脑的血脑屏障转运系统有破坏以及血管容量有改变；表皮衍生因子（PEDF）能引起血管结构改变，它和血管内皮生长因子（VEGF）的含量在 PD 患者和 MPTP 诱导的动物模型中都增加；黑质注射 VEGF，导致血脑屏障破坏，能诱导腹侧中脑 DA 神经元死亡。此外，在 PD 的 MPTP 和脂多糖模型中都观察到血脑屏障通透性的增加。以上研究结果均证实了血脑屏障破坏与神经细胞死亡之间的相关性。

中枢神经系统之前被认为由于固有的小胶质细胞的存在，难以受到免疫攻击：小胶质细胞活化后可吞噬异常聚集的 $\alpha-$ 突触核蛋白，起免疫保护作用。然而研究发现，随着病情和炎症反应的进展，中枢内浸润的免疫细胞（效应 T 细胞）会改变小胶质细胞的保护功能，使其分泌过量的肿瘤坏死因子（TNF-α）、白细胞介素 -2（IL-2）、活性氧（ROS）等炎性介质，对多巴胺神经元产生毒性损伤，导致多巴胺神经元的变性及坏死。同时，PD 患者的尸检结果发现在黑质部浸润了大量 $CD4^+T$ 细胞及 CD8+T 细胞；外周血检测也发现 $CD4^+T$ 细胞数量减少，$CD4^+T/CD8^+T$ 细胞比例下降，调节性 T 细胞的功能下降，$\gamma-$ 干扰素（IFN-γ）、TNF-α 等促炎因子水平升高。另有研究发现 CD4 缺陷的小鼠对 MPTP 在黑质区造成的神经毒性具有耐受性，这也从侧面证实了 T 细胞对神经细胞毒性作用。

Iba1 是小胶质细胞的常用标记物，Iba1 阳性细胞在黑质区破裂血管中出现提示神经炎症可能导致外周免疫细胞浸润，并且破坏血脑屏障。这些结果均表明外周免疫细胞的浸润对 PD 患者 DA 神经元变性的重要作用。

■ 四、蛋白降解系统受损

正常情况下，中枢神经系统的功能维持依赖于有效的蛋白清除通路，即通过降解错误折叠或损伤的蛋白质来维持细胞稳态。许多证据表明，PD 及其他神经变性病可能是蛋白降解障碍疾病。脑内异常蛋白质主要通过泛素蛋白酶体系统（ubiquitin proteasome systen，UPS）和自噬溶酶体途径清除。前者通过泛素标记，使短半衰期可溶性蛋白在蛋白酶体中降解；后者通过形成自噬体，使长半衰期异常聚集的不可溶性蛋白在溶酶体中降解。

（一）泛素蛋白酶体系统功能障碍

1. 泛素蛋白酶体系统的组成

泛素蛋白酶体系统由两组重要的功能酶组成。一组是将靶蛋白泛素化，包括泛素激活酶（E1）、泛素结合酶（E2）和泛素连接酶（E3）。E1 在 ATP 作用下，激活泛素分子并将其转移给 E2 形成 E2- 泛素复合体。E3 识别靶蛋白，E2- 泛素复合体将泛素分子通过 E3 转接或直接结合到蛋白的赖氨酸残基（lys-）上。以上过程可以重复进行，形成多聚泛素链。另一组是去泛素化酶（DUB），包括泛素羧基末端水解酶（UCH）和泛素专一蛋白酶（UBPs）两大家族。前者主要水解与靶蛋白结合的或者游离的多聚泛素链，后者水解单个泛素分子与蛋白结合的肽键或者两个泛素分子间的肽键，水解成的游离单个泛素分子可以循环利用。

多聚泛素链标记的靶蛋白最终被 26S 蛋白酶体识别降解。26S 蛋白酶体是真核细胞内 ATP 依赖的多个亚单位组成的蛋白降解系统，有多种催化酶解活性，包括一个中心催化器（core particle，CP），即 20s 蛋白酶体，和两个调节亚单位（regulatory particles，RP），被命名为 PA700（或 19S），两个 RP 分别连接到 CP 的末端，组装成有活性的降解系统。

2. 泛素蛋白酶体系统与家族性 PD

家族性 PD 已确认与 α-synuclein、Parkin、UCH-L1、DJ-1 等基因的突变相

关，而它们都指向同一种分子机制，即 UPS 降解功能异常。

α-synuclein 是一种突触前蛋白，野生型 α-synuclein 是单体型，当过量表达时可聚集形成纤维丝，它的两种突变 A53T、A30P 能导致常染色体显性遗传性 PD。体外实验证明 α-synuclein 可以通过 UPS 降解，抑制 UPS 会导致泛素化 α-synuclein 的聚集。野生型和 A53T 突变型 α-synuclein 都可以被 UPS 降解，但是后者的降解速度明显变慢。进一步的实验证明，过量表达野生型或者突变型 α-synuclein 会削弱 UPS 的功能，而且使神经元对蛋白酶体抑制剂和线粒体依赖性的凋亡更敏感。这其中可能的分子机制是：野生型 α-synuclein 能与 26S 蛋白酶体的调节亚单位 PA700 的亚基 Tat 结合蛋白 -1（TBP1）相互作用，增强 PA700 对蛋白酶体的活化，而过表达野生型或者突变型 α-synuclein 会削弱这种活化、降低蛋白酶体的活性，从而减弱细胞对蛋白酶体抑制剂的耐受性，导致线粒体损害和细胞凋亡。也有研究证明，硝基化的 α-synuclein 能促进未被修饰的 α-synuclein 形成纤维丝，后者难以被 UPs 降解，且能抑制 UPS 的功能。

Parkin 基因突变于 1998 年在日本常染色体隐性遗传少年型 PD（AR-JP）患者中发现，此后发现约 50% 的早发性 PD 存在 Parkin 基因突变，包括多种点突变和缺失突变。Parkin 是一个带有泛素样结构域（ubiquitin-like domain，UBL）和环指模序（RING finger motif）的蛋白质，具有泛素连接酶（E3）功能，能与泛素结合酶（E2）相互作用，促进底物泛素化。在泛素化过程中，环指模序促进 E2 组分的循环再利用，UBL 结构域协助泛素化靶蛋白转运至 26S 蛋白酶体降解。大部分的点突变发生在环指模序中，环指模序部位突变使 Parkin 不能与 E2 相互作用，阻碍了底物泛素化，使靶蛋白堆积不能降解，从而对细胞产生毒性。已确认的 Parkin 作用的底物包括：突触囊泡相关蛋白 CDCrel-1、Parkin 相关内皮受体样受体 Pael-R、22KD 的糖基化 α-synuclein、synphilin-1 等。Parkin 突变会影响这些底物的泛素化，导致这些底物蛋白聚集，从而造成细胞的毒性损害，AR-JP 患者黑质区的 DA 能神经元内检测到的上述底物蛋白的聚集也说明了 Parkin 突变对 UPS 功能的损害。

UCH-L1 是一种重要的泛素羧基末端水解酶，1998 年 Leroy 等人在一个德国家系中发现 UCH-L1 的 I93M 突变，呈常染色体显性遗传。UCH-L1 突变影响 UPS 主要通过 3 种机制：①突变的 UCH-L1 水解多聚泛素链的功能下降 50%，泛素分子的循环利用减少，导致异常蛋白质的清除受阻。②突变的 UCH-L1 不具备非 ATP 依赖的 lys-63 泛素连接酶功能，使底物蛋白的 63 位赖氨酸残基上的泛素化链不能被 26s 蛋白酶体识别降解，故容易聚集在细胞内产生毒性。③ UCH-L1 能调节泛素分子在细胞内的降解，稳定单个泛素分子的水平，突变的 UCH-L1 可引起泛素分子被过量降解，影响靶蛋白的泛素化，进而影响其清除。

DJ-1 基因是与常染色体隐性遗传性早发性 PD 有关的基因，与细菌热休克蛋白 HSP31 同源，提示它可能通过与未折叠蛋白中间体相互作用从而降低蛋白的错误折叠。DJ-1 还具有抗氧化作用，能够保护线粒体复合物 I，挽救被氧化应激损伤的蛋白。DJ-1 的功能可能是通过小泛素样修饰蛋白（SUMO）调节的。引起早发性 PD 是 DJ-1 的 L66p 突变，早期的研究提示这种突变仍保持活性，只是比野生型 DJ-1 更容易被 UPS 系统识别降解。在这个过程中，UPS 可能因为过度清除了这种仍有活性的突变蛋白而参与了该疾病的发病机制。

3. 泛素蛋白酶体系统与散发性 PD

越来越多的证据证明 UPS 与散发性 PD 也有关，且与散发性 PD 的主要致病途氧化应激、线粒体功能障碍之间有着千丝万缕的联系。随着年龄的增长，越来越多的氧化损伤蛋白倾向于聚集，而 UPS 清除这些蛋白的能力下降可能是散发性 PD 发病的一个广泛基础机制。散发性 PD 中脑黑质中 UPS 的 3 种主要酶 E1、E2、E3 活性有明显下降，与线粒体复合物 I 的活性下降相一致；PD 患者黑质部位 20S 中心催化器的 α 亚单位有缺失，26s 蛋白酶体的催化活性明显下降，其两个调节复合体 19S/PA700 调节效率也明显下降。散发性 PD 患者残存神经元内路易小体为大量未被降解的错误折叠或氧化修饰的蛋白，这些蛋白不易被 UPS 降解。其中路易小体的主要成分为 α-synuclein，有研究表明，线粒体损害产生氧化应激，氧化应激引起 α-synuclein 的过量表达和酪氨酸硝化，超过了 UPS 的降解能力。通过对 UPS 的底物和组分的研究，有学者认为蛋白水解应激和蛋白清除障碍是 PD 发病的关键，且富含 DA 的神经元对此更易感，因为 DA 的自身氧化使得氧化损伤的蛋白增多。

总之，相当多证据证明 UPS 功能损伤在 PD 发病机制中发挥作用，家族性 PD 的致病基因突变多直接或间接与 UPS 有关；散发性 PD 有 α-synuclein 的聚集、线粒体功能障碍、氧化应激和 UPS 受损，对 UPS 调节及其损伤后功能改变的进一步研究可能会给 PD 的治疗提供新思路。

（二）自噬 - 溶酶体通路功能异常

另外一条蛋白降解途径——自噬 - 溶酶体途径与 PD 的发生亦有密切联系。

溶酶体是细胞内的消化器官，控制着细胞内大分子物质包括蛋白质、脂质和细胞器等的降解。溶酶体降解细胞内蛋白质主要通过自噬。

根据细胞内底物运送到溶酶体内方式的不同，自噬可分为 3 种方式：大自噬、小自噬和分子伴侣介导的自噬（chaperone- mediated autophagy，CMA）。大自噬是由内质网来源的膜包绕待降解物形成自噬体，然后与溶酶体融合并降解其内容物；小自噬是由溶酶体膜直接包裹长寿命蛋白，再在溶酶体内降解；而 CMA 是先将分子伴侣与底物蛋白结合，再将复合物转运到溶酶体腔中降解。

与 PD 发病相关的主要是大自噬和 CMA。α-synuclein 是大自噬和 CMA 的底物，过度表达或突变的 α-synuclein 可抑制相关的自噬通路。多项证据表明自噬参与了 PD 的发病过程，具体表现在：①多个 PD 相关基因编码的蛋白产物都参与了自噬的调控：α-synuclein 和 LRRK2 蛋白是自噬的底物，突变可抑制自噬；GBA 突变影响溶酶体活性，抑制 CMA 过程；ATP13A2 编码溶酶体 ATP 酶，突变会引起溶酶体功能抑制；Parkin 蛋白可识别出损伤线粒体，泛素化线粒体外膜，促进线粒体的自噬；PINK1 蛋白作为线粒体损伤的传感器，可招募 Parkin 促进线粒体自噬；VPS35 的突变可引起 WASH 复合物在体内聚集，从而抑制自噬。②氧化损伤和线粒体功能障碍也影响细胞自噬，活性氧物质在转录水平或翻译后都可调控自噬，而自噬反过来也调节细胞内氧化水平。③近来的研究表明 PINK1 和 Parkin 基因是哺乳动物细胞线粒体自噬的重要调节蛋白，可招募蛋白到线粒体，增强线粒体的分离，影响线粒体转运，促进线粒体自噬。④自噬体形成后，最终需要与溶酶体融合才可完成内容物的降解。SNCA、LRRK2、GBA、ATP13A2 基因突变都会影响溶酶体功能，影响底物降解，从而导致自噬体堆积和 α- 突触核蛋白水平增高。⑤已有研究表明，在 6-OHDA、MPTP、鱼藤酮、百草枯等毒物诱导的 PD 模型中，自噬功能都受到一定程度的损害。因此，自噬 – 溶酶体通路的正常作用对于抑制神经元死亡，减轻 PD 相关病理损伤至关重要。

对泛素蛋白酶体系统和自噬 – 溶酶体途径的研究都提到了路易小体在其中的作用。路易小体的主要成分是 α- 突触核蛋白，此外还有神经丝蛋白、α,β-crystallin 以及泛素蛋白等。在某些有害环境中，如内质网应激、氧化应激或老化过程中，会产生蛋白质的错误折叠和聚集，但是在病变初期，这些聚集的蛋白所形成的路易小体对细胞可能是一种保护作用：能隔离与包裹毒性蛋白、对抗细胞疏水残基的暴露、补充 UPS 的成分、重组中间丝等。但是随着疾病的进展，受损蛋白越来越多，超过了 UPS 和溶酶体的降解能力，这些过量聚集的蛋白就会对细胞造成毒性损害。

■ 五、钙稳态失衡

PD 的病理特征在于电压依赖的 L 型 Ca^{2+} 通道的黑质致密部（SNc）多巴胺能神经元选择性死亡。正常的突触活动中，神经元内 Ca^{2+} 的浓度会出现短暂的无害性的增加，但如果 SNc 区多巴胺能神经元细胞质 Ca^{2+} 浓度持续升高，巨大的钙超载将影响 ATP 合成，导致线粒体氧化应激和线粒体膜电位改变，进而造成细胞死亡。

不同于大脑中绝大多数神经元，SNc 区多巴胺能神经元可自行激活，即在缺乏突触核蛋白情况下可产生 2~4Hz 自动节律，类似心肌节律性。在青少年，SNc 区多巴胺能神经元可利用 Na^+ 内流产生节律性活动，但该机制在成人后变为隐匿性存在。成人 SNc 区多巴胺能神经元自体活动由 Ca^{2+} 激发，随着细胞内 Ca^{2+} 内流增加，其线粒体功能受到增强的氧化磷酸化影响，导致活性氧自由基增加和氧化应激。过多的应激反应，使细胞呈现快速老化；阻断多巴胺神经元的节律性活动，则可使老化表现发生逆转。在体和离体实验都证实，阻断 Ca^{2+} 通道能保护多巴胺神经元，这可能成为延缓和阻止 PD 进展的思路。英国的一项病例对照研究也指出，与其他降压药物相比，服用钙拮抗剂降压的患者，其 PD 发生率较低。这一结果已被 Danish 医学数据库的流行病学调查所证实：连续两年服用具有中枢作用的二氢吡啶类钙离子拮抗剂患者不易发展为 PD；服用仅具有外周作用的二氢吡啶类钙离子拮抗剂与其他降压药物相比，在延缓 PD 方面无差异。

可引起 PD 样症状的神经毒物 MPP^+ 和鱼藤酮能诱导细胞中线粒体 Ca^{2+} 摄取减少并使胞质内游离 Ca^{2+} 浓度增加，进一步支持线粒体 Ca^{2+} 稳态改变在 PD 中的作用。研究表明，Ca^{2+} 平衡紊乱可导致线粒体内活性氧类物质产生增加，线粒体膜电位降低及依赖 Ca^{2+} 的线粒体通透性转换孔复合体的阈值降低，最终导致细胞凋亡。Mosharov 发现，Ca^{2+} 内流、胞质内多巴胺和 α- 突触核蛋白的相互作用可增加 SNc 区多巴胺神经元的易感性。缺乏 α- 突触核蛋白，多巴胺能神经元可以抵抗左旋多巴的毒性，同时 Ca^{2+} 通过 L 型通道亦提高了突触核蛋白合成潜在毒性物质的能力。

与 PD 患者的 SNc 多巴胺神经元不同的是，邻近腹侧被盖区（VTA）区的多巴胺神经元不受影响，这种多巴胺神经元选择性死亡的机制目前不明，但已发现成人 SNc 区多巴胺神经元可自动激发 Ca^{2+} 内流，而 VTA 区多巴胺神经元为 Na^+ 内流。探索 SNc 和 VTA 区的多巴胺神经元的区别可能为 PD 的机制研究打开一个新思路。

■ 六、兴奋性神经毒性作用

兴奋性神经毒性现象最初由 Lucas 和 house 在 1957 年发现，Olney 继承和发展了此科学发现后，于 1978 年首次提出 "兴奋性毒性" 这一概念。经典的兴奋性神经毒性是指谷氨酸水平升高引起其受体过度兴奋，导致神经元胞浆内钙离子浓度大幅升高，继而介导神经元的损伤及死亡。

体内的兴奋性氨基酸（EAA）有谷氨酸（Glu）和天门冬氨酸（Asp），其中谷氨酸是哺乳类中枢神经系统中最主要的兴奋性氨基酸，通过激动谷氨酸受体来发挥神经递质作用。谷氨酸受体有两种，离子通道型受体和代谢型受体。离子通道型受体包括 N- 甲基 -D- 天门冬氨酸（NMDA）受体、α- 氨基羟甲基噁唑丙酸（AMPA）受体和海人藻酸（KA）受体，其中 NMDA 受体是介导兴奋性毒性的主要受体，主要调控钙离子内流；AMPA 受体和 KA 受体主要调控 Na^+ 内流。代谢型受体包括 mGluR1-mGluR8，分为三组，第一组包括 mGluR1 和 mGluR5，能激活磷脂酶 C（phospholipase C）；第二组包括 mGluR2 和 mGluR3，第三组包括 mGluR4、mGluR6、mGluR7 和 mGluR8，此两组受体能抑制腺苷酸环化酶（adenylyl cyclase，AC）的活性。

兴奋性神经毒性是由于细胞外谷氨酸水平升高使得神经元持续去极化，继而触发一系列细胞内事件，最终导致细胞死亡。这一级联反应包含三个基本事件：依赖钠内流的事件、依赖钙内流的事件和依赖谷氨酸胞外分泌的事件。它们之间并非孤立，而是平行发生。目前普遍认为钠内流主导早期坏死事件，钙内流主导延缓的神经变性病变事件，而谷氨酸胞外分泌主导神经退变过程的传播和扩大。

神经元的去极化主要由 AMPA 受体激活来启动，接着电压依赖性钠离子通道激活，导致钠内流和进一步的去极化。持续的去极化使得细胞内钠离子浓度升高，为了保持离子平衡，氯离子被动流入，由此造成的渗透压梯度又驱使水分子由细胞外流入细胞内。水的流入使细胞体积增大（渗透性肿胀）和胞质内物质稀释，造成细胞器破坏。渗透性肿胀的最终结果是细胞溶解和细胞内容物释放至细胞外环境。这一过程是可逆的，因为通过去除细胞外的钠离子和氯离子能够避免这种渗透性肿胀，但并不能阻止细胞死亡，由此也说明它不是兴奋性毒性产生的必需步骤。

兴奋性毒性产生的必需步骤是钙超载。细胞内钙离子水平通常很低（$\sim 10^{-7}$mol/L），但如果细胞过度除极，钙离子浓度将会持续上升，即发生钙超载。钙超载是细胞外的钙离子内流和细胞内钙库释放游离钙增多两方面作用的结果。细胞外的钙离子内流有 3 种途径：电压依赖性钙通道、开放的 NMDA 受体通道以及细胞膜上受损的钠/钙离子交换载体。不过，仅仅依靠细胞外的钙内流不足以诱导神经细胞的兴奋性死亡，因为即使细胞膜经历持续的去极化，其电压依赖性钙通道和 NMDA 受体也会很快脱敏，故而这种钙内流只是瞬时的。目前比较认可的观点是，这种初始的钙内流能够诱导细胞内的钙库的激活，从而放大了钙内流效应。已经证实 NMDA 受体激活能动员游离钙从细胞内储备中释放出来，但具体机制未阐明。细胞内钙离子浓度的升高是兴奋性毒性的继发性触发者，而且当细胞外去极化刺激去除后，这一过程也不能逆转，提示钙超载很可能是促进细胞死亡的不可逆转的关键步骤。细胞内钙超载使线粒体摄取钙增加，在线粒体内形成磷酸钙沉积，影响 ATP 合成；激活磷脂酶 A_2 促进膜磷脂水解，造成细胞膜及细胞器膜受损；激活核酸内切酶引起细胞骨架和核酸分解；激活钙蛋白酶促使黄嘌呤脱氢酶转变为黄嘌呤氧化酶，致使活性氧生成增加。上述作用均可对细胞稳态造成不良影响，最终导致神经元死亡。

神经退变过程的传播和扩大由谷氨酸的胞外分泌主导。3 种途径能够导致细胞外谷氨酸浓度升高。一是细胞溶解，胞浆内谷氨酸释放；二是去极化导致的谷氨酸转运减慢或逆转；三是钙依赖的突触囊泡进行了胞外分泌。受损细胞外环境中的高浓度谷氨酸随后向其他神经元扩散，使邻近虚弱的神经元进一步去极化，进而传播和扩大损伤。

以上介绍的是 NMDA 受体介导的兴奋性神经毒性，虽然大部分研究支持 NMDA 受体在介导兴奋性毒性过程中起主要作用，但也有证据表明，某些情况下，非 NMDA 受体的激活也在神经元死亡中发挥一定作用。有实验表明体外培养的脊髓运动神经元存在慢性兴奋性毒性，而它对 NMDA 受体阻滞不敏感，很可能是由 AMPA/KA 受体所介导，推测介导兴奋性毒性的主要受体很可能取决于实验细胞的受体亚型表达类型。AMPA/KA 受体主要调控钠内流，但在表达钙通透的 AMPA/KA 受体（不含 GluR2 亚单位）的细胞类型如海马神经元、某些皮质神经元、小脑浦肯野细胞和运动神经元中，AMPA/KA 受体则成了介导兴奋性毒性的主要受体。实验表明，将 AMPA/KA 受体激动剂如 KA、软骨藻酸（domoic acid）和使君子氨酸（quisqualic acid）作用于上述细胞，能产生兴奋性毒性损伤，而且在体内这种兴奋性毒性和 NMDA 受体激动剂介导的一样强大和普遍存在。但需要指出的是，内源性谷氨酸可能是此类受体激动剂发挥毒性的一个不可忽视的因素，因为 KA 的毒性效应依赖于完整的谷氨酸能神经支配。体外培养的小脑颗粒细胞的兴奋性毒性实验也为此提供证据：NMDA 受体拮抗剂能削弱软骨藻酸（选择性 AMPA/KA 受体激动剂）的毒性，而 AMPA/KA 受体拮抗剂却不能，提示这种兴奋性毒性是由于 NMDA 受体的激活而不是直接的 AMPA/KA 受体介导所产生。

非 NMDA 受体还包括 mGluR，研究显示 mGluR 也参与了兴奋性毒性过程。已发现激活第一组 mGluR 能够提高神经元的兴奋性和促进谷氨酸的释放，而第二组和第三组的某些成员可能通过发挥自身受体作用来抑制谷氨酸的释放。因此激活第二组和第三组受体通常被认为能够抵抗谷氨酸毒性；而第一组受体的拮抗剂也显示出神经保护作用，然而其激动剂的作用却不尽相同，它们或起神经保护作用或是呈现神经毒性效应。

■ 七、细胞凋亡

细胞凋亡是生物体细胞受基因调控的自我消亡过程。凋亡的特征是细胞内容物减少，染色质聚集，核固缩，但核膜完整，有凋亡小体形成。已有大量研究表明 PD 中存在多巴胺能神经细胞的凋亡。最初是 20 世纪 50 年代对一位 PD 患者中脑的黑质部位进行电子显微镜观察，得到了一些类似凋亡的高密度细胞核聚集特征。之后 Agid 等对 PD 患者与对照组的黑质多巴胺神经元作了凋亡形态学的检测，发现 PD 病人脑内有 5% 多巴胺神经元存在细胞凋亡特征性组织病理变化。最常用来检测 DA 能神经元凋亡的方法为 TUNEL 法，Mochizuki 等应用 TUNEL 法检测 7 例老年病人、4 例青年病人和 11 名对照组的中脑黑质神经元，发现 11 例病人中的 8 例黑质神经元存在细胞凋亡样改变。Tompkins 等同样应用 TUNEL 法检测 PD 尸检标本中脑黑质中 DNA 降解片段，发现被标记的神经元存在凋亡样改变，超微结构分析表明存在核固缩和凋亡小体。这些研究表明，多巴胺能神经元凋亡在 PD 的发病过程中起着重要作用。

不过目前认为单纯使用电镜或者 TUNEL 法检测尸检标本中 DA 神经细胞的凋亡可信度有限，因为 PD 的病程较长，同一时间内发生退变的神经元数量很少，而典型的凋亡形态也只能保持几天，所以在任何一个时间点去观察都很难找到凋亡的形态学证据；尸检的标本多来自于晚期 PD 病人，此时病变的 DA 能神经元大都已经缺失，难以检测；氧化应激导致细胞坏死的同时也有 DNA 的断裂，TUNEL 检测为假阳性；处于有丝分裂期的胶质细胞可以被 d-UTP 标记，导致假阳性；死后的脑组织如果不能被及时固定会增加非特异性标记，导致结果呈假阳性，如果固定时间过长又引起蛋白质交联，则呈假阴性；Ca^{2+} 和 Mg^{2+} 等二价阳离子可以提高 d-UTP 与 DNA 的 3' 末端的亲合力，微小的浓度变化对结果都会有较大的影响；核酸内切酶的种类较多，作用于 DNA 产生各种不同的形状的残端，而末端脱氧核酸转移酶与不同的 DNA 残端结合能力差别较大，使结果变得不稳定。

鉴于上述这些问题，对参与调控凋亡的基因及细胞因子的研究越来越多，以便与凋亡形态学和生化特征的检测形成补充。调控神经细胞凋亡的基因有 Fas、Bcl-2 家族、caspases 家族、p53、α-synuclein、Tau 基因、核因子 kappaB 等。Fas 是一种跨膜蛋白，属于肿瘤坏死因子受体超家族的成员。Fas 分子胞内段存在特殊的死亡结构域，Fas 发生聚化并与 Fas 配体相结合，吸引了具有死亡功能区的 Fas 相关蛋白，聚合和活化多个 caspase，从而导致了凋亡级联反应的发生。

Bcl-2 家族与 PD 细胞凋亡密切相关，根据功能不同，被分为两类，一类促凋亡基因，如 Bcl-2、Bcl-x、Bax、Bak、Bik、Bid、Bim、Bad 等，一类抑制凋亡基因，如 Bcl-2、Bcl-xL、Bcl-W 等。研究发现 Bcl-2 蛋白家族作用于线粒体渗透性转换（permeability transitionpore，PT）孔，通过改变线粒体膜的通透性来调节 PD 细胞凋亡。线粒体 PT 孔和线粒体内致凋亡的多种蛋白的释放均受 Bcl-2 家族调控。运用脂质体运载电压依赖性离子通道（voltage dependent anion channel，VDAC）系统模拟线粒体，研究 Bcl-2 家族与 CytC 释放的关系，发现 Bcl- xl 直接与 VDAC 结合，使之关闭；而 Bax、Bak 能增加 VDAC 开放，CytC 从 VDAC 漏出脂质体，缺乏 VDAC 的线粒体，Bax、Bak 不能促进 CytC 的释放。这一研究表明，作为外膜 PT 孔的 VDAC，是 CytC 释放的通道，受 Bcl-2 蛋白家族调节。对线粒体的研究发现，线粒体 PT 孔位于富含 Bax、Bcl-2、Bcl-xl 的地方。体外实验中 Bax、Bcl-2、Bcl-xl 可形成脂质双分子层通道，由于 Bax 和 Bcl-xl、Bcl-2 有不同的离子选择性，造成 Bax 促进 PT 孔开放，释放 CytC，激活 caspase 级联反应，诱导细胞凋亡，而 Bcl-2、Bcl-xl 是抑制 PT 孔开放，阻止细胞凋亡。凋亡尽管有不同的信号传导途径，但最终都汇集到 caspases 级联反应这一共同通路。

Caspase 是一类半胱氨酸天冬氨酸特异性蛋白酶，该家族蛋白具有半胱氨酸蛋白酶类和天冬氨酸特异酶切位点。在正常状态，Caspase 以无活性的酶原形式存在，其特异性天冬氨酸（ASP）残基受凋亡信号刺激，被剪切后激活，一些上游的 Caspase 就依次激活下游的 Caspase，形成 Caspase 级联反应，将凋亡信号一级级传至凋亡底物。在诸多的 caspases 家族成员中，caspase-3 被认为在大脑神经细胞的凋亡中起主要作用。HARTMEN 等用免疫组化方法检测 PD 尸检标本，发现 PD 病人表达 Caspase-3 的多巴胺神经元比对照组明显减少，说明表达 Caspase-3 的神经元比不表达的神经元对凋亡过程较敏感，提示 Caspase-3 是 PD 患者和 PD 动物模型黑质多巴胺能神经元凋亡的易感因子和最终效应器。在 MPTP 的亚慢性 PD 小鼠模型中，Caspase-3 的激活在第一、二天即达高峰，但是到第 7 天时多巴胺能神经元的丢失才会很明显，说明 Caspase- 的激活是多巴胺能神经元凋亡过程的早期信号。AKAO 等在研究 NM（R）SAL 诱导的 SH-SY5Y 细胞凋亡时，发现 Caspase-3 被激活，并且用 Caspase-3 抑制剂可以完全阻止核小体 DNA 的裂解，说明 Caspase-3 介导了 NM（R）SAL 诱导的细胞凋亡。

p53 是一种重要的抑癌基因，在 G1 期监视细胞基因组 DNA 的完整性。如果 DNA 受到轻微损伤，p53 蛋白控制细胞周期使其停留在 G1 期，对 DNA 进行修复后再进入 M 期；如损伤严重，则诱导其凋亡。在正常细胞中 p53 含量较低，在受损细胞中含量升高。利用多巴胺处理大鼠小脑组织后，神经元发生了凋亡样改变，发现 p53 蛋白水平升高了 3 倍；用 p53 温度敏感激活系统检测时发现，p53 失活使多巴胺毒性大大降低，减少了多巴胺诱导的凋亡，可以推断 p53 基因的激活在介导多巴胺诱导细胞凋亡上起重要的促进作用。

α-synuclein 是路易小体的主要成分，其相关基因的突变与复制在 PD 的遗传中占据显性优势。实验研究表明，过表达 α-synuclein 能够激活 caspase-3 和 caspase-9，诱导多巴胺神经细胞的凋亡。已发现在离体鼠脑的线粒体中聚合的 α-synuclein 可诱导线粒体细胞色素 C 的释放。敲除酵母线粒体 DNA 可以阻止 α-synuclein 诱导的 ROS 的产生和细胞的凋亡。

C-fos 和 C-Jun 是细胞内即早反应基因，它们对细胞内外的各种刺激（炎症、自由基等）和 DNA 损伤反应表达增加。研究显示 C-fos 和 C-Jun 蛋白表达与诱导黑质神经元死亡之间的相互关系。尽管 C-fos 被诱导，但它在细胞死亡中不太起作用。而 C-Jun 的表达，其暂时性和局部性都和凋亡诱导相关，且在同一细胞水平，从而推断 C-Jun 可能在黑质神经元凋亡死亡中起始动作用。

Tau 基因定位于第 17 号染色体 q21-q22，其突变可以引起 17 号染色体连锁的家族性额颞叶痴呆和帕金森综合征（FTDP-17）。实验发现转染了突变 Tau 基因的 SH-SY5Y 细胞，其胞浆内钙离子浓度显著增加，更容易发生凋亡，提示 Tau 基因突变是通过破坏细胞内钙稳态，进而促进神经细胞凋亡而引起 FTDP-17。

核因子 κB（NF-κB）是存在于许多细胞中调控多种基因表达的核转录因子，也是黑质中局部氧化应激因子之一。研究表明氧化应激可以使 NF-κB 被激活，应用 NF-κB 的抑制剂能阻遏 DA 诱导的细胞凋亡。

除了受基因调控外，细胞因子也参与了帕金森病神经元的凋亡，研究发现 PD 纹状体区发生明显改变的细胞因子主要有 TNF-α、IL-1β 和 IFN-γ，这几种细胞因子对神经元有损伤作用。通过 MPTP 诱导形成的 PD 小鼠模型黑质致密区细胞因子含量测定，发现 TNF-α、IL-1β 和 IFN-γ 三种细胞因子均升高，多次活组织检查发现，PD 患者尾状核、壳核处 IL-1β、IL-2、IL-6、TNF-α、转化生长因子、上皮生长因子的浓度明显高于患者大脑皮质区及无神经疾病对照组的相应部位，以上结果均证实 PD 患者多巴胺能神经元的变性过程中确有细胞因子的改变。

■ 八、神经保护机制减少

之前对 PD 发病机制的研究多集中在对多巴胺能神经元的损伤作用，近年研究的方向逐渐转向神经保护机制的减少。其中神经营养因子（neurotrophic factors，NTFs）缺乏假说是研究的热点。

神经营养因子是 20 世纪末发现的一类含量极微，能够促进和维持特异性神经细胞生长、存活和分化，影响突触可塑性的可溶性多肽因子。目前发现有 20 多种，根据结构和功能的不同，可以分成三个家族：①神经营养素家族，如神经生长因子（nervegrowthfactor，NGF）、脑源性神经营养因子（brainderivedneurotrophicfactor，BDNF）、神经营养因子 3（neurotrophin3,

NT3）和神经营养因子 4（neurotrophin4，NT4）。② GDNF 家族，如胶质细胞源性神经营养因子（glialcellline-derivedneurotrophicfactor，GDNF）、神经秩蛋白（neurturin，NRTN）、artemin（ARTN）和 persephin（PSPN）。③白细胞介素 -6 家族，也被称为 neuropoieticcytokines。

研究表明，NTFs 家族有两类特异性受体：低亲和力神经元生长因子受体（P75TNFR）和酪氨酸激酶受体（Trk 蛋白）。其中激活前者可诱导中枢神经细胞特别是多巴胺能神经细胞发生凋亡；激活后者则可特异性保护神经细胞免受损伤。研究发现 PD 病人脑内 NTFs 含量较对照组明显减低，并发现早期 PD 能诱导 NTFs 表达。有人提出发育过程中大量神经元凋亡可能与相应的 NTFs 撤离有关，而在 PD 发病过程中是否存在 NTFs 缺陷和相应受体表达，目前尚无充分证据。动物实验证实在含有 NTFs 的培养基体外培养胚胎 DA 能神经元能明显提高其存活率，减少细胞凋亡。NTFs 主要通过以下几个途径发挥神经保护作用：①维持细胞内钙稳态。②增强抗氧化酶活性，减轻自由基对神经细胞的损伤。③诱导神经肽及强啡肽表达，以抑制兴奋性递质特别是谷氨酸的释放，减少细胞损伤。④阻止细胞色素 C 的释放，从而抑制细胞凋亡的启动。⑤调节小胶质细胞功能，抑制损害灶的发展。

除了上述经典的 NTFs，近来还发现了新型神经营养因子，包括大脑多巴胺能神经营养因子（cerebral dopamine neurotrophic factor，CDNF）和中脑胶质细胞源性神经营养因子（mesencephalicastrocyte-derivedneurotrophicfactor，MANF）。CDNF/MANF 家族作为保守性神经营养因子家族，其结构不同于经典的 NTFs，研究表明其具有抵抗内质网应激导致的神经细胞凋亡的作用，为 PD 的治疗提供了新方向。

■ 九、微生物 - 肠 - 脑轴失调

PD 患者除了典型的运动症状以外，还伴随着胃肠道功能紊乱、嗅觉障碍、睡眠障碍、情绪障碍等非运动症状。其中便秘、胃排空延迟是报道最多的非运动症状，可早于运动症状出现前 10 年出现。以往关于 PD 发病机制的研究多围绕 α- 突触核蛋白在中枢神经系统的异常沉积，但这并不能解释 PD 患者出现的胃肠道症状。1980 年，随着 PD 病人胃肠道中首次发现了路易小体，并将其作为 PD 发生的重要标志物被报道，PD 的肠道起源学说逐渐进入了学者的视野。

在 PD 与肠道相关性的众多研究中，最经典的研究成果属于 Braak 团队。通过尸检，Braak 团队系统地研究了 5 位患者（中枢神经系统有明显路易小体形成）与相同人数的健康对照组的胃、肠黏膜层及肌层神经丛，发现这 5 位患者的肠黏膜层、肌层以及迷走神经运动背核（dorsal motor nucleus of the vagus，DMV）中均沉积了 α- 突触核蛋白。而 5 人中有两人生前并没有表现出 PD 明显的运动症状，但结合两人的胃肠道与 DMV 均发现了 α- 突触核蛋白沉积的现象，表明在尚未出现明显的 PD 症状之前，胃肠道中就可以存在 PD 典型的病理改变。这就很好地解释了大部分 PD 患者（80%）伴随的胃肠道症状以及 PD 早期部分病人（24%）在运动症状出现之前即出现的便秘等胃肠道症状。Braak 团队据此提出假说，认为 PD 患者受到一种嗜神经的未知病原的侵害，这种病原最先引起肠道病变，破坏肠道神经系统（enteric nervous system，ENS）并产生路易小体，接着沉积的路易小体通过迷走神经到达 DMV，最终到达黑质 – 纹状体并蓄积，进而引起 PD 的临床症状。Braak 团队首次提出的 PD 的肠道起源学说，使得 PD 与肠道相关性研究真正成为 PD 发生机制研究的主要方向。

进入 21 世纪，众多研究者不仅相继验证了 Braak 的经典假说，而且还进一步研究了 PD 发生时菌群紊乱与机体代谢变化情况。目前已知，肠道与中枢神经系统存在双向调节，肠道微环境的改变，可通过肠 – 脑轴影响中枢神经系统，而中枢神经系统也可通过脑 – 肠轴改变肠道微环境，进而影响肠道功能。而肠道菌群是调节肠道微环境的重要因素，肠道菌群失调是 PD 发病的潜在机制，据此提出了微生物 – 肠 – 脑轴学说。Forsyth 与 Keshavarizian 等的研究表明，PD 可能是由紊乱的肠道菌群而并非由传统认知中的病原体或环境毒素，通过损伤肠道神经丛造成。宏基因组研究表明，PD 患者的肠道微生物组与健康人群显著不同。Scheperjans 等对 72 例 PD 患者及健康对照的粪便样本的细菌 DNA 进行焦磷酸测序，发现 PD 患者的 Prevotellaceae 丰度水平较健康对照显著下降了 77.6%，并发现 Enterobacteriaceae 的丰度水平与 PD 的运动症状相关联，这一研究提示 PD 患者的肠道微生物组相比健康人群发生了显著的变化，并且这一变化与 PD 运动症状有关。Keshavarzian 等分别比较了 PD 患者与健康对照的粪便样本以及结肠黏膜样本，发现两组人群在结肠黏膜样本以及粪便样本的微生物构成上都与健康对照有着显著差异，尤其体现在产丁酸的菌属 Blautia、Coprococcus 和 Roseburia 在 PD 组中显著减少，而具有潜在促炎性质的 Ralstonia 菌属在 PD 组中显著增加。对宏基因组的功能分析也发现在 PD 样本中参与代谢的基因数量显著降低，而参与脂多糖生物合成的基因数量显著增多。这一研究从肠道微生物组的角度证明了 PD 患者体内的炎症水平比健康人群显著提高。另有研究表明，肠道微生物还影响了与 PD 相关的机体代谢。短链脂肪酸是一种由细菌代谢难溶膳食纤维所产生的不饱和脂肪酸，具有营养神经细胞和抗炎的重要作用。Unger 等运用气相色谱的方法定量检测了 PD 患者及健康对照粪便样本中的短链脂肪酸含量，发现 PD 患者粪便中短链脂肪酸水平显著低于健康对照，并且用定量 PCR 的方法也发现了两组人群肠道主要菌群结构的显著差异。另有研究发现肠道内丰富的革兰阳性乳杆菌（lactobacillus）以及部分双歧杆菌能够代谢谷氨酸产生 γ- 氨基丁酸（GABA），GABA 为大脑的主要抑制性神经递质，GABA 神经递质通路失调可能引起焦虑、抑郁、突触发生缺陷以及认知损伤，这可能与 PD 患者的非运动症状有关。

随着 PD 的微生物 – 肠 – 脑轴失衡学说一直走向深入，人们逐渐发现失调的肠道菌群主要通过自身易位与改变肠道内环境，从而引发肠道局部炎症反应，产生路易小体病变，进一步通过自身代谢产物（脂多糖、短链脂肪酸等）调节机体代谢，并通过神经系统传递到大脑中，引发大脑黑质神经炎症与损伤。这为更好地理解 PD 并探寻 PD 未来的治疗方向提供了很好的理论前提。

综上所述，PD 的病因和发病机制十分复杂，遗传因素可能是其发病的背景基础，环境因素是诱发因素，通过线粒体功能障碍、氧化应激反应、蛋白降解系统功能紊乱、钙稳态失衡、免疫炎症反应、兴奋性神经毒性作用、细胞凋亡、神经保护作用降低、微生物 – 肠 – 脑轴失衡等多种病理生理过程的相互作用，造成神经系统的各种病理特征以及神经生化学的改变。没有任何一种学说可以解释所有 PD 病例的病因及发病机制。实际上对于同一患者的发病可能有多种机制参与，而各因素之间又可以相互联系相互影响，因此 PD 的发病是多个致病因素共同作用的结果。随着生物技术手段和方法的不断发展和进步，希望在不远的将来，我们会解开 PD 发病之谜。

（林瑶）

第三章 *DISANZHANG*

帕金森病的诊断

　　PD 是一种好发于 50 岁以上中老年人的中枢神经系统变性疾病，其确切病因尚未完全明确，病理表现为中脑黑质多巴胺神经元变性、脱落，进而导致纹状体中多巴胺减少，临床上隐匿起病，以静止性震颤、肌强直、运动迟缓和姿势平衡障碍为主要特征。目前 PD 诊断主要依据症状、体征及对多巴胺能药物治疗的反应来明确；但随着实验室检查、辅助检查等相关研究的开展，学术界对 PD 的诊断也提出了一些新观点。

第一节　临床表现

■ 一、运动症状及体征

（一）震颤

　　震颤是由于主动肌和拮抗肌有节律地交替收缩导致的，是 PD 的主要症状之一，在日常生活中易引起注意，多作为患者的首发症状，个别病例也可无震颤。震颤频率一般为 4~6Hz，静止时明显，大力动作时减轻或停止，激动、紧张时加剧，睡眠时可消失。疾病早期常累及一侧肢体，多始于远端，以手部震颤多见，随着疾病进展，震颤可逐渐累及同侧上下肢或对侧，严重者可累及头、下颌、舌和躯体的双侧。当震颤伴有旋转运动时，拇指与屈曲的示指可形成搓丸样动作。

　　PD 的震颤多为静止性震颤，某些病例可伴有动作性或姿势性震颤。临床上需仔细与原发性震颤、生理性震颤及意向性震颤等鉴别。原发性震颤患者约 60% 有家族史，任何年龄段均可发病，多为双上肢对称起病，也可单侧上肢起病，后常向上发展累及头部，典型表现为手节律性外展内收样震颤和屈伸样震颤，多为姿势性或伴有动作性震颤，无肌张力增高、运动迟缓等表现，摄取酒精可减少震颤（表 3-1）。生理性震颤多发生于寒冷、焦虑、紧张、疲劳等情况下，服用抗焦虑药和镇静剂可缓解。意向性震颤于随意运动时出现，将要接近目标时震颤最为明显，主要见于小脑及其传出通路病变。

PD静止性震颤的病理机制尚不明确，由于静止性震颤对多巴胺替代疗法的反应性不如肌强直和运动迟缓，表明仅多巴胺缺乏并不能决定震颤的严重性，在一些研究中，震颤的严重程度与黑质纹状体功能障碍的水平无关，并越来越多的证据表明静止性震颤可能与非多巴胺能系统的退化有关，如缝核的5-羟色胺能神经元及蓝斑去甲肾上腺素能神经元功能障碍等。

表 3-1　PD 与原发性震颤的比较

鉴别点	PD	原发性震颤
家族史	大多没有	> 60%
起病年龄	中老年多见	所有年龄段均可
震颤类型	静止性、姿势性震颤	动作性、姿势性，静止性罕见
身体受累部分	手、腿、躯干	手、头、声带
病程	进展性	长期稳定，缓慢进展
运动迟缓、强直及姿势步态异常	有	无
对酒精反应	减少姿势性震颤	显著抑制
左旋多巴治疗效果	有效	无效
普萘洛尔治疗效果	有效	有效
扑米酮治疗效果	不明确	有效

（二）肌强直

肌强直为PD最重要的症状之一，早期始于肢体近端，多累及腕及踝关节，通常上肢重于下肢，主动肌和拮抗肌张力均增高，呈"铅管样强直"，如合并震颤呈"齿轮样强直"。随着病程进展，强直累及头面部、四肢躯干，可导致瞬目、咀嚼、吞咽及表情减少等表现，并可能出现头向前倾，躯干及下肢屈曲的异常姿势。

　　肌张力主要通过被动运动时的阻力大小来评估，检查者需掌握一定的检查技巧及手法，患者需要良好配合，充分放松肢体。临床上对肌张力增高的判定多以关节被动运动范围检查为基础，常见的分级方法见表3-2、表3-3。

表 3-2　被动运动范围判定法

级别	临床表现
轻度	在肌肉最短位置上开始关节的被动运动，在活动范围的后 1/4，即肌肉拉伸位置接近最长时出现抵抗和阻力
中度	方法同上，在活动范围中 1/2 处即出现抵抗和阻力
重度	方法同上，在活动范围中 1/4 处即出现抵抗和阻力

表 3-3　改良 Ashworth 分级法

级别	临床表现
0 级	无肌张力增高
Ⅰ 级	肌张力略微增加，受累部分被动屈伸时，在关节活动范围之末时呈现最小的阻力或出现突然卡住和释放
Ⅰ⁺ 级	肌张力轻度增加，在关节活动范围后 50% 范围内出现突然卡住，在关节活动范围的后 50% 均呈现最小的阻力
Ⅱ 级	肌张力较明显的增加，通过关节活动的大部分时，肌张力较明显地增加，但受累部分仍能较容易地被移动
Ⅲ 级	肌张力严重增加，被动活动困难
Ⅳ 级	僵直，受累部分被动活动时呈现僵直状态，不能活动

（三）运动迟缓

　　目前认为 PD 的运动迟缓及减少主要与初级运动皮质的神经生理学变化、锥体外系驱动障碍及下行运动激活障碍相关，与肌强直并无因果关系。运动迟缓表现为动作起动困难，自主运动变慢、减少，幅度变小，不能同时做多个动作，早期多为远端受累，严重者可影响穿衣、进食等日常生活，甚至出现运动不能。患者面部表情肌运动减少，呈"面具脸"；上肢及手部肌肉受累可出现"小写症"；口、舌、腭部肌肉运动障碍可出现流涎、言语减少、语音低沉单调等表现。

（四）姿势平衡障碍

姿势平衡障碍多于疾病中晚期出现，表现为行走时易跌倒，连带运动减少，步伐小而快，躯体前倾，重心偏前不能停止，呈特殊的"慌张步态"，并可伴有冻结步态。PD 中晚期，出现冻结步态的比例可达 80%，典型的冻结步态表现为起步、转身或通过狭窄通道时足部似粘在地面无法迈步，原地小碎步踏步，常需要进行多次努力尝试后才能暂时克服此种障碍而形成有效步伐，时间通常小于 1min。冻结步态的发生常导致 PD 患者跌倒，并严重影响自理能力。

对姿势平衡障碍患者进行评估常用的检查为后拉试验，检查者站在患者的背后，嘱患者做好准备后牵拉其双肩，患者往往需要后退 3 步以上或是需人搀扶才能直立，即为后拉试验阳性。此外，还可使用冻结步态量表（FOG-Q）及新冻结步态量表（NFOG-Q）对冻结步态的出现及严重程度进行评估。

二、非运动症状及体征

PD 患者除了上述四大运动主征外，还常伴有许多非运动症状。这些非运动症状可出现在疾病病程中的任何时期，尤其对于 PD 的早期诊断，具有重要的临床意义，逐渐引起广泛的重视。

（一）自主神经功能障碍

自主神经功能障碍是 PD 常见的非运动症状，涉及消化、心血管、泌尿生殖及体温调节等多个系统，临床上可用 PD 自主神经症状量表（SCOPA-AUT）进行系统评估。

1. 胃肠道功能障碍

PD 患者便秘的发生率可达 70% 以上，并可早于其运动症状出现达 20 多年之久。研究发现，在 PD 运动症状出现之前结肠活检即可查见 α-突触核蛋白沉积，提示肠道神经系统变性导致胃肠道的运动和分泌功能紊乱可能为 PD 便秘发生的主要原因之一，此外，便秘发生与疾病本身程度、年龄、纤维和水的摄入、缺乏运动以及抗 PD 药物等均有相关性。

此外，胃肠道功能障碍还包括体重下降、吞咽困难、胃排空障碍、小肠动力障碍、肠蠕动频率下降与排便困难等表现。

2. 心血管系统

PD 患者 ^{123}I–MIBG 闪烁扫描显像可见 MIBG 摄取减低，提示心脏交感神经节后纤维的去神经支配，此外，在 PD 患者心肌细胞中也发现有 α– 突触核蛋白沉积。因此，PD 患者可出现不同程度的心脏自主神经功能紊乱，如心率变异性降低、QT 间期延长等改变。

神经源性直立性低血压是 PD 患者最常见的一种心血管功能异常，表现为从卧位到立位 3min 后收缩压下降 ≥ 20mmHg 和（或）舒张压下降 ≥ 10mmHg，常见的症状为突然站起时出现乏力、头晕、视物模糊、恶心、呕吐，甚至晕厥等。其发生机制可能与心血管系统去交感神经支配相关，此外，年龄、病程、疾病严重程度及抗 PD 药物等也可能对其产生影响。卧位高血压是 PD 患者另一个常见的血压调节异常的表现，34%~46% 的 PD 患者存在明显的卧位高血压，其表现为卧位时血压超过 150/90mmHg，其机制可能与心脏迷走神经压力反射效应减弱有关。此外，非杓型血压及餐后低血压也可出现。

3. 泌尿生殖系统

泌尿系自主神经功能紊乱的表现分为两大类：刺激性症状及梗阻性症状。最常见的症状为尿频、尿急、尿失禁等刺激性症状，与膀胱逼尿肌兴奋性过高相关，可能由于脑干排尿中枢失抑制所致。少数 PD 患者也可出现膀胱排空障碍、排尿等待、尿流变细等梗阻性症状，与膀胱逼尿肌收缩功能障碍及盆底肌群放松延迟等因素相关。此外，患者还可出现性欲改变、勃起功能障碍、性交不适等症状。

4. 体温调节功能障碍

PD 患者下丘脑及交感神经节中存在 Lewy 小体沉积，可能导致下丘脑对外界温度变化的耐受性减低，出现畏寒、怕热等表现。中枢及周围自主神经受损可导致血管舒缩反射延迟，引起肢端皮肤发凉。此外，PD 患者异常排汗发病率可达 64%，表现为躯干及下肢出汗减少，而上部躯体、头面颈部出汗增多。

（二）感觉异常

1. 嗅觉减退

嗅觉障碍是 PD 早期最常见的症状之一，80%~90% 患者可出现，与嗅球和海马等部位的神经元变性有关，表现为嗅觉阈值增高，嗅觉辨别能力下降，嗅觉诱发电位潜伏期延长等。临床上常用的嗅觉评估方法包括宾夕法尼亚大学嗅觉鉴定试验（UPSIT）、气味鉴别试验（CC-SIT）和简易嗅觉鉴定试验（BSIT）等。研究发现，出现嗅觉障碍的患者发生 PD 的风险可增加 10 倍，结合相关的影像学检查，如多巴胺转运体显像扫描异常，在 4 年内可有 61% 的患者发展为 PD。因此，嗅觉评估对早期诊断 PD 具有十分重要的价值。

2. 疼痛

有 60%~85% 的 PD 患者在疾病的不同时期可出现不同程度的疼痛，常与运动受累的一侧有关，以骨骼肌疼痛最常见，还可表现为肌张力障碍性疼痛、根性疼痛及内脏痛等，其发生机制可能与感觉信号传入和加工的异常有关。此外，部分患者还可出现皮肤异常烧灼感，常累及躯干及肢体近端。

3. 视觉异常

PD 的病理改变可能影响视觉通路的多个环节，进而导致色觉异常、对比敏感性下降、视觉诱发电位潜伏期延长等改变。此外，PD 患者常有眼球凝视不稳的表现，也可主观上导致视物不清的感受。

（三）精神及认知障碍

1. 抑郁

抑郁的发生与黑质致密部、背侧脊核、蓝斑核、中缝核等部位的神经元缺损导致多种神经递质改变有关，如多巴胺、5- 羟色胺和去甲肾上腺素等，这提示抑郁可能是 PD 的前驱症状之一。研究发现，抑郁的发生可早于 PD 诊断10 年，患有抑郁症的患者发生 PD 的风险可增加 2.4 倍，15% 的 PD 患者在疾病诊断之前即患上抑郁症，且已确诊 PD 的患者中抑郁症的发病率也较高。临床常用的评价量表有汉密尔顿抑郁量表（HAMD）、老年抑郁量表（GDS-30）等。

2. 认知功能障碍

认知功能障碍是 PD 患者常见的症状之一，可早期出现，随患者病程发展，发生率逐渐增加，可表现为注意力、执行力、视空间能力、记忆力等损害，以执行力和视空间能力损害最为明显，执行力损害可表现为词语流畅性差，无法画钟表等；视空间能力障碍可出现无法描摹交叉五边形等表现。临床上可利用简易精神状态检查量表（MMSE）、蒙特利尔认知评估量表（MoCA）等工具对患者的认知功能进行评分。PD 患者认知功能障碍可从早期的轻度认知缺损发展到晚期的痴呆，PD 痴呆的发病率为 25%~30%，研究发现，生存时间超过 20 年的患者中痴呆的发生率可达 83%。

3. 其他

PD 患者还可出现不同程度的焦虑、淡漠等情感障碍，及幻觉、错觉、妄想等精神行为异常，可能与 PD 的神经变性损伤及药物副作用等因素相关。精神行为异常常与认知功能障碍伴发，如 PD 痴呆患者多伴有视幻觉和错觉。

（四）睡眠障碍

1. 快速眼动期睡眠行为障碍

快速眼动期睡眠行为障碍（REM sleep behavior disorder，RBD）是指在快速眼动睡眠期中出现的与梦境相关的异常行为，通常以暴力行为为主并可对床伴或自己造成伤害。临床上可采用快速眼动期睡眠行为障碍筛查问卷（RBDSQ）进行评估，多导睡眠描记法的特征性表现为快速眼动睡眠期肌电记录显示肌肉不能出现应有的松弛，如果在视频监控中发现存在同步的运动行为，即可诊断 RBD。研究发现，RBD 患者 5 年内发展为神经退行性疾病的风险为 18%~35%，10 年内的风险为 40%~75%，因此可作为神经退行性疾病发生的临床征兆。出现 RBD 至出现典型的 PD 运动症状之间的平均潜伏期可达 12~14 年，若 RBD 合并嗅觉减退和色觉减退则更容易发展为 PD。因此，RBD 对帕金森病的早期诊断具有重要的价值。此外，PD 伴有 RBD 的患者倾向于出现更严重的认知功能障碍、步态异常及自主神经功能障碍。

2. 日间过度嗜睡

老年人常见，日间过度嗜睡（excessive daytime sleepiness，EDS）表现为与环境不相适应的白日困倦，反复进入短暂睡眠状态，甚至在读书、看电视、谈话甚至就餐时都可出现打盹的表现，老年人多见。此外，还可表现为突然发作的、难以抗拒的过度嗜睡，并在毫无知觉的情况下进入睡眠状态，这种特殊的 EDS 又称为睡眠发作。临床上可采用爱泼沃斯嗜睡量表（ESS）、匹兹堡睡眠质量指数量表（PQSI）等进行评估。在 PD 患者中，EDS 的发生率为 15%~50%，可早于 PD 运动症状出现，随着病情的进展可逐渐加重。目前认为，EDS 的发生与褪黑素分泌的昼夜节律紊乱、夜间睡眠障碍、疾病本身的神经病变、情绪障碍及药物副作用等因素相关。

3.其他

PD 患者还可出现入睡困难、睡眠破碎、不宁腿综合征等睡眠障碍。

第二节　辅助检查

■ 一、影像学检查

（一）磁共振成像（MRI）

传统的 MRI 检查在 PD 诊断中的价值不大，随着 MRI 技术的不断发展，现在可更清晰地检测 PD 患者黑质、基底节、脑干、皮质等部位的异常改变，包括超高场的形态异常、铁过载、弥散性质的改变以及异常的解剖和功能连接等。

1.结构性影像及定量 MRI 技术

结构性图像可提供脑的形态学信息，如灰质厚度、密度、容积等。传统的 MRI 技术可区分壳核、尾状核、苍白球和丘脑等结构，新的技术如磁化传递成像（magnetization transfer，MT）、磁敏感加权成像（susceptibility-weighted imaging，SWI）和神经黑色素敏感性成像等可改善黑质和蓝斑等结构的可视程度，超高场 7 Tesla MRI 增强了空间分辨率，改善了对比度，使得相关结构可视化效果更佳。

多项研究发现，PD 患者黑质的容量变化各异，重复性较差，脑干及基底节的大体容量常无改变。伴有认知功能障碍的PD患者可有不同程度的皮质萎缩，海马及颞顶叶皮质的萎缩可预测认知下降。此外，PD 的其他非运动症状也与特定脑部神经网络的结构改变相关，如，PD 患者的抑郁与内侧颞叶、眶额皮质及丘脑内背侧的结构改变有关；视幻觉与边缘系统、旁边缘区和新皮质区的萎缩相关；嗅觉障碍与梨状皮质和杏仁核的灰质萎缩相关。

MT 技术利用 MT 脉冲增加黑质与临近白质的对比，提高其可视程度，并可反映脱髓鞘的程度及轴突密度等信息。PD 患者中可查见黑质和基底节的磁化传递比率下降。

SWI 技术反映脑内铁负荷的信息。SWI 显示正常的黑质小体位于黑质的后 1/3，轴位上表现为直线或逗号形的高信号，其前方、侧面和内侧被低信号影所围绕，形状类似于燕子尾巴的鲜明分叉，称为"燕尾征"。而 PD 患者黑质小体信号较低，可表现为燕尾征消失，且此征用于诊断 PD 的准确率可达 90%，其机制可能与黑质铁负荷增加相关。

神经黑色素敏感性成像显示 PD 患者蓝斑的信号强度减弱，提示含黑色素神经元的丧失，研究发现，其信号强度的下降与快速眼动期睡眠行为障碍相关。

2. 弥散成像

弥散张量成像（diffusion tensor imaging，DTI）分析水在脑组织内的弥散。脑组织中的水分子在不断地进行弥散运动，在具有固定排列顺序的组织结构如神经纤维束中，水分子更倾向于沿着神经纤维束走行的方向进行弥散，而很少沿着垂直方向弥散，这种具有方向依赖性的弥散即称为弥散的各向异性。DTI 可定量地评价脑组织的各向异性，反映水分子在脑组织内的弥散方向。研究发现，早期 PD 患者的黑质即可出现弥散方向的改变，各向异性分数下降。此外，高分辨弥散加权 MRI 对 PD 患者脑组织改变具有较高敏感性，对黑质不对称性提供证据。

3. 灌注成像

非侵入性回旋动脉质子标记技术（arterial spin labelled，ASL）用于评价脑灌注状态，可定量评价脑血流。研究发现，PD 患者皮质的灌注下降，基底节的灌注保留或下降，感觉运动区的灌注保留。

4. 磁共振波谱分析（MRS）

磁共振质谱分析（^{1}H-MRS）可检测脑内 N- 乙酰天冬氨酸含量，以提示神经元数目及健康状况；检测肌醇以反映渗透压或星形胶质细胞增生情况；检测含胆碱物质以反映脱髓鞘及细胞增殖情况；以及检测与脑病理改变有关的乳酸、谷胱甘肽、神经递质如谷氨酸 / 谷氨酰胺及 GABA 等的相关信息。研究发现，PD 患者壳核 N- 乙酰天冬氨酸、肌酸和肌醇浓度降低，采用左旋多巴药物治疗后 N- 乙酰天冬氨酸和肌酸浓度可明显升高。

磁共振磷谱分析（^{31}P-MRS）可检测脑内的能量代谢，PD 患者检查可发现中脑及纹状体 ATP 水平下降，提示其神经元线粒体功能异常。

5. 结构和功能性神经接连

白质纤维示踪技术基于 DTI 技术，对脑内纤维束进行特异性重建，检测指标包括纤维束的弥散、连接的数量和脑区间连接的可能性。研究发现，在 PD 患者中，黑质与同侧壳核、丘脑之间的连接性及基底节感觉运动环路的连接性均有所下降。

基于血氧水平依赖的功能磁共振可用于检测不同脑区的功能性连接。检查可发现 PD 患者在静息状态下，脑内网络的功能性交互出现异常，表现为皮质—纹状体感觉运动网络的偶联减少，纹状体和脑干的连接减少，联络皮质的功能性连接增加。此功能性连接的改变可受左旋多巴的调节。

功能性连接的改变因 PD 不同的症状而异，如，震颤患者中，黑质和初级感觉运动区的连接增加，内侧苍白球和壳核以及小脑丘脑网络之间的功能性连接增加；情感淡漠与眶额回、补充运动区和中额叶之间异常的功能性连接相关等。

（二）正电子发射断层成像术（PET）和单光子发射计算机断层成像术（SPECT）

PET 和 SPECT 脑功能显像可评估脑在静态和动态情况下的表现。静态研究可分析局部血流或代谢率，反映安静状态下局部突触及神经元活动情况，当存在神经元丢失或输入突触抑制时，局部脑血流及脑代谢率降低；此外还可研究脑内特殊神经递质的分布，如，黑质纹状体多巴胺系统。动态研究分析运动时局部脑血流或新陈代谢的变化，以反映相关脑区突触与神经元活动情况。

PD 的主要特征为中脑黑质投射到背侧纹状体的多巴胺能神经元大量的变性坏死，PET 和 SPECT 检查是检测和监测多巴胺缺乏的最佳方法。突触前功能显像显示多巴胺能神经末梢的密度，突触后功能显像显示多巴胺能通路功能情况。

目前评估突触前多巴胺功能应用最为广泛的配体为膜多巴胺转运蛋白（dopamine transporter，DAT），常用的检查有 ^{18}F–FP–CITPET、^{123}I–CITSPECT、^{123}I–FP–CIT SPECT 等；此外，^{18}F–dopa PET 检查可反映芳香族氨基酸脱羧酶的活性，间接反映多巴胺能神经元的活性及病情的严重程度；^{11}C–DTBZ PET 及 ^{18}F–DTBZ PET 检查可检测囊泡单胺转运体 2 型的表达，以评估神经末梢的密度；以上检查以囊泡单胺转运体 2 型显像最为稳定，较少受代偿机制影响。PD 典型的表现为示踪剂的摄取从尾侧至吻侧呈逐渐且不对称性地下降，以纹状体后部受累最严重，早期即可出现，随着病情进展，示踪剂的下降与运动功能的恶化相平行。上述检查可用于鉴别 PD 与原发性震颤、血管性帕金森综合征、阿尔茨海默病等疾病，但在与进行性核上性麻痹、多系统萎缩、皮层基底节变性及路易体痴呆的鉴别诊断方面，尚存在一定的局限性。

突触后多巴胺功能显像通常应用特殊的配体测量壳核和尾状核中 D2 受体结合位点的亲和力及数量，常见的检查有 ^{11}C-raclopride PET。有研究报道，在 PD 早期突触后膜 D2 受体可轻度上调，治疗后可降至正常或稍低于正常水平，而多系统萎缩、进行性核上性麻痹等早期即可累及突触后膜 D2 受体，故 D2 受体显像可用于未治疗的 PD 与多系统萎缩及进行性核上性麻痹的鉴别诊断。

PET 和 SPECT 可应用于筛查某些无 PD 运动症状的高危个体，以尽早发现、诊断并进行神经保护性干预，如，有明确家族史者、存在明确基因突变的无症状者、原发性嗅觉减退者、便秘、抑郁及快速眼动期睡眠行为障碍患者等。

临床研究中发现某些新诊断且未经治疗的 PD 患者，其 PET 或 SPECT 扫描无异常，这类患者统称为影像学扫描无多巴胺缺乏证据（scan without evidence of dopaminergic deficit，SWEDD）患者。通过纵向的长期随访发现，大多数 SWEDD 患者并非患有 PD，而是患有其他不存在突触前多巴胺能神经缺损的疾病，因此，正常的 PET 或 SPECT 扫描结果可用于 PD 的排除诊断。

（三）经颅多普勒超声

PD 患者经颅多普勒超声可显示黑质区强回声，可能与铁沉积增加有关，早期即可出现。多系统萎缩和进行性核上性麻痹少有黑质回声增强或回声强度较弱，因此，经颅多普勒超声可用于 PD 与多系统萎缩及进行性核上性麻痹的鉴别诊断。

（四）其他

心脏 ^{123}I-MIBG 显像显示 PD 患者存在心脏去交感神经支配的表现，且可早于 PD 运动症状出现，甚至在 PET 或 SPECT 检查发现多巴胺能异常之前即可出现，因此，对于 PD 的早期诊断具有重要的价值。此外，心脏 ^{123}I-MIBG 显像还可用于 PD 与多系统萎缩的鉴别诊断，多系统萎缩患者大多表现正常。

■ 二、病理学检查

PD 诊断金标准为尸检证明的黑质退行性变伴 Lewy 病理改变，包括 Lewy 小体及 Lewy 神经突，由 α- 突触核蛋白异常聚集导致。然而越来越多的研究证实，α- 突触核蛋白异常聚集不仅发生在黑质，也广泛出现在脑内其他区域、脊髓及周围神经系统，如迷走神经、交感神经节、心脏神经丛、肠道神经丛、唾液腺、肾上腺髓质、皮神经及坐骨神经等部位，尤其周围神经系统中 α- 突触核蛋白的异常聚集，有可能作为早期诊断 PD 的病理学标志物。

（一）消化道活检

研究发现，PD 患者胃、十二指肠、结肠的组织活检均发现 α- 突触核蛋白聚集，甚至在出现运动症状前 2~5 年行结肠免疫组化检查，即可发现黏膜下神经突有 α- 突触核蛋白沉积。但也有文献报道，在正常个体的结肠组织中也发现有 α- 突触核蛋白存在，结肠 α- 突触核蛋白沉积无法作为 PD 的诊断线索。因此，消化道组织活检可否作为早期诊断 PD 可靠的生物标记物，仍需要进一步研究。

（二）皮肤活检

研究发现，PD 患者的皮肤神经纤维中存在磷酸化的 α- 突触核蛋白，尤其在立毛神经、泌汗神经及血管舒缩神经纤维中大量分布，且往往在疾病早期即可出现，于颈部皮肤检出率较高，而进行性核上性麻痹、多系统萎缩患者皮肤活检免疫组化示 α- 突触核蛋白为阴性，以此有助于 PD 的鉴别诊断。因此，皮肤活检发现磷酸化的 α- 突触核蛋白有望作为 PD 早期诊断的标记物。组织活检免疫组化结果受固定的方法、免疫组化抗体的选择及考虑活检阳性或阴性的标准在各个研究中差别很大等影响，其结果可比性较差，故需要进一步在研究过程标准及确定诊断标记物的敏感性和特异性方面达成共识。

■ 三、生化检查

（一）脑脊液

目前研究发现的脑脊液内潜在的 PD 标记物包括：高香草酸（HVA）及二羟苯乙酸（DOPAC）、α- 突触核蛋白（α-Syn）寡聚体及总 α- 突触核蛋白（t-α-Syn）、β- 葡萄糖脑苷脂酶、$A\beta_{42}$、tau 蛋白等。

早期研究即发现，PD 患者脑脊液内 HVA 浓度较低，经左旋多巴治疗后可呈现剂量相关性地升高；DOPAC 水平也较正常降低，且在诊断的准确性上优于前者。

多项研究已经证实，PD 患者脑脊液 α-Syn 水平较低，且在疾病早期即可出现，敏感性良好，但特异性相对较差，而 α-Syn 寡聚体及寡聚体 / 总量比值明显高于正常，其诊断灵敏度达 90.60%、特异度达 89.30%，提示脑脊液 α-Syn 寡聚体及寡聚体 / 总量比值有可能成为早期诊断 PD 的理想标志物。

β- 葡萄糖脑苷脂酶缺陷及溶酶体障碍可直接导致 α-Syn 聚集，目前发现 PD 患者脑脊液中 β- 葡萄糖脑苷脂酶活性趋于降低。

此外，某些脑脊液标记物的改变对预测 PD 进展具有显著的意义。如，脑脊液 Aβ42 水平降低提示患者认知表现可能更差，更易出现痴呆；脑脊液磷酸化 tau 蛋白水平降低可预示姿势步态障碍快速进展的风险。

总之，目前对脑脊液潜在的 PD 标记物的研究尚缺少分析前（样本收集、处理、贮存）及分析中（执行分析、样本处理）的标准化方法，尚需要进一步提高检测过程标准及脑脊液分析的质量控制，并开展一系列检测脑脊液的大型、前瞻性、纵向队列研究。此外，结合脑脊液与影像学等其他标志物的应用，或许可增加诊断的准确性。

（二）血浆

PD 患者血浆磷酸化 α- 突触核蛋白含量升高。但由于外周组织，尤其是红细胞和血小板，也能够产生丰富的 α- 突触核蛋白，故其结果易受到干扰，因此，将外周血 α- 突触核蛋白的含量作为生物学标志物尚存在一定的争议。而神经元外泌体 α-syn 浓度与 MDS-UPDRS Ⅲ /（Ⅰ + Ⅱ + Ⅲ）得分、非运动症状问卷得分等相关，提示血浆神经元外泌体 α-syn 可以作为辅助 PD 早期诊断的生物标志物，也可以作为 PD 进展的预后标志物。

研究发现，尿酸与抗氧化应激反应相关，PD 患者血浆尿酸水平明显降低，且随疾病恶化可进一步下降，并可预示易发生认知功能障碍的风险，因此，血尿酸水平可能作为一个潜在的生物标志物来指示 PD 的风险和进展。

（三）唾液

研究发现，PD 患者唾液中 α- 突触核蛋白表达水平有所减少，颌下腺在 PD 早期即存在 Lewy 病理改变，因此唾液作为颌下腺主要的分泌物，可能可以提供 PD 早期诊断的线索。此外，还有文献报道 PD 患者唾液中人超氧化物歧化酶 -1（SOD-1）和 DJ-1 含量较对照组增高，这些唾液生物标志物的检测可能为早期诊断 PD 提供一定的帮助。

■ 四、基因检查

目前发现，SNCA、高亮氨酸重复激酶 2（LRRK2）、液泡分拣蛋白 35 同源基因（VPS35）、EIF4G1、DNAJC13、CHCHD2 和泛素羧基末端水解酶 L1（UCHL1）等基因参与常染色体显性遗传性 PD 的致病，而 parkin、PTEN 诱导的激酶 1（PINK1）、DJ-1 和 ATP13A2 等基因被认为与常染色体隐性遗传性 PD 的发病有关。这些已知的突变基因可作为重要的生物标志物，以便早期发现 PD 高危人群，尽早开始神经保护治疗。

第三节　临床评分与分期

■ 一、帕金森病评分量表

PD 相关的量化表种类繁多，涉及其症状的各个方面，临床评估及临床研究可根据不同的需要，选择不同的量表。以下介绍一些较为常用的评分方法，以供参考。

（一）帕金森病总体评定量表

统一 PD 评定量表（Unified Parkinson Disease Rating Scale，UPDRS）是国际上普遍采用的量化表，2008 年国际运动障碍协会对其进行了修订，制定了新版国际运动障碍协会 PD 综合评量表（MDS-UPDRS）。MDS-UPDRS 对日常生活非运动症状体验、日常生活运动症状体验、运动功能检查及治疗并发症四大部分进行评分，是评估病情的重要手段，症状越重，评分越高。具体 MDS-UPDRS 量表详见附表 3-1。

（二）运动症状相关量表

改良 Webster 量表评估内容包括 10 项运动症状指标，每项分为 4 级，评分 0~3 分，按 10 项总分判断病情严重程度，< 10 分为轻症患者，11~20 分为中度患者，> 21 分为重症患者。具体改良 Webster 量表详见附表 3-2。

（三）非运动症状相关量表

PD 非运动症状早期即可出现，直至疾病晚期，对 PD 的早期诊断及预后具有重要的临床意义，目前受到越来越多人的重视。常用的评价量表包括非运动症状评价量表（Non-Motor Symptom assessment scale，NMSS）和非运动症状问卷（Non-Motor Symptom Quest，NMSQ）。NMSS 多运用于临床型或试验型研究，NMSQ 用于 Kings-ISCIII 分级，其评估结果可指导患者的筛查和治疗。

1. 非运动症状评价量表（Non-Motor Symptom assessment scale，NMSS）

NMSS 根据最近一个月以来患者的自身情况进行评价，评估项目包括心血管并发症（包括跌倒）、睡眠 / 疲乏、情绪 / 认知、感知障碍 / 幻觉、注意力 / 记忆力、胃肠道症状、泌尿系统症状、性功能及其他九大方面，共 30 条，各条依据严重程度及频率评分，得分越高，非运动症状越重。通过 NMSS 可将非运动症状负担分为 0~4 级：0 级为 0 分；1 级为 1~20 分；2 级为 21~40 分；3 级为 41~70 分；4 级为 71 分。具体 NMSS 量表及计算方法详见附表 3-3。

2. 非运动症状问卷（Non-Motor Symptom Quest，NMSQ）

NMSQ 是评估 PD 非运动症状的自评量表，包含了 30 项常见的非运动症状，回答为"是"或者"否"。Kings-ISCIII 分级是医务人员基于 NMSQ 结果进行的评价，分为 0~4 级：0 级为无非运动症状 0/30（即 30 项回答均为"否"）；1 级为轻度（1~5）/30（即 30 项回答共有 1~5 项为"是"）；2 级为中度（6~12）/30；3 级为重度（13~20）/30；4 级为极重度（21~30）/30；分级越高，越需要积极的干预及治疗。具体 NMSQ 详见附表 3-4。

■ 二、修订 Hoehn-Yahr 分期

修订 Hoehn-Yahr 分期主要根据运动症状进行分期（表 3-4），1~2.5 级为早期，

3 级为中期，4~5 级为晚期。

表 3-4　修订 Hoehn-Yahr 分期

时期	临床表现
0 级	无症状
1 级	单侧轻度受累，不影响平衡
1.5 级	单侧受累，出现中轴性症状
2 级	双侧受累，无姿势障碍，不影响平衡
2.5 级	轻度双侧受累，但能从后拉试验中自行恢复平衡
3 级	轻中度双侧受累，姿势障碍，平衡受影响，保留独立生活能力
4 级	生活受限，但可自行行走或站立
5 级	不能自理，只能卧床或坐轮椅

■ 三、Braak 分期与临床表现

Braak 分期主要依据 PD 病理进展过程中 Lewy 病理改变在不同部位的出现进行分期。PD 的病理改变始于嗅球、迷走神经背核，向上发展，逐渐累及中缝核、蓝斑、巨细胞网状核，继之累及中脑，特别是黑质，后累及基底前脑、颞叶内侧，逐渐发展到新皮质。病理改变累及不同部位可出现相应的临床表现（表 3-5），依据发病进程将其分为 1~6 期。

1 期：病变累及周围神经系统（自主神经神经元），嗅觉系统（嗅球、前嗅核），延髓（舌咽、迷走运动神经背核）；

2 期：病变累及脑桥（蓝斑核、巨细胞网状核、后中缝核），脊髓灰质；

3 期：病变累及脑桥（桥脚核），中脑（黑质致密部），基底前脑（Meynert 基底核），边缘系统（中央杏仁核）；

4 期：病变累及边缘系统（副皮质、杏仁基底外侧核、终纹间质核、腹侧屏状核），丘脑（髓板内核群），颞叶皮质（颞叶前内侧中间皮质、海马 CA2 区）；

5~6 期：病变累及多个皮质区（岛叶皮质、初级皮质区、联合皮质区）。

表 3-5 病理分期与临床表现的联系

Braak 分期	临床分期	临床表现
1~2 期	运动前期	便秘、快速眼动期睡眠行为障碍、抑郁、嗅觉障碍、日间过度嗜睡等早期非运动症状
3~4 期	早期	典型的运动症状：静止性震颤、肌强直、运动迟缓、姿势平衡障碍；轻度认知缺损
5~6 期	中晚期	痴呆、精神行为异常

■ 四、国际运动障碍协会（MDS）分期

MDS 建议将 PD 分为 3 个阶段：

临床前期：神经变性已出现，但没有明显的症状或体征，可通过分子生物学和影像学生物标记物进行早期判断；

前驱期：症状和体征已出现，主要表现为早期的非运动症状，但不足以做出 PD 的诊断；

临床期：基于典型的 PD 运动症状作出 PD 的诊断。

PD 是常见的神经退行性疾病，目前尚无法治愈，但可通过药物干预疾病进程，因此，早期发现、早期诊断 PD，可为患者争取时间，早期开展个体化治疗，对改善生活质量及延长生命具有十分重要的意义。既往 PD 的诊断往往在其出现运动症状之后，即 PD 临床期阶段，但许多研究证实，当出现运动症状时，患者已存在中重度的多巴胺神经元丧失。因此，对于 PD 的早期诊断，越来越多关注在 PD 临床前期及前驱期阶段，尤其对 PD 非运动症状的识别，有助于疾病前驱期的诊断。然而，目前尚且没有成熟的单一的早期检测手段可用，联合应用多项评价指标可弥补了单一检测手段的不足，提高了诊断和鉴别诊断的正确率。

目前常见的前驱期评价指标包括：非运动症状评价量表、宾夕法尼亚大学嗅觉鉴定试验、汉密尔顿抑郁量表、快速眼动期睡眠行为障碍筛查问卷及多导睡眠描记法、Scopa-AUT 胃肠道评分、经颅黑质超声成像等，用于评价嗅觉减退、抑郁、RBD、便秘等非运动症状，并寻求早期的影像学证据支持。

第四节 诊断标准

一、国际运动障碍学会（MDS）帕金森病临床诊断标准（2015版）

（一）帕金森综合征的诊断

首先需明确帕金森综合征诊断，基于3个核心运动症状，即必备运动迟缓和至少存在静止性震颤或肌强直2项症状的1项。对所有核心主征的检查必须按照新版国际运动障碍协会帕金森病综合评量表（MDS- UPDRS）中所描述的方法进行。

1. 运动迟缓

运动缓慢和在持续运动中运动幅度或速度的下降，或者逐渐出现迟疑、犹豫或暂停。该项可通过MDS-UPDRS中手指拍打（3.4）、手掌运动（3.5）、前臂回旋运动（3.6）、脚趾拍地运动（3.7）和两脚灵敏度测试（3.8）来评定。肢体运动迟缓是确立帕金森综合征诊断所必需的。

2. 肌强直

当患者处于放松状态时，四肢及颈部主要关节的被动运动缓慢，呈"铅管样"肌张力增高。

3. 静止性震颤

肢体处于完全静止状态时出现4~6Hz震颤，运动起始后被抑制，可以MDS-UPDRS中静止型震颤幅度（3.17）和静止型震颤持续性（3.18）为标准判断。单独的运动性和姿势性震颤不满足帕金森综合征的诊断标准。

（二）帕金森病的诊断

明确诊断为帕金森综合征后，按照以下标准进行诊断。

1. 临床确诊的帕金森病

（1）不存在绝对排除标准。

（2）至少存在2条支持标准。

（3）没有警示征象。

2.临床很可能的帕金森病

（1）不存在绝对排除标准。

（2）如果出现警示征象需要通过支持标准来抵消：如果出现1条警示征象，必需至少1条支持标准抵消；如果出现2条警示征象，必需至少2条支持标准抵消；如出现2条以上警示征象，则诊断不成立。

（三）支持标准、绝对排除标准及警示征象

1.支持标准

（1）多巴胺能药物治疗效果明确且显著。在初始治疗期间，患者的功能可恢复正常或接近正常水平。在没有明确记录的情况下，初始治疗的显著应答可定义为以下两种情况：①药物剂量增加时症状显著改善，减少时症状显著加重，可通过客观评分（治疗后UPDRS-III评分改善超过30%）或主观描述（可靠的患者或看护者提供的明确证实存在的显著改变）来评定。②存在明确且显著的"开"/"关"期波动，并在某种程度上包括可预测的剂末现象。

（2）出现左旋多巴诱导的异动症。

（3）临床体格检查记录的单个肢体的静止性震颤（既往或本次检查）。

（4）存在嗅觉丧失，或心脏MIBG闪烁显像法显示存在心脏去交感神经支配。

2.绝对排除标准

如有明确其他原因（如外伤等）引起的以下症状，不归于绝对排除标准。

（1）明确的小脑异常体征，比如小脑性步态、肢体共济失调、小脑性眼动异常（持续凝视诱发的眼震、巨大方波跳动、超节律扫视）。

（2）向下的垂直性核上性凝视麻痹，或者选择性的向下的垂直性扫视减慢。

（3）发病后5年内被诊断为高度怀疑的行为变异型额颞叶痴呆或原发性进行性失语。

（4）发病3年后仍局限于下肢的帕金森综合征的表现。

（5）采用多巴胺受体阻滞剂或多巴胺耗竭剂治疗，其剂量和时程与药物性帕金森综合征一致。

（6）尽管病情为中等严重程度（MDS-UPDRS 评定强直或身体动作迟缓的计分＞2 分），但对高剂量（≥600mg/d）左旋多巴治疗缺乏显著的治疗应答。

（7）明确的皮质复合感觉丧失（如在主要感觉器官完整的情况下出现皮肤书写觉和实体辨别觉损害），以及明确的肢体观念运动性失用或进行性失语。

（8）功能神经影像学检查示突触前多巴胺能系统功能正常。

（9）存在明确的可导致帕金森综合征或疑似与患者症状相关的其他疾病，或者基于全面诊断评估，由专业医师判断其可能为其他综合征，而非 PD。

3. 警示征象

（1）发病后 5 年内出现快速进展的步态障碍，以至于需要经常使用轮椅。

（2）发病后 5 年或 5 年以上，运动症状或体征完全没有进展，除非这种稳定是与治疗相关的。

（3）发病后 5 年内出现球麻痹症状，表现为严重的发音困难、构音障碍或吞咽困难（需进食较软的食物，或通过鼻胃管、胃造瘘进食）。

（4）吸气性呼吸功能障碍，即在白天或夜间出现吸气性喘鸣或者频繁的吸气性叹息。

（5）发病后 5 年内出现严重的自主神经功能障碍，包括：①体位性低血压，即在站起后 3min 内，收缩压下降至少 30mmHg 或舒张压下降至少 15mmHg，且不存在脱水、药物或其他可能解释自主神经功能障碍的疾病。②发病 5 年内出现严重的尿潴留或尿失禁（不包括女性长期存在的低容量压力性尿失禁），且不是简单的功能性尿失禁（如不能及时如厕）。对于男性患者，尿潴留不是由于前列腺疾病引起的，且伴发勃起障碍。

（6）发病后 3 年内由于平衡障碍导致反复跌倒（＞1 次/年）。

（7）发病后 10 年内出现不成比例的颈部前倾或手足挛缩。

（8）发病后 5 年内不出现任何一种常见的非运动症状，包括睡眠障碍（睡眠维持性失眠、日间过度嗜睡、快速眼动期睡眠行为障碍）、自主神经功能障碍（便秘、日间尿急、症状性体位性低血压）、嗅觉减退、精神障碍（抑郁、焦虑、幻觉）。

（9）其他原因不能解释的锥体束征。

（10）起病或病程中表现为双侧对称性的帕金森综合征表现，没有任何侧别优势，且客观体格检查未观察到明显的侧别性。

■ 二、中国帕金森病诊断标准（2016 版）

为了更好地规范我国临床医师对 PD 的诊断和鉴别诊断，结合我国的实际，中华医学会神经病学分会帕金森运动障碍病学组联合中国医师协会神经内科医师分会帕金森病及运动障碍专业委员会结合 2015 年版国际运动障碍学会（MDS）帕金森病临床诊断标准（简称 2015 MDS 标准）发布 2016 年版中国帕金森病诊断标准（简称 2016 中国标准）。2016 中国标准与 2015 MDS 标准基本一致，结合我国情况，在 2015 MDS 标准上做出如下修订：

（1）支持标准中，2015 MDS 标准采用的是"嗅觉丧失"，2016 中国标准为"嗅觉减退或丧失"。

（2）2015 MDS 标准作为支持标准的辅助检查为"心脏 MIBG 闪烁显像法显示存在心脏去交感神经支配"，结合我国情况，增加"头颅超声显示黑质异常高回声（> 20mm^2）"。

（3）警示征象对"吸气性呼吸功能障碍"限定了时间为"发病后 5 年内"。

（4）警示征象中"体位性低血压"定义由 2015 MDS 标准"在站起后 3min 内，收缩压下降至少 30mmHg 或舒张压下降至少 15mmHg"改为"在站起后 3min 内，收缩压下降至少 30mmHg 或舒张压下降至少 20mmHg"。

■ 三、MDS 帕金森病前驱期诊断标准（研究用，2015 版）

PD 前驱期的诊断依赖于一系列的标志物，包括运动或非运动症状、体征或生化标志物，分为风险标志物和前驱期标志物两大类。由于目前没有方法可 100% 地识别 PD 前驱期，所以此诊断标准建立在一定概率的基础上，设定概率为 80%，即处于 PD 前驱期的概率 ≥ 80% 即符合诊断标准。（注：此诊断标准的制订主要用于研究，且需持续更新）

（一）先验概率

先验概率为 PD 前驱期的预估年龄调整患病率，假设 PD 前驱期的病程为 10 年，各个年龄阶段的前驱期患病率参考 PD 临床期的患病率、发病率、累积发病风险以及一些前瞻性研究结果计算，以 5 年为一个时间间隔，估计先验概率。详见表 3-6。

表 3-6　先验概率和 PD 前驱期要求的最小总似然比

年龄（岁）	先验概率（%）	PD 前驱期要求的最小总似然比
50~54	0.4	1000
55~59	0.75	515
60~64	1.25	300
65~69	2.0	180
70~74	2.5	15
75~79	3.5	110
≥ 80	4.0	95

（二）似然比

似然比（LRs）是用来描述一个诊断试验的指标。阳性似然比（$LR^+ > 1$）说明阳性的试验结果能增加疾病概率的程度，阴性似然比（$LR^- < 1$）说明阴性试验结果能降低疾病概率的程度。在此诊断标准中，入选的所有标志物都有相应的似然比，均是通过 2 个以上的前瞻性研究或者 meta 分析提供一致的证据而得到的。详见表 3-7。

表 3-7　风险标志物和前驱期标志物的似然比

标志物	LR^+	LR^-
风险标志物		
男性	1.2（男）	0.8（女）
规律的或非常频繁（> 100 次）的杀虫剂暴露史	1.5	N/A
溶剂职业暴露史	1.5	N/A
不食用咖啡因	1.35	0.88
吸烟状况		
当前吸烟者	N/A	0.45

续表

标志物	LR+	LR-
从不吸烟者	1.25	N/A
过去吸烟者（最少一包年）	N/A	0.80
遗传因素		
兄弟姐妹中 PD 发病＜ 50 岁	7.5	N/A
任何其他一级亲属患有 PD（父母、兄弟姐妹发病＞ 50 岁）	2.5	N/A
已知基因变异	见附表 3-5	N/A
经颅超声示黑质异常高回声	4.7	0.45
前驱期标志物		
临床非运动标志物		
RBD		
多导睡眠图确诊的 RBD	130	0.62
RBD 筛选问卷阳性且特异性 80%~99%	2.3	0.76
嗅觉障碍	4.0	0.43
便秘（治疗＞ 1 次 / 周或排便≤ 1 次 /2 天）	2.2	0.80
过度日间嗜睡	2.2	0.88
症状性低血压	2.1	0.90
严重勃起功能障碍	2.0	0.90
排尿功能障碍（不包括女性病程＞ 10 年的压力性尿失禁）	1.9	0.90
抑郁伴 / 不伴有焦虑	1.8	0.85
临床运动标志物 *		
可能的阈下帕金森综合征（除动作性震颤 1987 版 UPDRS- Ⅲ＞ 3 分或除姿势性及动作性震颤 MDS-UPDRS- Ⅲ＞ 6 分）	10	0.70

续表

标志物	LR$^+$	LR$^-$
异常的定量运动检测（运动试验特异性≥80%，单个试验小于年龄校正正常值至少1个标准差或多个实验中小于阈值≥50%者）	3.5	0.60
神经影像学/生物标志物		
多巴胺能PET/SPECT明显异常（如<65%正常值，或低于平均值至少2个标准差）	40	0.65

注：N/A：不适用，不需计算在内；*：临床运动标志物如两项异常均存在，取较高LR$^+$，如果两项异常均不存在，取较低LR$^-$，如两项指标存在矛盾，需分别取各自LR$^+$及LR$^-$纳入计算。

（三）计算方法

结合似然比和先验概率估计 PD 前驱期的可能性。此诊断标准设定概率为80%，因此假设验后概率（PD 前驱期的概率）为80%，对于某个年龄阶段的人群而言，其先验概率（即患病率）是已预估的，即可通过计算得到要达到诊断标准的最小总似然比，详见表3-6。对某个患者而言，通过问诊查体及辅助检查得到了所有的相关信息，即所有似然比，包括阳性和阴性似然比，相乘得到总似然比，参照表3-6中相应年龄层 PD 前驱期要求的最小总似然比，大于该最小总似然比即符合 PD 前驱期的诊断标准；另也可将总似然比与先验概率相结合计算个体的验后概率，也就是 PD 前驱期的概率，≥80% 即符合诊断标准。

■ 四、帕金森病前驱期诊断研究标准中国专家共识（2019版）

我国人群 PD 相关基因的构成和危险程度与欧美人群存在较大差异，环境因素的暴露和生活习惯与欧美人群不同，故中华医学会神经病学分会帕金森病及运动障碍学组及中国医师协会神经内科医师分会帕金森病及运动障碍病专业委员会结合中国人相关研究数据制定适合中国人的 PD 前驱期诊断研究标准。

（一）先验概率

同 2015 年版 MDS 帕金森病前驱期诊断标准。

（二）似然比

见表 3-8。

表 3-8　中国风险标志物和前驱期标志物的似然比

标志物	LR$^+$	LR$^-$
风险标志物		
男性	1.13（男）	0.87（女）
规律的或非常频繁（＞100 次）的杀虫剂暴露史	1.93	1
溶剂职业暴露史	1.5	1
饮茶：每天饮茶量大于等于一杯	0.55	1.46
酒精：每周饮酒量≥1 次为饮酒习惯阳性	0.76	1.06
吸烟：连续或累积吸烟 6 个月或以上者为吸烟习惯阳性	0.65	1.11
脑外伤：脑外伤后出现意识丧失为脑外伤史阳性	3.63	1
奶制品：每天食用 1 杯及以上牛奶为奶制品使用阳性	1.61	0.80
经颅超声示黑质异常高回声	4.7	0.45
遗传因素		
阳性家族史	3.90	1
已知基因变异	见附表 3-6	
前驱期标志物		
临床非运动标志物		
RBD		
多导睡眠图确诊的 RBD	130	0.62
RBD 筛选问卷阳性且特异性 80%~99%	2.3	0.76

续表

标志物	LR⁺	LR⁻
日间嗜睡	2.2	0.88
嗅觉障碍	4.0	0.43
抑郁	1.8	0.85
便秘（治疗＞1次/周或排便＜1次/2天）	2.2	0.80
直立性低血压：卧立位血压检测收缩压下降＞20mmHg或舒张压＞10mmHg	2.1	0.90
严重勃起功能障碍	2.0	0.90
排尿功能障碍（不包括女性病程＞10年的压力性尿失禁）	1.9	0.90
临床运动标志物 *		
可能的阈下帕金森综合征（除动作性震颤1987版UPDRS-Ⅲ＞3分或除姿势性及动作性震颤MDS-UPDRS-Ⅲ＞6分）	10	0.70
异常的定量运动检测（运动试验特异性≥80%，单个试验小于年龄校正正常值至少1个标准差或多个实验中小于阈值≥50%者）	3.5	0.60
神经影像学/生物标志物		
多巴胺能PET/SPECT明显异常（如＜65%正常值，或低于平均值至少2个标准差）	40	0.65

*：当患者同时具备上述两种检测结果，UPDRS Ⅲ量表、定量检测均为阳性时，LR⁺为10；UPDRS Ⅲ量表、定量检测均为阴性时，LR⁻为0.6；如 UPDRS Ⅲ量表阳性，定量检测阴性，LR 经过计算后为6；同理如 UPDRS Ⅲ量表阴性，定量检测阳性，LR 为2.45。

（三）计算方法

同2015年版 MDS 帕金森病前驱期诊断标准。

第五节 鉴别诊断

■ 一、继发性帕金森综合征

帕金森综合征往往有明确的病因可寻，如感染、药物、中毒、动脉硬化、外伤等。

（一）血管性帕金森综合征

患者多有高血压、动脉硬化及卒中病史，多无静止性震颤，上肢肌强直以屈肌为重，下肢以伸肌为重，可伴有假性球麻痹、腱反射亢进、锥体束征等，CT和MRI常显示基底节区及半卵圆中心区多发性腔隙性脑梗死，左旋多巴治疗效果欠佳。

（二）药物性帕金森综合征

长期服用神经安定药（吩噻嗪类及丁酰苯类）、氟桂利嗪、利血平、α-甲基多巴、碳酸锂等具有多巴胺阻滞作用的药物可诱发可逆性帕金森综合征，主要临床表现为肌强直，症状多呈两侧对称性，震颤较轻。

（三）脑炎后帕金森综合征

患者有中枢神经系统感染病史，以肌强直表现为主，可有局限性震颤，可合并偏瘫、眼肌麻痹、瞳孔反射异常等中枢神经功能缺损，左旋多巴治疗效果欠佳。

（四）其他

中毒性帕金森综合征常在一氧化碳、二硫化碳、甲醛、MPTP、水银及杀虫剂等中毒后出现。外伤后帕金森综合征患者有明确的头部受伤的病史。

■ 二、帕金森叠加综合征

（一）多系统萎缩

1. 纹状体黑质变性（Striatonigral degeneration，SND）

起病隐匿，病程进展较快，主要累及双侧壳核、黑质、蓝斑和苍白球，以壳核为主，表现为运动迟缓及肌强直，震颤不明显，早期即可出现排尿障碍、尿失禁、直立性低血压、性功能障碍等自主神经功能障碍表现，可伴有腱反射亢进、锥体束征及小脑性语言、共济失调等小脑受损体征。MRI 可见双侧壳核萎缩，^{18}F-dopaPET 可见豆状核及尾状核放射性核素摄取减少。对左旋多巴治疗反应差。

2. 橄榄脑桥小脑萎缩（Olivopontocerebellar atrophy，OPCA）

成年后发病，病变累及脑桥、双侧下橄榄核及与下橄榄纤维相联系的小脑，多以小脑性共济失调为首发症状，表现为步态蹒跚，四肢活动不灵活，肌张力降低，意向性震颤及构音障碍等，可伴有尿失禁等括约肌功能障碍，晚期可出现帕金森运动症状，主要表现为肌强直和运动迟缓，并可因球麻痹导致吞咽困难。MRI 显示小脑和橄榄体萎缩，环池及第四脑室扩大。

3.Shy-Drager 综合征

患者除震颤、肌强直表现外，自主神经症状突出，表现为直立性低血压、无汗、性功能障碍和排尿障碍等，可伴发眼球震颤、平衡障碍、共济失调的小脑症状，部分患者可出现腱反射亢进、锥体束征阳性的表现。MRI 可见双侧壳核对称性的短 T_2 信号。左旋多巴治疗无效甚至可加重症状。

（二）进行性核上性麻痹

帕金森样表现以颈、躯干强直为主，头向后仰，腹部前凸，早期常出现跌倒现象，震颤不明显。特征性表现为失去对眼球运动的自主控制，垂直凝视不能。临床体征对称性出现，可伴有痴呆、球麻痹、锥体束征、构音障碍等。MRI 检查可见中脑吻侧的萎缩和中脑上缘平坦或凹陷所致的"蜂鸟征"，小脑上脚萎缩，四叠体变薄，中脑水管周围可有小的异常信号。

（三）路易体痴呆

路易体病的病理学特征为大脑皮质下神经核团内弥漫性分布路易体，一般见于脑干、黑质及蓝斑。临床表现以痴呆和幻觉为重，痴呆症状出现早且进展迅速，伴不同程度的注意力和觉醒状态改变，可有反复发作内容具体形象的视幻觉，锥体外系运动障碍以肌强直为常见。左旋多巴治疗反应差。

（四）皮质基底节变性

临床表现为皮质和基底节功能障碍，出现显著不对称的强直、运动减少、震颤和姿势障碍，可伴有皮质性感觉缺失、异己肢体现象、失用、失语、局部反射性肌阵挛、腱反射亢进、锥体束征阳性及痴呆等。病理表现为额顶叶局限性萎缩、气球样皮质细胞肥大、黑质色素脱失、广泛的神经元丧失和特征性 tau 阳性病灶。MRI 可显示额顶叶萎缩，PET 显示基底节和额顶叶代谢减退。左旋多巴药物治疗多无效。

■ 三、其他

（一）肝豆状核变性

肝豆状核变性为常染色体隐形遗传的铜代谢障碍疾病，多于青年期发病，以神经精神症状为首发症状，突出表现为震颤和强直，震颤可表现为意向性或静止性，以上肢扑翼样震颤最常见，可伴有小脑性共济失调、腱反射亢进、锥体束征阳性、假性球麻痹及吞咽困难等，还可出现幻觉、情感障碍、注意力下降、认知功能障碍、痴呆等表现。此外，患者往往有肝脏损害表现，眼角膜可出现典型的 Kayser-Fleischer 环。生化检查提示铜代谢指标异常，血清铜蓝蛋白显著降低（低于 200mg/L），铜氧化酶活性降低，尿铜排出显著增加，血清总铜量降低；肝脏穿刺示肝铜量明显增高，为正常的 5 倍以上。

（二）抑郁症

抑郁症患者可出现表情匮乏、言语单调、随意运动减少等表现，可被误诊为 PD。单纯抑郁症患者肌张力正常，无震颤，抗抑郁药物治疗有效。

（三）阿尔茨海默病

晚期阿尔茨海默病患者除了痴呆表现外，还可出现锥体外系症状，如少动、强直等表现。而 PD 患者早期可出现轻度认知障碍，后期可伴有痴呆。两者不易鉴别，需结合相关辅助检查，并通过随访进行鉴别。

（四）正常颅内压脑积水

正常颅内压脑积水可导致步态异常、尿失禁和痴呆，通过 CT 或 MRI 检查可发现脑积水的显著改变，易于鉴别。

附表 3-1
新版国际运动障碍协会帕金森病综合评量表（MDS-UPDRS）

一、日常生活非运动症状体验（过去一周内的情况）

A. 复杂的行为（由评定者填写）

1.1 认知功能受损

0= 正常：没有认知功能受损

1= 轻微：患者或照料者察觉有受损，但并不对患者正常进行日常生活及社交的能力构成具体干扰

2= 轻度：临床上有明显的认知功能障碍，但仅对患者正常进行日常生活及社交的能力造成轻度干扰

3= 中度：认知功能受损，会干扰但并不妨碍患者进行日常生活及社交的能力

4= 重度：认知功能障碍造成患者无法进行日常生活及社交

1.2 幻觉和精神症状

0= 正常：没有幻觉或是精神症状

1= 轻微：错觉或幻影，但患者了解此状况，并未失去自我察觉能力

2= 轻度：与环境刺激无关而形成的具体幻觉，但患者没有失去自我察觉能力

3= 中度：有具体的幻觉并丧失自我察觉能力

4= 重度：患者有妄想或被迫害妄想症

1.3 抑郁情绪

0= 正常：没有忧郁的心情

1= 轻微：偶发性沮丧，每次发生时间并未持续超过1天，且不会干扰患者日常生活及社交活动

2= 轻度：忧郁并持续数天，但不会干扰患者日常生活及社交活动

3= 中度：忧郁会干扰但并不会造成患者停止日常生活及社交活动

4= 重度：忧郁并使患者停止日常生活及社交活动

1.4 焦虑情绪

0= 正常：没有焦虑的感觉

1= 轻微：有焦虑的感觉，但每次持续时间不超过 1 天，并未对患者进行日常生活及社交的能力构成干扰

2= 轻度：焦虑感每次持续超过 1 天，但仍然不会对患者进行日常生活及社交的能力构成干扰

3= 中度：焦虑会干扰但并不妨碍患者进行日常生活及社交的能力

4= 重度：焦虑感造成患者无法进行日常生活及社交

1.5 淡漠

0= 正常：没有冷漠感

1= 轻微：患者或照料者察觉有冷漠感，但不会干扰日常生活和社交

2= 轻度：冷漠感会干扰独处和社交

3= 中度：冷漠感会干扰大部分活动和社交

4= 重度：被动且孤僻，完全失去积极性

1.6 多巴胺失调的特征

如：异常或过度的赌博，异常或过度的性欲或性趣，其他反复性的行为，或是非身体需求因素而服用额外的药物（如上瘾的行为）等，并确认这些异常活动或行为对于患者个人生活、家庭和社会关系上的影响。

0= 正常：没有这类问题

1= 轻微：有这类问题存在，但通常不会造成患者或是家庭或照料者任何困扰

2= 轻度：有这类问题存在，且通常会造成患者个人和家庭生活一些困扰

3= 中度：有这类问题存在，且通常会造成患者个人和家庭生活很大的困扰

4= 重度：有这类问题存在，且会妨碍患者进行日常生活及社交活动，使患者难以维持以往个人和家庭的生活

B. 患者问卷调查（由患者和 / 或照料者填写）

1.7 睡眠问题

0= 正常：没有睡眠问题

1= 轻微：有睡眠问题，但通常不会造成整夜入眠上的困难

2= 轻度：有睡眠问题，通常会造成整夜入眠上一些困难

3= 中度：有睡眠问题，会造成整夜睡眠上很大的困难，但一半以上的时间通常仍可入睡

4= 重度：我整夜大部分的时间无法入睡

1.8 白天嗜睡

0= 无：没有白天嗜睡情形

1= 轻微：会有白天嗜睡的情形发生，但可以忍住并保持清醒

2= 轻度：当自己一人或放松的时候，有时候会睡着，例如：阅读或看电视时

3= 中度：当不该睡着时，有时候会睡着，例如：吃东西或与别人交谈时

4= 重度：当不该睡着时，经常会睡着，例如吃东西或与别人交谈时

1.9 疼痛和其他感觉

0= 正常：没有不舒服的感觉

1= 轻微：有这些感觉，但仍可以毫无困难地做事并与人相处

2= 轻度：做事或是与人相处时，这些感觉会造成一些困扰

3= 中度：这些感觉会造成很大的困扰，但不影响工作或与人相处

4= 重度：这些感觉影响工作或与人相处

1.10 排尿问题

0= 无：没有控制排尿的问题

1= 轻微：需要经常解尿或是频尿，但不会造成日常活动困难

2= 轻度：排尿问题造成日常活动上有些困难，但不会漏尿

3= 中度：排尿问题造成日常活动很大的困难，且会漏尿

4= 重度：无法控制排尿，必须使用尿布、看护垫或是放置导尿管

1.11 便秘问题

0= 正常：没有便秘问题

1= 轻微：有便秘问题，需要额外的努力让肠胃蠕动，但并不会干扰个人活动或让人感到不适

2= 轻度：便秘会造成做事时的一些困扰或让人感到不适

3= 中度：便秘会造成做事时很大的困扰或让人感到不适，但不会让人无法做事

4= 重度：经常需要别人给予外在协助，才能顺利排便

1.12 站起时头晕

0= 正常：无晕眩或头昏眼花

1= 轻微：有过晕眩或头昏眼花，但不会造成做事困难

2= 轻度：晕眩或头昏眼花，需要扶着东西，但不需坐着或是躺回去

3= 中度：晕眩或头昏眼花，需要坐下或是躺下，避免昏倒或跌倒

4= 重度：晕眩或头昏眼花导致昏倒或跌倒

1.13 疲劳感

0= 正常：没有疲倦感

1= 轻微：有疲倦感，但这不会造成做事及与人相处困难

2= 轻度：疲倦会造成做事及与人相处上有些困难

3= 中度：疲倦会造成做事及与人相处上很大的困难，但不会让人无法做任何事情

4= 重度：疲倦会让人无法做事或与人相处

二、日常生活运动症状体验

（过去一周内的情况；由患者和 / 或照料者填写）

2.1 言语

0= 正常：没有问题

1= 轻微：说话轻声、含糊不清或不顺畅，但不需要重复述说

2= 轻度：偶尔需要重复述说一遍，但不是每天都这样

3= 中度：因说话不够清楚，需要重复述说，但可让人明白大意

4= 重度：语言能力大部分时间或几乎完全无法被了解

2.2 唾液分泌与流口水

0= 正常：没有问题

1= 轻微：有过多的唾液在口中，但不会流口水

2= 轻度：睡觉时会流一些口水，但清醒时并不会

3= 中度：清醒时会流一些口水，但通常不需要面纸或手帕擦拭

4= 重度：会流很多口水，一直需要面纸或手帕擦拭，避免沾湿衣服

2.3 咀嚼与吞咽

0= 正常：没有问题

1= 轻微：咀嚼变慢或吞咽须特别费力，但不会呛到或须准备特殊饮食

2= 轻度：因有咀嚼或吞咽问题，需要将药丸切碎或准备特殊饮食，但过去一周内没有呛到情形发生

3= 中度：过去一周内，至少呛到一次

4= 重度：因为咀嚼与吞咽困难，需插喂食管

2.4 进食能力

0= 正常：没有问题

1= 轻微：进食缓慢，但不需要帮忙，且进餐时不会使食物掉落出来

2= 轻度：进餐缓慢，偶尔会使食物掉（散落）出来；有时需要别人的帮助，例如夹菜

3= 中度：进餐时需要别人更多的帮助，但有些事可以独自做

4= 重度：进餐时大部分或所有的需要别人的帮助

2.5 穿衣

0= 正常：没有问题

1= 轻微：动作缓慢，但不需要帮忙

2= 轻度：动作缓慢，有时需要别人的帮助，例如扣扣子、戴手镯

3= 中度：穿衣时需要别人很多的帮助

4= 重度：穿衣时大部分或完全地需要别人的帮助

2.6 卫生清洁

0= 正常：没有问题

1= 轻微：有点缓慢，但不需要帮忙

2= 轻度：在一些卫生清洁方面需要别人的帮助

3= 中度：很多卫生清洁方面需要别人的帮助

4= 重度：所有卫生清洁大部分或所有的需要别人的帮助

2.7 写字

0= 正常：没有问题

1= 轻微：写字有点缓慢、笨拙、不工整，但可以辨认所有字体

2= 轻度：某些字不清楚且难以辨认

3= 中度：许多字不清楚且难以辨认

4= 重度：大部分或所有的字体无法辨认

2.8 嗜好和其他活动

0= 正常：没有问题

1= 轻微：动作有点缓慢，但能轻易地从事活动

2= 轻度：从事活动时感到一些困难

3= 中度：从事活动时感到很大的困难，但大部分活动都还可以去做

4= 重度：无法去从事大部分或所有的活动

2.9 翻身

0= 正常：没有问题

1= 轻微：感到在床上翻身有点困难，但不需要帮忙

2= 轻度：感到在床上翻身困难，且偶尔需要别人的帮助

3= 中度：常常需要别人的帮助

4= 重度：如果没有别人的帮助，完全没办法翻身

2.10 震颤

0= 正常：没有震颤

1= 轻微：有抖动或震颤，但不影响日常活动

2= 轻度：有抖动或震颤，且影响部分日常活动

3= 中度：有抖动或震颤，且影响许多日常活动

4= 重度：有抖动或震颤，且影响大多数或所有的日常活动

2.11 起床、离开车或从较低的椅子起身

0= 正常：没有问题

1= 轻微：动作有点缓慢或笨拙，但通常一次就可以完成

2= 轻度：需要尝试多次即可以完成

3= 中度：有时需要别人的帮助，但多数可自己完成

4= 重度：大部分或完全地需要别人的帮助

2.12 走路与平衡

0= 正常：没有问题

1= 轻微：走路有点慢或拖着腿，但不曾使用助行器

2= 轻度：偶尔使用助行器，但不需要别人的帮助

3= 中度：经常使用助行器（拐杖、助步车）协助走路避免跌倒，但通常不需别人协助

4= 重度：经常需要别人协助走路避免跌倒

2.13 冻结

0= 正常：没有问题

1= 轻微：短暂冻结，但很容易再次起步，且不需要别人的帮助或助行器（拐杖、助步车）

2= 轻度：会冻结，再次起步时会感到困难，但不需要别人的帮助或助行器（拐杖助步车）

3= 中度：冻结时会有很大的困难再次起步，且有时需要助行器或别人的帮助

4= 重度：因为冻结，大部分或全部的时间里，需要助行器或别人的帮助

三、运动功能检查（由评定者填写）

需注明患者是否正在服药及最近一次服药时间，确定患者处于"开"或"关"的临床功能状态，评估最后需指出检查过程中是否出现"异动症"及是否干扰检查，并评估记录 Hoehn-Yahr 分期。

3.1 言语

0= 正常：没有语言的问题

1= 轻微：丧失正常的音调、发音与音量，但是所有的字句仍可以轻易听懂了解

2= 轻度：丧失正常的音调、发音与音量，少数的字句听不清楚，但是整体的语句仍可轻易了解

3= 中度：患者的语言很难了解，某些语句（但非大部分语句）非常困难被听懂

4= 重度：患者的大部分的语言很难了解甚至完全听不懂

3.2 面部表情

观察患者在静坐休息10s时，不讲话及讲话时的表情变化，观察患者的眨眼频率、有无面具脸或是面无表情，有无自发性的笑容及嘴唇微张。

0= 正常：正常面部表情

1= 轻微：轻微面无表情，只有眨眼次数减少

2= 轻度：除了眨眼次数减少之外，面具脸出现在脸的下半部，即嘴巴附近较少运动，例如自发性的笑容减少，但是嘴唇没有微张

3= 中度：面具脸，当嘴巴休息时有时会出现嘴唇微张情形

4= 重度：面具脸，当嘴巴休息时大多数的时间会出现嘴唇微张情形

3.3 强直

分别测量及评分颈部、上肢（腕关节及肘关节）和下肢（股关节及膝关节）。

0= 正常：没有强直

1= 轻微：只有其他肢体在做诱发动作时才可测到

2= 轻度：不需做诱发动作时即可测到强直，但是关节范围内的动作可以轻易达成

3= 中度：不需做诱发动作时即可测到强直，并且关节范围内的动作需要吃力才可以达成

4= 重度：不需做诱发动作时即可测到强直，并且关节范围内的动作无法完成

3.4 手指拍打

拇示指尽可能大幅度、快速地做连续对掌动作10次；右手、左手分别评定。

0= 正常：没有问题

1= 轻微：有下列情形之一：①手指拍打动作的规律性被一或二次的动作中断或是迟疑所打断。②动作稍微变慢。③手指打开的振幅在10下的范围最后有越做

越小的趋势

2= 轻度：有下列情形之一：①手指拍打动作的规律性被3~5次的动作中断或是迟疑所打断。②动作轻度变慢。③手指打开的振幅在10下的范围中有越做越小的趋势

3= 中度：有下列情形之一：①手指拍打动作的规律性被超过5次的动作中断或是迟疑所打断，或是出现至少一次的动作冻结。②动作中度变慢。③手指打开的振幅在一开始就有越做越小的趋势

4= 重度：因为动作迟缓或中断而不能或是几乎无法做此项动作

3.5 手掌运动

手握拳头同时手肘弯曲手心面对测试者，尽可能大幅度地做快速连续的伸掌握拳动作10次，双手分别评定。

0= 正常：没有问题

1= 轻微：有下列情形之一：①手掌开合的规律性被一或二次的动作中断或是迟疑所打断。②动作稍微变慢。③手掌打开的振幅在10下的范围最后有越做越小的趋势

2= 轻度：有下列情形之一：①手掌开合的规律性被3~5次的动作中断或是迟疑所打断。②动作轻度变慢。③手掌打开的振幅在10下的范围中有越做越小的趋势

3= 中度：有下列情形之一：①手掌开合的规律性被超过五次的动作中断或是迟疑所打断，或是出现至少一次的动作冻结。②动作中度变慢。③手掌打开的振幅在一开始就有越做越小的趋势

4= 重度：因为动作迟缓或中断而不能或是几乎无法做此项动作

3.6 前臂回旋运动

手心向下手臂于身体前方伸直，尽可能快地连续将手心完全转向上面及下面10次，双手分别评定。

0= 正常：没有问题

1= 轻微：有下列情形之一：①手掌翻转的规律性被一或二次的动作中断或是迟疑所打断。②动作稍微变慢。③手掌翻转的振幅在10下的范围最后有越做越小的趋势

2= 轻度：有下列情形之一：①手掌翻转的规律性被3~5次的动作中断或是迟

疑所打断。②动作轻度变慢。③手掌翻转的振幅在10下的范围中有越做越小的趋势

3= 中度：有下列情形之一：①手掌翻转的规律性被超过五次的动作中断或是迟疑所打断，或是出现至少一次的动作冻结。②动作中度变慢。③手掌翻转的振幅在一开始就有越做越小的趋势

4= 重度：因为动作迟缓或中断而不能或是几乎无法做此项动作

3.7 脚趾拍地运动

尽量以最大幅度及最快速度脚趾拍地10次，双脚分别评定。

0= 正常：没有问题

1= 轻微：有下列情形之一：①脚趾拍打的规律性被一或二次的动作中断或是迟疑所打断。②动作稍微变慢。③脚趾拍打的振幅在10下的范围最后有越做越小的趋势

2= 轻度：有下列情形之一：①脚趾拍打的规律性被3~5次的动作中断或是迟疑所打断。②动作轻度变慢。③脚趾拍打的振幅在10下的范围中有越做越小的趋势

3= 中度：有下列情形之一：①脚趾拍打的规律性被超过5次的动作中断或是迟疑所打断，或是出现至少一次的动作冻结。②动作中度变慢。③脚趾拍打的振幅在一开始就有越做越小的趋势

4= 重度：因为动作迟缓或中断而不能或是几乎无法做此项动作

3.8 两脚灵敏度测试

尽量以最大幅度及最快速度将脚抬高踩地拍打10次，双脚分别评定。

0= 正常：没有问题

1= 轻微：有下列情形之一：①脚踩地的规律性被一或二次的动作中断或是迟疑所打断。②动作稍微变慢。③脚踩地的振幅在10下的范围最后有越做越小的趋势

2= 轻度：有下列情形之一：①脚踩地的规律性被3~5次的动作中断或是迟疑所打断。②动作轻度变慢。③脚踩地的振幅在10下的范围中有越做越小的趋势

3= 中度：有下列情形之一：①脚踩地的规律性被超过5次的动作中断或是迟疑所打断，或是出现至少一次的动作冻结。②动作中度变慢。③脚踩地的振幅在一开始就有越做越小的趋势

4= 重度：因为动作迟缓或中断而不能或是几乎无法做此项动作

3.9 起立

两手交叉置于胸前之后站立起身。

0= 正常：没有问题，可快速不迟疑地站起来

1= 轻微：站起来的动作较正常稍缓慢，或是需要超过一次的尝试，或是需要身体往椅子前面坐才能站起来，不需要手推椅子把手站起来

2= 轻度：可以自己手推椅子把手站起来

3= 中度：需要手推椅子把手站起来，但是容易向后跌回椅子中，或是需要一次以上的尝试自己推椅子把手站起，不需要别人帮助

4= 重度：需要别人帮助才能起身

3.10 步态

走动至少 10m 之后转身并走回。

0= 正常：没有问题

1= 轻微：可以独立行走但是有少许的步态问题

2= 轻度：可以独立行走但是有明显的步态问题

3= 中度：需要协助行走的工具来帮助患者安全的行走（例如手杖或是助行器），但可不需要旁人协助

4= 重度：完全无法行走或需要旁人的协助

3.11 步态冻结的评估

0= 正常：没有步态冻结

1= 轻微：在步态起始、转弯，或是走过出入口时有一次的停顿，但之后可以于平直路面上平顺地行走

2= 轻度：在步态起始、转弯，或是走过出入口时有超过一次的停顿，但之后可以于平直路面上平顺地行走

3= 中度：在平直路面上行走时有一次的步态冻结

4= 重度：在平直路面上行走时有多次的步态冻结

3.12 姿势平稳度

双眼睁开，双脚微张，用快速而有力的力量拉动身体，观察其反应。

0= 正常：没有问题，后退一至两步即恢复站立平衡

1= 轻微：需要3~5步，不需别人协助

2= 轻度：需要5步以上，仍不需别人协助

3= 中度：可以安全地站立，但是缺乏姿势平稳反应，若没被扶住，会摔倒

4= 重度：非常不稳，即使在自然状态或轻轻一拉患者的肩膀就有失去平衡的倾向

3.13 姿势

于座椅中站起时、行走时以及测试姿势平稳反应时的姿势。

0= 正常：没有问题

1= 轻微：不是很挺直，对老人可算是正常

2= 轻度：明确的身体侧弯、脊柱侧弯或是身体倾向一侧，但若是经由提醒可以将姿势矫正回来

3= 中度：姿势驼背、脊柱侧弯或是身体倾向一侧，无法经由提醒将姿势矫正回来

4= 重度：重度的姿势驼背、脊柱侧弯或是身体倾向一侧，导致姿势极度异常

3.14 全身自发性的动作评估（身体动作迟缓）

综合动作缓慢、迟疑、整体而言的动作及幅度小的表现。

0= 正常：没有问题

1= 轻微：整体动作稍微变慢，全身自发性的动作稍微减少

2= 轻度：整体动作轻度变慢，全身自发性的动作轻度减少

3= 中度：整体动作中度变慢，全身自发性的动作中度减少

4= 重度：整体动作重度变慢，全身自发性的动作重度减少

3.15 双手姿势性震颤

手心向下，手臂手腕伸直，五指分开，维持10秒钟。

0= 正常：没有震颤

1= 轻微：出现震颤，但是震颤幅度小于1cm

2= 轻度：出现震颤，震颤幅度大于1cm，小于3cm

3= 中度：出现震颤，震颤幅度大于3cm，小于10cm

4= 重度：出现震颤，震颤幅度至少大于10cm

3.16 双手动作性震颤

手臂由伸直的姿势开始，做至少 3 次指鼻尖的来回动作，或手指尽可能地伸远去碰触检查者指尖。

0= 正常：没有震颤

1= 轻微：出现震颤，但是震颤幅度小于1cm

2= 轻度：出现震颤，震颤幅度大于 1cm，小于 3cm

3= 中度：出现震颤，震颤幅度大于 3cm，小于 10cm

4= 重度：出现震颤，震颤幅度至少大于 10cm

3.17 静止性震颤幅度

静坐于椅上10s，双手静置扶手上，双脚置于地上，分别评估四肢及嘴唇／下巴。

肢体震颤评估

0= 正常：没有震颤

1= 轻微：出现震颤，但是震颤幅度小于1cm

2= 轻度：出现震颤，震颤幅度大于 1cm，小于 3cm

3= 中度：出现震颤，震颤幅度大于 3cm，小于 10cm

4= 重度：出现震颤，震颤幅度至少大于 10cm

嘴唇／下巴震颤评估

0= 正常：没有震颤

1= 轻微：出现震颤，但是震颤幅度小于或等于1cm

2= 轻度：出现震颤，震颤幅度大于 1cm，小于 2cm

3= 中度：出现震颤，震颤幅度大于 2cm，小于或等于 3cm

4= 重度：出现震颤，震颤幅度大于 3cm

3.18 静止性震颤持续性

0= 正常：没有震颤

1= 轻微：出现震颤，震颤出现的时间占所有检查时间的 25% 以下

2= 轻度：出现震颤，震颤出现的时间占所有检查时间的 26%~50%

3= 中度：出现震颤，震颤出现的时间占所有检查时间的 51%~75%

4= 重度：出现震颤，震颤出现的时间占所有检查时间的 75% 以上

四、治疗并发症（过去一周内的情况；由评定者填写）

A. 异动症

不自主的任意移动，不包括"关"期的肌张力不全症

4.1 出现异动症的时间

异动症存在时间所占 1 天觉醒状态时间的比例。

0= 正常：没有异动症

1= 轻微：小于或等于清醒时段的 25%

2= 轻度：占清醒时段的 26%~50%

3= 中度：占清醒时段的 51%~75%

4= 重度：占清醒时段的 75% 以上

4.2 异动症对生活功能造成的影响

0= 正常：没有异动症或是异动症的发生对于日常活动或是社交互动没有影响

1= 轻微：异动症的发生只对少数活动产生影响，患者可以在发生异动症时段执行所有活动及参与社交互动

2= 轻度：异动症的发生对许多活动产生影响，但是患者可以在发生异动症时段执行所有活动及参与社交互动

3= 中度：异动症的发生对患者产生影响，导致患者通常无法在发生异动症时段执行某些活动以及参与某些社交互动

4= 重度：异动症的发生对患者产生影响，导致患者通常无法在发生异动症时段执行大多数活动以及参与大部分的社交互动

B. 药效波动

对药物的不同反应，"开"为患者对药物治疗反应良好时的典型临床功能状态，"关"为患者即使接受药物治疗也对药物治疗反应不佳时的典型临床功能状态。

4.3 发生"关"的时间

评估发生"关"现象的时间所占 1 天觉醒状态时间的比例。

0= 正常：没有"关"时间

1= 轻微：小于或等于清醒时段的 25%

2= 轻度：占清醒时段的 26%~50%

3= 中度：占清醒时段的 51%~75%

4= 重度：占清醒时段的 75% 以上

4.4 药效波动对生活功能造成的影响

0= 正常：没有药效波动或是药效波动的发生对于日常活动或是社交互动没有影响

1= 轻微：药效波动的发生只对少数活动产生影响，患者仍然可以在"关"时段执行所有"开"时段可以参加的活动及参与社交互动

2= 轻度：药效波动的发生对许多活动产生影响，但是患者通常仍然可以在"关"时段执行所有"开"时段可以参加的活动及参与社交互动

3= 中度：药效波动的发生对患者产生影响，导致患者通常无法在"关"时段执行在"开"时可以执行的某些活动以及社交互动

4= 重度：药效波动的发生对患者产生影响，导致患者通常无法在"关"时段执行在"开"时可以执行的大多数活动以及大部分的社交互动

4.5 药效波动的复杂性

根据用药剂量、1 天中的时间、食物摄取等因素，判定"关"状态的预测性

0= 正常：没有药效波动

1= 轻微：所有或是大部分的时间（＞75%）"关"状态可以被预测

2= 轻度：大部分的时间（51%~75%）"关"状态可以被预测

3= 中度：只有部分的时间（26%~50%）"关"状态可以被预测

4= 重度："关"状态几乎无法预测（≤25%）

C."关"状态的肌张力不全症

肌张力不全症：扭曲的身体姿势，经常有肢体扭转的形态。

4.6 疼痛性的"关"状态肌张力不全症

评估发生疼痛性的肌张力不全症所占"关"状态时间的比例。

0= 正常：没有肌张力不全症或是"关"时间

1= 轻微：小于或等于"关"时段的 25%

2= 轻度：占"关"时段的 26%~50%

3= 中度：占"关"时段的 51%~75%

4= 重度：占"关"时段的 75% 以上

附表 3-2
改良 Webster 评分法

1. 双手动作减少（包括书写）

0= 无影响

1= 旋前、旋后动作有可被察觉的减慢，使用工具、扣纽扣或写字开始出现困难

2= 一侧或两侧旋前、旋后速率中等减慢，手功能有中等障碍，书写有明显障碍，出现"小写症"

3= 旋前、旋后速率严重变慢，不能书写或扣纽扣，使用工具极度困难

2. 强直

0= 无

1= 颈、肩有可被察觉的强直，一手臂或两手臂有轻度静止性强直，但活化现象存在

2= 颈、肩中等强直，未服用药物可出现静止性强直，用药后可缓解

3= 颈、肩严重强直，用药后不能缓解

3. 姿势

0= 正常，头俯屈 < 10cm

1= 开始有僵直的姿势，头轻度俯屈 > 12cm

2= 头轻度俯屈至 15cm，站立时有臂肘关节屈曲，一侧或双侧手臂上举，但手的部位仍处于腰以下

3= 头严重俯屈 > 15cm，站立时肘、膝关节屈曲明显，肩关节屈曲，一只或双手处于腰以上位置，手屈曲，指间关节伸直，拇指内收

4. 行走时上肢摆动

0= 行走时上肢摆动良好

1= 一侧手臂摆动幅度有肯定的减小

2= 一侧手臂没有摆动

3= 双侧手臂没有摆动

5. 步态

0= 跨步距离正常，50~80cm，可自然转身

1= 跨步距离轻度缩短，30~50cm，走路时有一足拖地，转身缓慢

2= 跨步距离中度缩短，15~30cm，走路时两足底有明显的拖地现象

3= 步伐极小，小于10cm，拖曳步态，用脚趾起步，转身极慢

6. 震颤

0= 无震颤

1= 静止时的肢体或头部或者行走及指鼻试验时的手部可见轻度震颤，幅度小于2.5cm

2= 手、头或其他肢体有较严重但不持续的震颤，幅度不超过10cm，仍保留部分手功能

3= 有严重且持续存在的震颤，幅度超过10cm，无法书写、进食

7. 面容

0= 正常，表情丰富，无凝视

1= 出现可察觉的表情固定，口保持闭合，开始出现焦虑或抑郁面容

2= 中度的表情呆板，口唇有时分开，可有流涎，出现中度焦虑、抑郁表情

3= 明显的面具面容，平时口张大≥0.6cm，可有严重流涎

8. 坐起立运动

0= 正常

1= 坐、起立运动能单独完成，比正常略差，或需用一手略支撑协助完成

2= 坐、起立运动需要两手支撑才能完成

3= 坐、起立运动在双手的支撑下也不能完成，或仅能勉强完成

9. 语言

0= 清晰易懂

1= 讲话开始出现嘶哑，音量降低，走音，无共鸣，但能听懂

2= 讲话声音中度嘶哑无力，音量明显降低，高低音不分，音节不变，开始出现构音障碍、呐吃，听懂有一定的难度

3= 讲话声音极度粗糙无力，音量低，难以听到及听懂

10. 自我照顾

0= 无障碍

1= 各种活动速度减慢，如穿衣等，尚能自我照料及独立生活，可胜任工作

2= 活动明显减慢，有些动作需要帮忙，如翻身、起坐等

3= 不能自己穿衣、进食或独立行走，不能自我照料，生活不能自理

附表 3-3
非运动症状评价量表（Non-Motor Symptom assessment scale，NMSS）

此量表根据最近一个月以来患者的自身情况进行评价，每项非运动症状按严重程度及出现频率分别评分。

一、评分标准

1. 严重程度

0= 无

1= 轻度，出现症状但只给患者带来轻微的不适或痛苦

2= 中度，症状给患者带来一定的痛苦

3= 重度，症状给患者带来极大的痛苦

2. 频率

1= 极少（少于一周一次）

2= 经常（一周一次）

3= 频繁（一周数次）

4= 非常频繁（每天都有或持续存在）

3. 评分算法

评估项目分为九大方面，共30条，各条依据严重程度及频率评分，并取两者相乘得分，按各方面计算得分，最后计算九个方面的总得分。

二、项目

1. 心血管并发症（包括跌倒）

（1）从躺着或坐着到站着时，觉得轻度头痛、头晕或乏力

（2）因为昏厥或黑朦而跌倒

2. 睡眠 / 疲乏

（3）白天常不经意打盹或睡着，如聊天、吃饭、看电视或阅读时

（4）疲劳或者无力影响患者白天的活动

（5）入睡困难或易醒

（6）坐着或躺着休息时双下肢感觉不适，需不断活动才能缓解

3. 情绪 / 认知

（7）对周围发生的事情失去兴趣

（8）活动的兴趣降低，不愿尝试新鲜事物

（9）不明原因的紧张、担忧或害怕

（10）看上去或患者自我感觉悲伤、情绪低落

（11）情绪没有起伏，缺乏正常情绪体验

（12）日常生活中缺乏愉快的生活体验

4. 感知障碍 / 幻觉

（13）看到不存在的东西

（14）妄想，如有人要害自己、遭抢劫或别人对自己不忠

（15）看东西重影，一个看成两个

5. 注意力 / 记忆力

（16）做事难以集中精力，如阅读或交谈时

（17）忘记近期发生的事情或说过的话

（18）忘记做一些事情，比如吃药、关家用电器

6. 胃肠道症状

（19）白天流口水

（20）吞咽困难

（21）便秘（一周少于 3 次排便）

7. 泌尿系统症状

（22）尿急

（23）尿频（2 次排尿便间隔少于 2h）

（24）夜间规律的起床排尿（夜尿增多）

8. 性功能

（25）性欲改变：增强或减退（请选择并标记）

（26）性生活有困难

9. 其他

（27）不能解释的疼痛（是否与药物有关或抗帕金森病药物能否缓解）

（28）味觉或嗅觉功能改变

（29）近期体重改变（排除饮食的影响）

（30）出汗增多（排除炎热天气的影响）

附表 3-4
非运动症状问卷（Non-Motor Symptom Quest， NMSQ）

请问最近一个月是否有以下症状出现?

1. 白天流涎

2. 味觉或嗅觉的减退或丧失

3. 吞咽困难或饮水呛咳或有过窒息

4. 呕吐或感到恶心（反胃）

5. 便秘（排便一周少于 3 次）或需要用力排便

6. 大便失禁

7. 如厕后，感到肠道未完全排空

8. 感到尿急，以至于需慌忙如厕

9. 夜间规律起床排尿

10. 不明原因的疼痛（排除已知原因所致，如：关节炎）

11. 不明原因的体重改变（排除饮食改变因素）

12. 记不起近期发生的事情或忘记做某事

13. 对身边发生的事情或对做事失去兴趣

14. 看到或听到一些你知道或者被告知并不存在的事情

15. 难以集中注意力或专注地做事

16. 感到悲伤、情绪低落或忧郁

17. 感到焦虑、害怕或恐惧

18. 对性失去兴趣或非常有兴趣

19. 发现性生活存在困难

20. 从坐位或卧位站起时，感到头晕眼花、眩晕或无力

21. 跌倒

22. 在活动（如：工作、开车或吃饭等）时难以保持清醒

23. 夜间难以入睡或易醒

24. 有紧张生动的或可怕的梦境

25. 在睡梦中说话或活动，仿佛在演绎梦境

26. 在晚上或休息时，感到腿部不适，并需要活动下肢

27. 下肢浮肿

28. 多汗

29. 复视

30. 相信发生了一些别人认为不存在的事情

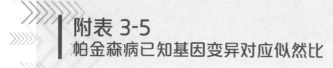

附表 3-5
帕金森病已知基因变异对应似然比

Gene	locus	inheritance	Mutation	Penetrance	Estimated LR$^+$
α-Synuclein (SNCA)	PARK1	AD	Missense mutations：A53T，A30P，E46K	probably high, > 90% for A53T, unknown for others	400
α-Synuclein (SNCA)	PARK4	AD	Duplication	40%	33
α-Synuclein (SNCA)	PARK4	AD	Triplication	100%	400
Parkin	PARK2	AR	Homozygous or compound heterozygous	100%	400
Parkin	PARK2	AR	One heterozygous mutation	Controversial	n/a
PINK1	PARK6	AR	Homozygous or compound heterozygous	100%	400
PINK1	PARK6	AR	One heterozygous mutation	controversial	n/a

续表

Gene	locus	inheritance	Mutation	Penetrance	Estimated LR$^+$
DJ-1	PARK7	AR	Homozygous or compound heterozygous	100%	400
LRRK2	PARK8	AD	G2019S	32%~74%	25
LRRK2	PARK8	AD	R1441CGH, Y1699C, I2020T	100% (too few families tell)	10 (conservative)
(too few families to tell)	10 (conservative)				
ATP13A2	PARK9	AR			n/a
FBXO7	PARK15	AR			n/a
GBA	-	AD/risk	low risk (N370S, S2716)	7.6%	2
GBA	-	AD/risk	high risk	11%~29.7%	10
SNCA	-	risk	rs356219	< 1.5 fold more than normal	n/a
MAPT	-	risk	rs393152	< 1.5 fold more than normal	n/a
HLA	-	risk	rs3129882	< 1.5 fold more than normal	n/a

注：本表的数据为初步统计结果，建议使用时查阅文献以获得更新。

附表 3-6
中国帕金森病家族史及基因风险因素似然比（LR）

项目	阳性定义	频率（%）	LR$^+$	LR$^-$
家族史	1 人以上患病	8.9	3.90	1.00
LRRK2	G2385R，GA+AA	6.9	2.41	1.00
	R1628P，CG	1.6	1.95	1.00
GBA	L444P，TC	0.2	11.49	1.00
SNCA	Rep 1-CA repeat	7.2	1.43	1.00
	rs894278，GG+TG	55.3	1.11	0.8
	rs11931074，TT+TG	73.8	1.10	0.72
	rs356219，GG	27.3	1.38	0.86
	rs356165，AA	26.2	1.25	0.91
MAPT	rs242562，GG+GA	59.5	1.08	0.87
	rs2435207，AA	4.9	1.34	1.00
BST1	rs4273468，AG+GG	61.7	1.08	0.87
	rs469412，GG	79.6	1.05	0.78
PARK16	rs823128，AG	22.0	0.84	1.05
	rs947211，AA	17.1	0.83	1.04
	rs823156，AG	31.7	0.83	1.08
	rs823144，AA	29.2	1.26	0.89
PARKIN	纯和突变	-	400.00	1.00
	杂合突变	2.5	3.69	1.00
PINK1	纯和突变	-	400.00	1.00
	杂合突变	约 1	1.57	1.00

（陈乃洁）

第四章 *DISIZHANG*
帕金森病组学研究

　　帕金森病（Parkinson disease，PD）的发病原因不明、致病机制不清，尚未有某个因素能被确切地判定为 PD 的致病因素，单纯的基因致病也仅占 PD 患者的 12% 左右。目前认为 PD 是基因—生活—环境多方面综合影响的复杂机制疾病。因此，常规的研究方法不能深入揭示 PD 的多因素相互作用。而近十来年发展起来的组学研究逐渐成为 PD 研究的重要方法。"组学"是一种整体的研究思路，能提供一种非偏倚方法，鉴定涉及疾病的生物化学路径，最终，旨在确定未来值得靶向研究的一系列标志物。它包括基因组学、转录组学、蛋白组学、代谢组学及基于肠道微生物的宏基因组学。

第一节　帕金森病基因组学研究

　　大多数 PD 患者呈散发性，其中 10%~15% 的患者有家族史。随着全基因组关联性研究（GWAS）的不断发展，PD 遗传致病机制的研究取得了很大进步，目前已发现超过 20 个易感基因突变位点。但它们只能解释一小部分，大多数 PD 的遗传学致病机制仍不清楚。全外显子、全基因组测序等基因测序技术的发展以及基因测序数据统计分析技术的提高，促进了对 PD 分子学发病机制的研究，提高了基因学诊断的能力，从而使得精准医疗更加有效地服务于疾病的防治。

■ 一、常染色体显性遗传型帕金森病相关基因

　　对于常染色体显性遗传型 PD，目前发现的基因突变有 SNCA、LRRK2 及 VPS35、EIF4G1、DCTN1、GBA、DNAJC13。其中，α- 突触核蛋白基因（SNCA）编码的 α- 突触核蛋白是 PD 残留神经元胞质中嗜酸性包涵体即路易小体的主要

成分，该基因突变可致其异常聚集。在家族遗传型 PD 中，该基因突变类型有：点突变和基因多倍体（二倍体和三倍体），其中二倍体突变在 1%~2% 的 PD 家系中得到证实，而三倍体与点突变相对比较罕见。SNCA 基因三倍体使 SNCA 的拷贝数比正常人多一倍，且研究认为 SNCA 的拷贝数与发病年龄、临床症状的严重性呈正相关。

富亮氨酸重复激酶 II（LRRK2）编码的 dardarin 蛋白是一种类似激酶的蛋白，可通过添加磷酸基团到其他蛋白上从而激活这些蛋白的活性。研究认为，其可能通过干扰多巴胺神经元生长及诱导产生非正常的内含体，参与 PD 病理结构的形成。目前发现，LRRK2 的 7 种基因突变类型 （Asn1437His，Arg1441Cys，Arg1441Gly，Arg1441His，Tyr1699Cys，Gly2019Ser 和 Ile2020Thr） 与 PD 的发生有关。

空泡蛋白 35（VPS35） 编码的蛋白是一种多亚基寡聚体复合物，即 retromer 复合体，主要负责胞内蛋白质从吞噬小体到溶酶体的逆向运输。该基因突变会使内吞小体的转运发生障碍，影响凋亡细胞的清除，使其胞内含物外渗致神经元损伤。多项全外显子测序中发现同一突变体 Asp620Asn，提示其与迟发型 PD 的发病相关。

动力蛋白激动蛋白 I （DCTN1）是一个重要的微管相关的马达蛋白，它通过激活动力蛋白而参与迁移、细胞骨架再组装以及细胞内物质输送等重要的细胞生命活动。DCTN1 是动力蛋白激活蛋白重要亚单位之一，其功能低下与多种神经变性疾病如家族性运动神经元病、帕金森综合征、额颞叶萎缩等都有关。目前发现突变类型有：G59S、G71R、G71E、G71A、T72P 及 Q74P。

已知共济失调蛋白 II （ATXN2） 5' 编码区多聚谷氨酰胺残基即 CAG 三核苷酸重复序列的异常扩增与肌萎缩侧索硬化症（ALS）及脊髓小脑共济失调 II 型（SCA2）的发生有关。在对 PD 家系进行基因分析时也曾发现 ATXN2 CAG 三核苷酸序列的异常扩增，但扩增次数少于典型 SCA2 的扩增。

葡糖脑甘酯酶（GBA）突变会使葡糖脑苷脂在肝、脾、骨骼和 CNS 的单核－巨噬细胞内蓄积。对中国散发性 PD 进行分析发现，突变体 L444P，会增加 PD 的发病率。目前多认为，葡糖脑苷脂的聚集会增加神经元细胞内钙离子的活性，使其对某些抗原更加敏感，更易凋亡。

■ 二、常染色体隐性遗传帕金森病相关基因

对于常染色体隐性遗传、早发型及临床症状典型的 PD,已知的致病基因有:parkin（PRKN,PARK2）,PTEN（PINK1 或 PARK6）及 DJ1（PARK7）。其中,PRKN 编码的 parkin 蛋白具有 E Ⅲ 泛素 - 蛋白连接酶活性,在维持多巴胺能神经元的正常功能中发挥作用。该基因突变比较常见,尤其是在早发型 PD 中可占 50% 左右。目前发现的该基因相关的突变有 100 多种,包括缺失突变及双倍体,但对于其引起 PD 发生的机制仍不清楚。有研究认为, PARK2 的杂合突变与 PD 的发生也有关,但这种突变在对照组与病例组都存在,因此要确定这种关联性,目前证据尚不足。

PTEN 诱导激酶 Ⅰ（PINK1）编码的蛋白质具有丝氨酸 - 苏氨酸激酶活性,在细胞氧化应激过程中有保护线粒体的功能。目前认为,PINK1 可通过调控多巴胺的合成酶（酪氨酸羟化酶和多巴脱羧酶）的表达而影响多巴胺的合成,参与 PD 的发生。PD 家系中曾发现突变体 G11185A 及 G15600A。PARK7 即 DJ1,其编码的蛋白在脑内呈区域特异性分布,主要分布在皮质中的神经胶质细胞,以及黑质、纹状体中的神经元。已知黑质和纹状体是 PD 发病的两个脑区,提示其可能在这些区域直接发挥抗氧化应激作用。该基因突变比较罕见,目前多认为其通过影响突触前多巴胺递质功能而发挥作用。

P 型 ATP 酶（ ATP13A2）编码的溶酶体膜蛋白突变可影响左旋多巴胺转运相关基因及膜泡运输、胞吐相关基因表达,抵抗 α - 突触核蛋白引起细胞毒性作用致神经元凋亡。携带该基因突变的患者青少年期发病,对多巴胺反应良好,同时可伴有核上性凝视麻痹、视动性眼球震颤、视幻觉等症状。越来越多的研究证实,该基因突变与 PD 发生有相关性,目前确定的突变体包括 Ala249Val、Ser282Cys、Ile946Phe、Arg980His、Arg294Gln、Arg449Gln 等。

磷脂酶 A2（PLA2G6）编码的蛋白参与磷脂改造、花生四烯酸的释放、白三烯和前列腺素的合成与凋亡等过程,因此其与多种疾病的发生相关。该基因最初是在研究婴儿神经轴索营养不良及脑内铁沉积中发现的。最近,在中国汉族人群中 52 位早发型 PD（＜ 50 岁）的基因测序中发现 PLA2G6 的突变体:c.G991T、c.G2036T 和 c.C511T。FBXO7 即 PARK15,其编码的蛋白质是泛素化连接酶家族底物的特异性亚单位,其变异可影响底物的正常泛素化。该基因突变可引起帕金森 - 锥体束综合征,除具有 PD 样表现外尚合并痉挛状态、腱反

射亢进、病理征阳性等锥体束征表现。

■ 三、罕见的散发帕金森病患者中新发现的帕金森病相关基因突变

中南大学研究团队发现，SNCA 基因的 Rep1、UCH-L1 基因的 S18Y、PITX3 基因的 rs3758549、MAPT 基因的 rs242562 与 rs2435207 等的多态性可能与中国散发性 PD 发病相关。在对湖北、四川等地区汉族人群的测序研究中也发现，Nurr1 基因多态性与 PD 发病相关。利用 MALDI-TOF-PEX 技术检测发现 SORL1 基因 rs2070045 位点的单核苷酸多态性与中国东北地区汉族早发 PD 相关，G 等位基因可能是早发 PD 的保护性因素。泛素特异性蛋白酶 24（USP24）内含子区多态性位点 rs12138592 与广东汉族人群散发性 PD 易感性相关，A 等位基因可能是 PD 发病的保护因素。

全基因组测序技术的普及和发展使得 PD 相关基因不断扩展，其多态性的研究及关联分析在不同地域、种群的患者中开展，丰富了 PD 的遗传学背景知识。

第二节　帕金森病转录组学研究

转录组学是从 RNA 的角度探讨基因在转录及转录后层面的表达情况。检测的手段有用芯片、测序，检测的对象有信使 RNA（messenger RNA，mRNA）、长链非编码 RNA（long noncoding RNA，lncRNA）、非编码小 RNA（sncRNA、miRNA）等。

miRNA 这类内源性非编码小 RNA 作为转录后调控因子广泛参与机体的发育、分化以及新陈代谢等生理过程。miRNA 可通过与靶基因 mRNA 3' 端非翻译区（3'untranslatedregion，3'UTR）区域的 miRNA 应答原件（miRNA response element，MRE）识别并诱导基因沉默复合物的装配，进而调控多个靶基因的活性或稳定性。共享有相同 MRE 又构成竞争关系的不同转录物统称为竞争性内源 RNA（competing endogenous RNA，ceRNA），包括 mRNA、lncRNA、环状 RNA（circular RNA，circRNA）等。

全新的基于 ceRNA 转录组调控网络先后通过生物信息学、细胞生物学等实

验得到了验证，但目前较多基于肿瘤研究，在 PD 的研究中还罕见报道。

在 1- 甲基 -4- 苯基 -1,2,3,6- 四氢吡啶（MPTP）处理的鼠的中脑纹状体和 PD 患者的黑质中，研究者发现热休克蛋白 Hsp60 的 mRNA 上调，表明热休克蛋白参与 PD 的多巴胺细胞死亡。分析 sncRNA 在 PD 脑区不同的影响，发现 svtRNA 2-1a 上调发生在疾病的早期发病过程中。内源性 svtRNA 2-1a 富集在人神经母细胞瘤细胞 SH-SY5Y 分化的神经细胞中，诱导微小的转录变化，表明基因表达调控可能涉及其他机制而不仅仅是 mRNA 的降解。在 1- 甲基 -4- 苯基吡啶（MPP$^+$）诱导的 MN9D 多巴胺能神经元细胞以及 MPTP 诱导的 PD 小鼠模型中观察到上调 Pin1 mRNA；功能性研究中，siRNA 沉默 Pin1 几乎完全防止 MPP$^+$ 诱导的含半胱氨酸的天冬氨酸蛋白水解酶 -3（caspase-3）的活性和 DNA 断裂，表明 Pin1 起促凋亡作用。miR-494 能与 DJ-1mRNA 的 3'UTR 相结合，抑制 DJ-1 的表达。miR-494 的过表达明显降低 DJ-1 的水平，使细胞更容易受到氧化应激损伤。由此可见，miR-494 参与 PD 发病的机制可能是通过下调 DJ-1 的表达而加剧了神经元细胞的氧化应激。

随着各种转录芯片的开发，转录组测序技术 RNA-Seq 等飞速发展和价格亲民化，转录组学研究丰富了 PD 病程中的表达模式，为药物研究提供了丰富的靶点标记。

第三节　帕金森病蛋白组学研究

蛋白组学的基本研究方法为从生物样本中提取蛋白质，利用 2D 电泳、质谱、蛋白芯片等手段进行蛋白质的定性、定量及差异位点寻找等。因此，PD 特异标志物的检测，可能需要依赖更先进的技术，对蛋白质组学进行深入探索而得出。

■ 一、脑组织中蛋白组学

有研究者利用双向凝胶电泳及质谱分析技术确定了 32 个差异性表达的蛋白点。免疫印迹技术进一步证明 PD 患者黑质中细胞非特异性肽酶 2（CNDP2）表达增加，免疫组化分析出多巴胺神经元胞质内有 CNDP2。CNDP2 能参与谷胱甘肽的生物合成，而谷胱甘肽是重要的自由基清除剂，能对抗神经细胞的氧化损伤。另有研究采用定量蛋白质组学方法确定 α1phaB- 晶状体蛋白（Cryab）表达上调显著。认为 Cryab 参与了 PD 中多巴胺神经元变性的病理过程，其表达上调可能是对炎症因子的保护性反应。这些研究为明确 PD 的病因学机制提供重要线索，也有助于发现有效的生物学诊断标志物和药物靶点。

二、脑脊液中蛋白组学

研究者使用表面增强激光解吸离子化飞行时间质谱仪，发现 4 种蛋白质构成的脑脊液蛋白质组学结构，可以从非典型 PD 综合征中区分出 PD 及健康对照组患者。通过无凝胶蛋白质组学质谱法和同位素标记样品，检测 PD、PD 痴呆、非痴呆对照组患者脑脊液，鉴定出 16 种差异性调节蛋白，可能作为潜在诊断标志物。尽管蛋白质组学研究已经产生一系列候选靶蛋白，但仍然需要进一步验证与重复。值得注意的是，目前发现的多种蛋白质表达改变，可见于一系列神经退行性病变。

通过对脑脊液中的蛋白质成分进行比较，结合双盲蛋白定量测量法和回归分析，发现神经微丝轻链蛋白、心脏脂肪酸结合蛋白等表达增加，可能与帕金森病性痴呆（PDD）相关。利用同位素标记相对和绝对定量（iTRAQ）技术结合多反应性监测方法筛选出 14 种蛋白质，其中非受体酪氨酸激酶 13 型在 PDD 中发现，认为可以作为 PDD 的诊断标记物。利用 MALDI-TOF 分析脑深部电刺激之后，PD 患者脑脊液中共确定出 21 个蛋白质差异性表达。从而推测电刺激可以通过降低介导 PD 的相关蛋白质，减弱其诱导的毒性而发挥神经保护作用。

三、血清中蛋白组学

研究者曾把 iTRAQ 和二维液相色谱串联质谱分析等蛋白质组学技术相互结合，确定了 PD 患者血清中共有 26 个差异性表达的蛋白质，其中 8 个蛋白质，包括血清转铁蛋白 Clusterin 表达增加；18 个蛋白质，包括补体 4b、载脂蛋白 AI、凝血因子 V 等表达下降。这些蛋白质与氧化应激、线粒体功能障碍、异常蛋白质聚集等病理过程有关。而结合珠蛋白（HP）和补体因子 H 起着调节和保护 CNS 自身免疫炎症反应及黑质多巴胺 - 纹状体系统完整性的作用，与 PD 的发病机制有着较为密切的联系，可以作为血清学的生物标记物。

■ 四、动物模型中蛋白组学

在 6- 羟基多巴胺（6-OHDA）诱导的小鼠模型中，研究者利用 2D 蛋白分离技术，在纹状体区域共辨认出 370 个非重复蛋白质。在 6-OHDA 猕猴的 PD 模型中，发现脑多巴胺能神经营养因子可提高多巴胺转运蛋白结合活性，而胶质细胞源性神经营养因子增加酪胺酸反应阳性神经元数目较为明显。提示神经营养因子对于 PD 的治疗可能有一定的作用。类似的，研究者利用6-OHDA 干预的 PD 小鼠模型，证实血小板衍生因子持续 2 周治疗会使 PD 模型病理行为部分恢复， 提示这种生长因子可能影响黑质纹状体通路，具有神经修复效果。

利用双向电泳质谱分析技术，定量分析 MPTP 处理后 PD 猕猴模型视网膜中蛋白质丰度的变化。发现 13 个蛋白质表达下调，这些蛋白质都参与糖酵解，线粒体电子传递，光信号传导等途径；可认为经 MPTP 诱导之后视网膜神经元中出现能量代谢、视觉信号转导等相关功能的紊乱。在经神经毒物诱导的PD 大鼠动物模型的中脑腹侧神经元及细胞模型中，都证实 Tribbles 假性激酶 3（TRIB3）表达升高。进一步研究发现，TRIB3 过表达可加速神经细胞的死亡。TRIB3 及其调控途径可作为抑制 PD 中神经细胞死亡，减缓神经元退行性变性及丢失过程的重要控制因素。这些哺乳动物模型的研究为 PD 发病机制及治疗方法的探究提供了思路。

■ 五、细胞模型中蛋白组学

MPTP 处理细胞，用高效液相色影电喷雾电离质谱光谱（HPLC-ESI-MS/MS）分析鉴定出 3 个实验组表达改变的蛋白质。发现其中相同的蛋白质参与丙酮酸盐代谢、脂肪酸代谢、过氧化物磷酸化等，提示 MeHg 和 MPTP 可能有共同作用途径导致 PD 发病。在 MPTP 诱导的 SH-SY5Y 的 PD 细胞模型中，发现线粒体蛋白酶碎片的累积，证明多巴胺可诱导激活线粒体中的蛋白水解酶。在细胞模型中发现 microRNA-7 具有保护 MPTP 诱导的细胞死亡作用，可能作为 PD 的治疗靶点。另外，有研究者构建了 PD 和正常患者来源的胞质杂合细胞，对线粒体的氧化损伤进行评估，发现了 PHB 蛋白的表达量变化及线粒体保护的功能。

■ 六、药物研究中蛋白组学

用同位素标记相对和绝对定量的方法深入研究分析认为，原儿茶酸和白杨黄素联合处理细胞后，通过上调抗氧化酶表达来调节细胞的氧化还原状态，也降低脂质过氧化物产物丙二醛的水平，从而保护神经细胞。在 PD 大、小鼠模型的研究中，发现肉苁蓉、淫羊藿等补肾中药能有效改善 PD 的临床症状，同时也证实了松果菊苷、毛蕊花苷等单体可以抑制 6-OHDA 引起的对神经元的损伤，改变多种蛋白表达。这些为指导 PD 新型药物开发和临床用药有一定的作用。

第四节　帕金森病代谢组学研究

代谢组学是继基因组学和蛋白质组学之后新近发展起来的一门学科，之后得到迅速发展并渗透到多项领域，如疾病诊断、医药研制开发、营养食品科学等与人类健康密切相关的领域。与其他"组学"研究相比，代谢组学的费用更低，研究人员可以通过代谢组学研究筛检出代谢产物，然后采用更昂贵的基因组学和蛋白质组学的方法对有意义的代谢产物进一步加以研究，因此未来其将在临床上发挥更大的作用。

代谢组学分析的代谢产物是大分子和小分子的混合物，主要也是用液相和质谱的方法。PD 常以脑脊液、血液、唾液内的标志物为代谢组学的研究对象。理想的生物标志物应该具有敏感性高、重现性好、与疾病过程密切相关、廉价、非侵入性等特征。相比于其他体液，脑脊液标志物在神经系统疾病中具有较大优势，能在早期较为准确地反映疾病的改变。目前已发现 PD 的多种脑脊液标志物。

α-Syn 定位于突触前神经末梢，并在脑内广泛分布。可溶性 α-Syn 低聚物作为 PD 患者早期标志物，α-Syn 低聚物水平及低聚物 / 总 α- 突触蛋白比率，在 PD 患者中升高。

Tau 蛋白对轴突内微管功能至关重要，并且对神经元及轴突结构完整性中起重要作用。在 PD 患者中，大多研究显示 tau 蛋白水平正常，但是也有报道显示其水平下降。正常人脑表达等量的与微管结合的结构域重复 3 次的 3R-tau 和 4 次的 4R-tau，Tau 蛋白异构体间的失衡是神经退行性病变的发病机制。

神经丝蛋白是维持轴突管径及神经元大小、形状的主要结构单元，它们主要由 3 种不同分子量蛋白组成：轻链、中间链、重链。轻链神经丝蛋白（neurofilament light chain，NF-L）是神经丝蛋白的骨架成分，并具有自我组装能力。脑脊液内 NF-L 的增高反映大型有髓轴突的髓鞘再生过程。NF-L 能够用于区分 PD 及其他退行性疾病。

Aβ42 是一种 42 个氨基酸长度的多肽，是淀粉样蛋白前体经蛋白水解酶作用后的底物。在大多研究中，PD 患者 Aβ42 显著降低，并且与更差的认知表现相关。

胶质纤维酸性蛋白（glial fibrillary acidic protein，GFAP）是一种主要表达于星形胶质细胞内的蛋白。急性脑损伤后，胶质细胞解体能够导致脑脊液内 GFAP 水平的升高。有研究曾发现 PD 患者 GFAP 水平升高。然而，也有研究者认为 PD 组与健康对照组 GFAP 水平相似。

8- 羟基脱氧鸟苷（8-OHdG）是神经退行性病变与恶性肿瘤中，氧化及线粒体功能障碍的标志物之一。PD 患者脑脊液内 8-OHdG 水平高于对照组。

尿酸是一种内生性的潜在抗氧化成分。有很多研究发现，PD 患者血清中尿酸水平较低，但脑脊液研究尚未得到一致结果。有研究显示 PD 组高香草酸 / 黄嘌呤比率高于对照组，并且与疾病严重性相关。

二羟苯乙酸为 PD 的神经化学特征之一，是神经元儿茶酚胺代谢物之一。相比于健康对照组，PD 组患者二羟苯乙酸水平降低。PD 患者酸性 β- 葡萄糖苷酶（acid β-glucocerebrosidase，GCase）活性低于其他神经系统疾病的对照组。荷兰一项新发 PD 患者的队列研究显示，脑脊液内 GCase 活性趋向于降低。

第五节　帕金森病宏基因组学研究

近年来许多研究发现，PD 患者的胃肠道症状往往早于运动症状数年出现，并在早期 PD 患者的肠神经系统内发现病理组织学改变，提示肠道可能是 PD 病理早期发生的位置。肠道微生物作为与人体共生的最大微生物群落，不仅影响宿主的营养吸收和能量代谢，促进免疫系统发育和调节肠黏膜免疫系统，促进和抑制炎症反应，还可以通过肠 - 脑轴影响中枢神经系统，还可能是导致神经系统退行性病变发生的原因之一。目前已有研究发现 PD 患者的肠道微生物与健康对照之间差异有统计学意义，提示从改善肠道微生物的角度入手，通过益生菌干预来恢复肠道微生态的平衡可能成为治疗 PD 的一种新方法。

■ 一、肠道微生物可能影响神经系统

人类的身体表面和内部生存着数量和种类繁多的微生物，其中 95% 生活在人体胃肠道内，人体胃肠道内的微生物细胞数量大约为 10^{14} 个，是人体自身细胞数量的 10 倍。从基因层面上看，人体自身的基因组约有 2.5 万个基因，而人体胃肠道内所携带的微生物基因数量则至少是人类基因组的 100 倍。这些人体内所有微生物菌群基因组的总和被称为"宏基因组"（human metagenome）。

最近一项研究似乎改变了我们长久以来对 PD 发病的固有观念。这项研究认为，PD 的发病并不是起始于大脑，而是与肠道微生物有关。这一观点能够解释为什么 PD 患者会首先出现便秘的症状，十几年之后才会进而产生其他并发症。PD 经常与颤动、肢体僵硬、运动不便等相关联，而主要原因是大脑内部的关键神经元发生了损伤。尽管目前有一些能够针对神经退行性疾病的治疗手段，但并没有完全预防或治疗的效果。事实上，PD 也许是从肠道产生，进而蔓延到大脑区域。这也能解释在 PD 患者身上观察到的一些奇怪的症状。比如便秘以及其他消化问题，这些问题在运动障碍出现前 10 年就已经发生。另外，也有证据表明 PD 患者的肠道微生物菌群结构域正常人群存在明显的区别。

最近一项最新的研究发现：包裹神经元的纤维束如果存在毒性，那么它将会影响大脑的神经，这一效应长达数周之久。研究者们利用 α-synuclein 蛋白构建了毒性的纤维束，该蛋白在正常的神经细胞中是可溶的，但在 PD 患者中这些蛋白质将会沉积聚集，从而影响大脑的神经元功能。曾有人报道称 PD 患者的大脑与肠道中同时存在该类蛋白质。而在最近的这项研究中，来自加州理工学院的研究者们利用过表达 α-synuclein 蛋白，构建了小鼠 PD 模型。之后，作者将这些小鼠分别在正常或无菌的环境中进行培养。结果显示，无菌环境中成长起来的小鼠其症状相比正常环境中的小鼠要明显轻一些，而且体内的 α-synuclein 毒性蛋白的含量也有明显下降。另外，通过给正常小鼠饲喂抗生素水，也能够达到减轻症状的效果，这说明肠道内生存的微生物也许参与了 α-synuclein 的产生以及 PD 的发病。最终，作者通过向小鼠的肠道内注射 PD 患者的微生物菌群，发现这一处理能够使得小鼠快速产生 PD。而来自正常人群的粪便则没有

该效果。因此，科学家们认为肠道微生物或许能够通过释放一些化学信号，从而导致大脑的损伤。

正常的肠道菌群能够维持肠道内健康稳定的微生态环境，为抵御外来病原入侵构建重要屏障；肠道菌群可帮助宿主进行营养吸收和能量代谢，细菌代谢产物也对人体健康产生重要影响；肠道菌群还能促进免疫系统发育和调节肠黏膜免疫系统，并同时具有促进和抑制炎症反应的功能。近年来大量研究还发现肠道菌群还可以通过肠-脑轴，进而影响中枢神经系统，从而对宿主的神经系统发育、发展甚至精神和行为都产生重要影响。

■ 二、帕金森病患者的肠道微生物组与健康人群显著不同

随着第二代高通量测序技术的开发和应用以及生物信息学技术的发展，科学家们已经能够对环境样本中的复杂微生物群进行分析，得到高通量、高分辨率和低误差的检测结果，从而能够全面分析微生物群的构成及其与环境和人类健康的关系。肠道微生物组是与人体共生的最大的微生物群落，针对肠道菌群的高通量测序，开启了探索微生物与人类健康关系的新篇章。

研究者曾对 PD 患者及健康对照的粪便样本的细菌 DNA 进行焦磷酸测序，发现 PD 患者的普雷沃菌科丰度水平较健康对照显著下降，并发现肠球菌科的丰度水平与 PD 的运动症状相关联。

比较 PD 患者与健康对照的粪便样本以及结肠黏膜样本，发现两组人群在结肠黏膜样本以及粪便样本的微生物构成上都与健康对照有着显著差异，尤其体现在产丁酸的菌属在 PD 组中显著减少，而具有潜在促炎性质的菌属在 PD 组中显著增加，对宏基因组的功能分析也发现在 PD 样本中参与代谢的基因数量显著降低，而参与脂多糖生物合成的基因数量显著增多。这一研究从肠道微生物组的角度证明了在 PD 患者体内的炎症水平比健康人群显著提高，并提示肠道可能是 PD 早期病变发生的位置。

肠道微生物的一个重要作用是帮助宿主进行营养吸收和能量代谢。其中，肠道细菌以复杂碳水化合物和蛋白质为底物进行的厌氧发酵活动对人体的正常生理活动具有重要的意义。运用气相色谱的方法定量检测了 PD 患者及健康对照粪便样本中的短链脂肪酸含量，发现 PD 患者粪便中短链脂肪酸水平显著低于健康对照。短链脂肪酸是一种由细菌代谢难溶膳食纤维所产生的不饱和脂肪

酸，具有营养神经细胞和抗炎的重要作用，所以短链脂肪酸水平在 PD 患者肠道内显著下降，提示在 PD 患者中代谢难溶膳食纤维的细菌减少以及肠道炎症水平的升高。

研究发现肠道内丰富的革兰阳性乳杆菌以及部分双歧杆菌能够代谢谷氨酸产生 γ- 氨基丁酸（GABA），GABA 为大脑的主要抑制性神经递质，GABA 神经递质通路失调可能引起焦虑、抑郁、突触发生缺陷以及认知损伤，这可能与 PD 患者的非运动症状有关。

研究发现 PD 患者的肠道通透性显著高于健康对照，并且发现肠道的高通透性与结肠黏膜 α- 突触核蛋白增多有关，与血清脂多糖结合蛋白水平也有关。这一研究发现与 PD 的环境毒素学说相印证，环境毒素或病原可能通过高通透性的肠道进入黏膜神经丛并诱发体内氧化应激反应，从而导致 PD 的早期病变发生。

在近期最新的基础研究中也发现鱼藤酮诱导 5 周后，PD 模型小鼠的体重显著低于对照小鼠。PD 模型小鼠肠道铜绿假单胞菌（turicibacter）显著减少，毛螺旋菌科（norank-f-Lachnospiraceae）显著增多，丹毒丝菌科（norank-f-erysipelotrichaceae）显著减少，腔隙杆菌属（lachnoclostridium）显著增多。说明肠道菌群紊乱可能参与 PD 模型小鼠运动障碍的发生。

■ 三、帕金森病的益生菌治疗研究

在一项研究中，给确诊有便秘的 PD 患者分别服用含多种益生菌和益生元的发酵牛奶、安慰剂 1 个月，并以完整排便作为指标，发现服用含多种益生菌和益生元的发酵牛奶的 PD 患者的完整排便次数和频率显著提高。表明通过益生菌改善 PD 患者的肠道菌群是可以缓解其便秘症状的，提示从肠道菌群着手来干预 PD 可能是一种能缓解患者痛苦、减轻 PD 药物副作用的新手段。

在另一项研究中，探讨了益生菌治疗 PD 患者便秘的临床疗效。60 例 PD 伴便秘患者作为研究对象分为两组，每组 30 例。对照组给予常规治疗，观察组在对照组基础上给予益生菌，比较两组临床疗效、便秘解除时间、便秘症状评分、肛肠动力学指标、生活质量评分。结果观察组治疗总有效率为 93.33%，明显高于对照组的 73.33%。观察组便秘解除时间明显短于对照组，观察组治疗后便秘症状评分明显低于对照组。治疗后，观察组直肠 – 肛管静息压差明显高于对照组，直肠感觉阈、直肠耐受量明显低于对照组。观察组生活质量生理领域、心理领域、环境领域、社会关系领域评分均明显高于对照组。结论益生菌可更快解除PD 患者的便秘状况，改善肛肠动力，疗效显著，有利于提升患者生活质量。

（许茜）

第五章 DIWUZHANG

帕金森病的神经电生理研究

第一节　帕金森病运动症状的神经电生理诊疗进展

■ 一、震颤分析在帕金森病诊断中的应用

随着社会不断进步，人们的寿命也在不断提高，而震颤发病的年龄大多为中、老年人，尤其是 60 岁以上的老年人更为严重。据报道每 10 万人中 PD 患者为 120~180 人。震颤类型不同，治疗方案也不同。目前，临床上还没有用于对震颤进行客观、准确分类、定量评估、早期诊断、远期影响、预后评估的仪器。医生对震颤主要是从临床经验、患者临床症状、震颤频率等方面诊断，误诊率达 15%，特别是 PD 与 ET 误诊率高达 25% 以上。

近年来，随着神经生理学、电生理学的迅猛发展，人们对震颤的生理机制、鉴别诊断有了更加深入认识，而这对震颤的诊断治疗也将产生深远的影响。

（一）震颤的定义

1904 年 Holmes 对"震颤"（tremor）做出了定义：是身体的任何部位绕着任何平面的不自主震动，在节律和振幅方面可以规律或不规律，这取决于一群肌肉和它的拮抗肌的协同或选择性运动方式。

（二）震颤的分类

根据病因：原发性直立性震颤（primary orthostatic tremor）、软腭震颤（palatal tremor）、药物及毒物诱发的震颤（drug-induced and toxic tremor）、心因性震颤（psychogenic tremor）、周围神经性震颤（tremor in peripheral neuropathy）、不能分类的震颤（unclassified tremor）（*Consensus statement MDS 1998*）。

根据解剖学：黑质—纹状体震颤（nigrostriatal tremor）、小脑性震颤（cerebellar

tremor）、红核 / 中脑性震颤（rubral/midbrain tremor）、前 / 下橄榄核性震颤（inferior olive tremor）。

（三）震颤的发生机制

（1）反射引起震颤（周围性）：肢体震动→主动肌感受器→主动肌收缩→拮抗肌感受器→拮抗肌收缩。

加强途径：提高传入通路的兴奋性；增强效应器的反应性。

（2）中枢振荡器的作用（中枢性）：中枢神经细胞膜钙离子通道改变→细胞自发兴奋→振荡细胞→激活运动系统→一群细胞的同步振荡→震颤。

不同部位振荡细胞介导不同震颤：如 PD 的振荡细胞在基底节；ET 的振荡细胞在下橄榄。

（3）其他：机械作用，反馈环路。

（四）帕金森病运动症状和静止性震颤的病理机制

黑质与纹状体之间存在两套相互拮抗的系统，即黑质－纹状体的 DA 能投射系统和纹状体内的 Ach 系统，前者对纹状体神经元起抑制作用，后者对纹状体神经元起易化作用。正常情况下这两个系统保持平衡，以保证正常的肌张力和运动的协调。当黑质病变时，DA 能神经元受损，使 DA 递质系统的抑制功能降低，Ach 递质系统功能亢进，引起皮质活动减少和运动症状。另一方面，有人认为静止性震颤的产生可能与 VL 等结构的异常活动相关，可能是纹状体具有抑制性影响的黑质纹状体纤维变性后，导致苍白球和 VL 的活动过度使 VL 与运动皮质的反馈环路发生震荡。此外，有研究发现，PD 患者在执行运动任务时，出现主动肌和拮抗肌的协调障碍与中枢神经系统的各个水平上发生的交互抑制障碍有关，感觉处理障碍也在这种交互抑制障碍的发生中起了一定的作用（Meunier，2000）。PD 的肌震颤特征以屈肌和伸肌交替活动为主，表面肌电图检测可发现震颤频率恒定在 4~6Hz，有别于特发性震颤拮抗肌同步活动 3~11Hz 群放电，但肌电图反映的肌震颤缺乏特异性，如特发性震颤有时也可见交替活动。

随着信号处理技术和计算机技术的应用及发展，进一步推动震颤信号的分析研究工作，从而使其在震颤分类、震颤程度、定量等级评定等参数提取、发病机制、疾病早期发现及远期影响评估等辅助诊断等方面发挥更大的作用。

（五）震颤的分析

1.分析方法

（1）时域分析方法：时域分析方法是将震颤信号看作时间的函数，通过分析得到震颤信号的某些统计特征，如对震颤信号进行整形、滤波、相关性、平均、方差等处理后将其作为信号特征做模式分类或生理机制分析。缺点：其分析方法简单不能满足其他目的的研究，即其研究领域受到了限制。

（2）频域分析方法：频域分析是通过傅里叶变换（FFT）将时域信号变换到频域，对信号进行频谱、功率谱分析的方法。频域分析方法在震颤信号的检测与分析中具有重要应用价值。在频域常对震颤信号做功率谱、互功率谱、相位谱、相干分析等。缺点：不能清楚的提供震颤产生的生理机制且该方法对瞬态信号无能为力，也难以反映突发的低幅信号。

（3）高阶累积量方法。

（4）人工神经网络。

（5）模糊逻辑和混沌方法等。

2.临床常用频域分析方法

常用参数：频率，振幅，好发部位及其影响因素；Sweet 的临床分级量表主要适用于特发性震颤；加速计（accelerometer）：记录震颤的频率和幅度；肌电图（EMG）：记录与震颤相关的肌电活动。

3.临床震颤分析检测方法

将电极片贴在患者前臂震颤最明显的一对拮抗肌（临床常见用桡侧腕屈肌和桡侧腕长伸肌或者尺侧腕屈肌与指总伸肌），并将参考电极贴在在相应的肌腱上，加速器（ACC）电极贴在同侧手背第 3 掌骨远端（图 5-1）。电极放置完成后，分别在坐位静止放松时（双手放松置于双腿上）和固定姿势时（双前臂向前平举）以及负重时（500g，1000g）记录患者的震颤频率、强度以及同步肌电活动，记录时间为 30s。

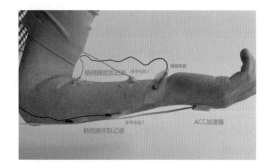

图 5-1　震颤分析电极记录方法

生理性（周围性）震颤变异较大；病理性（中枢性）震颤的频率相对恒定，但难于用肉眼来衡量；负重后（500g，1000mg）可能改变震颤的频率和振幅，小加速器将震颤的频率测量配合波形分析，可助临床诊断更为客观，应用方便。

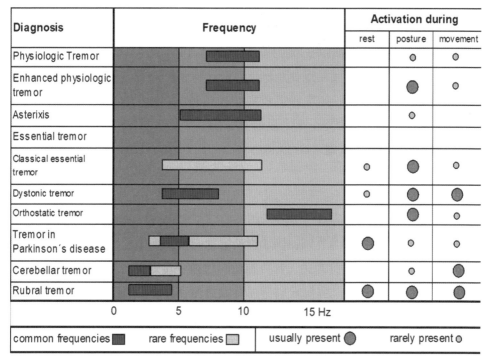

图 5-2　不同类型震颤的峰值、震颤频率和激活条件

（六）不同类型震颤特点

1. 帕金森病性震颤

PD 肌震颤通常与基底节症状一起出现，但极少数情况下可能是唯一临床表现。PD 性震颤多为静止性震颤，肌电图表现为动力肌与拮抗肌的交替活动，频率 4~6Hz，频率通常较为恒定（图 5-3）。

静息状态前臂伸肌和屈肌交替活动，频率恒定 5Hz。

2. 生理性震颤

常为正常的姿势性震颤，焦虑、疲劳、甲亢及咖啡因过量可使震颤幅度增加，可有动力肌与拮抗肌同步活动，但震颤频率多不恒定（图 5-4）。

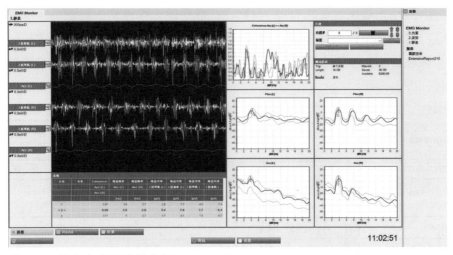

图 5-3　帕金森病肌震颤分析

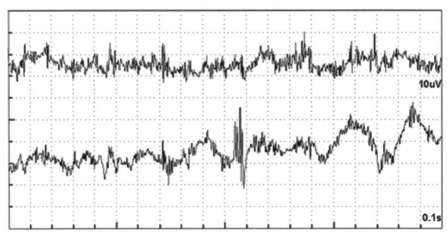

图 5-4　焦虑发作患者生理性震颤，前臂伸肌和屈肌同步替活动，频率不恒定

3. 特发性震颤

特发性震颤是一种常见的神经病变，常呈家族性常染色体显性遗传，可在儿童期或晚年出现，病程进展缓慢。通常情况下表现为姿势性动作性震颤。某些病人有震颤随意向而有某种程度的增加。在其他一些病人，也可主要表现为随目标位向运动的震颤，即"意向性持发性震颤"。极少情况下，震颤可在静止时持续存在。对大多数病人而言，震颤为唯一的症状。其病理基础以及病理生理层面的机制尚不清楚，频率为 4~11Hz，频率多恒定。表面肌电图检测常显示为动力肌与拮抗肌的同步活动（图 5-5），但也合可能呈交替性活功。

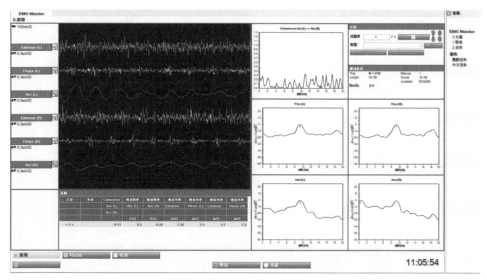

图 5-5　特发性震颤肌震颤分析：前臂伸肌和屈肌同步活动，频率 8Hz

4. 小脑姿势性震颤

在重度者称之为"红核震颤"，但这一术语不大确切。通常的情况震颤频率 2.5~4Hz，累及近端多于远端，表现为逐渐增多或逐渐减少现象，较长时间维持某一姿势时，震颤的幅度倾向于进行性增加。在做目标位向运动时，震颤持续存在或加重，且伴有辨距不良。肌电图检测显示为动力肌与拮抗肌的交替性活动，呈爆发性，持续 125~250ms。可能的病变部位在小脑上脚，最常见的病因为多发性硬化，其他如脑卒中、肿瘤或创伤也可引起。

在轻度患者，震颤表现为短暂、快速（达 10Hz）、以远端为主；但总的说来对其了解不多。由于在重度者也可表现为很"轻微"，所以将小脑姿势性震颤进行"轻度"和"重度"该说不是最好鉴别方式。

5. 肝豆状核变性（Wilson 病）震颤

在 Wilson 病，震颤可为唯一的症状，也可与其他运动病变和精神障碍同时出现、震颤表现为姿势性和意向性，震颤分析显示为动力肌与拮抗肌以 3~5Hz 频率的交替性活动。

6. 神经病性震颤

先天性或获得性周围神经病，可出现姿势性震颤。其病理生理机制不清，震颤分析显示为动力肌与拮抗肌的同步和交替性活动混合存在，频率为 6~8Hz。

7. 小脑意向性震颤

出现意向性震颤而无姿势震颤，通常是小脑功能障碍所致。病变可位于小脑或小脑通路，其他部位包括周围神经的病变也可出现意向性震颤，但病理生理机制不清。意向性震颤的特征是，在运动目标附近发生节律地摆动。肌电图检测显示为动力肌与拮抗肌的交替性活动。应与朝向目标时出现的、连续性不规律的不准确运动相区别，后者称之为"动态辨距不良"（图 5-6）。

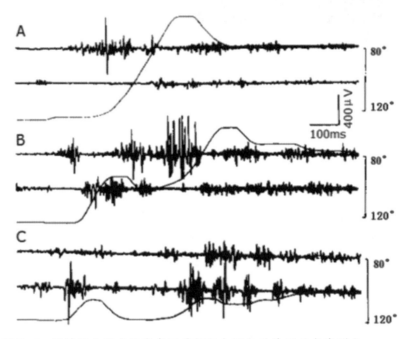

图 5-6　酒精性小脑变性患者肌震颤肌电图与肢体运动角度测定

第一、二条曲线分别为肱二头肌和肱三头肌肌电活动，第三条曲线为肘关节的角度。A. 主动肌最初的爆发活动延长；B. 动态辨距不良；C. 意向性震颤（引自 Sabra，1984）。

8. 原发性书写震颤

原发性书写震颤是指一种在特定工作状态下才发生的震颤，只在书写和其他某些（但并非所有）熟练工作时出现，在出于某种姿势或作目标位向运动时不出现。由于常与特发性震颤相混淆，所以诊断为原发性书写震颤者，可能比实际的要少。典型者表现为动力肌与拮抗肌的交替性活动，频率 5~6Hz。

9. 癔病性震颤

在癔病性震颤者，震颤可成为转换症状——情绪转换为躯体症状。震颤表现为多种形式，最常见者是动力肌与拮抗肌交替活动的动作性震颤。各相关诊断的客观标准尚未阐明。

10. 扑翼样震颤

扑翼样震颤是张力性神经支配的短暂性减低，表现为不随意的肌肉跳动，与姿势性或意向性运动相重叠。仔细观察常可发现，肌肉跳动发生于重力的方向，但这可能难以识别，因为张力减低后随之即出现快速的代偿性抗重力运动，使肢体的位置得以恢复；这一不随意运动通常不规律，但扑翼样震颤来得迅速时，外表看起来可能像震颤肌电图分析，显示为动力肌与拮抗肌特征性的同步活动中止（图5-7）。

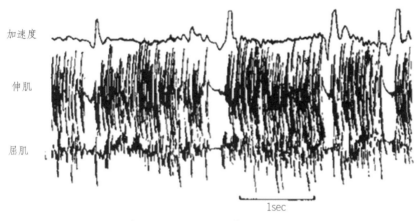

图 5-7　扑翼样震颤表面肌电图和加速度计记录

于腕部屈肌和伸肌进行肌电图描记，加速度计置于手背记录（引自 Hallett，1986）。

11. 帕金森病性震颤与特发性震颤的不同生理机制研究

PD 静止性震颤与特发性震颤表面肌电图有不同表现，两种震颤是否存在不同机制有争论，有人认为特发性震颤是 PD 的早期病症，有人认为特发性震颤是 PD 的顿挫型，有人认为特发性震颤与 PD 是两种不同性质的疾病。

鉴于这样的争论，也有学者进行了经颅磁刺激的皮质静息期（CSP）研究：

特发性震颤皮质静息期（126.23 ± 31.37ms）与正常对照组（131.52 ± 27.44ms）无显著差异（t=0.651，P=0.518）（王艳，2007），表明运动皮质抑制性中间神经元对抑制特发性震颤的发生无明显作用。帕金森病 CSP（93.3 ± 16.30ms）与正常对照组（102.40 ± 21.50ms）有显著差异（$P < 0.05$）（赵澎，2006），表明运动皮质抑制性中间神经元抑制障碍对帕金森病震颤的发生有相关作用，提示两种肌震颤发生的中枢抑制障碍可能存在不同机制。

■ 二、H 反射在帕金森病诊断中的应用

临床上通过肌肉的牵张反射可以估计运动神经元在肌张力不同条件下的兴奋性，但是不能定量地做出客观的记录。用电生理方法刺激胫神经，引起脊髓单突触反射，从而导致它所支配的腓肠肌收缩，这即是 H 反射，由 Hoffmann 而得名。如果是叩诊跟腱引起的腓肠肌收缩，则称之为腱反射（T 反射）。这种方法间接地测定运动系统控制的肌梭灵敏度。

（一）H 反射的生理基础

H 波的产生是用中等强度电刺激周围神经干，在所支配的肌肉记录动作电位，早成分 M 波后可出现幅度较高的晚成分 H 波，H 波是电流兴奋周围神经，通过脊髓反射弧表现出的单突触反射活动。H 反射在新生儿到一岁儿童期可以在很多周围神经中引出，但是到了成人期，则只在小腿三头肌引出。如在受试者轻收缩的状态下，通过加强神经元兴奋性，则可以在上、下肢很多肌肉中引出。

为了鉴别 H 反射和 F 波，刺激强度要逐渐增加，开始时 H 反射波幅增加，但在 M 波出现和继续加大过程中，H 反射波幅逐渐减小，当强度超过 M 波的最大波幅而继续加大时 H 反射消失，F 波取而代之（图 5-8）。H 反射的最佳刺激强度是，既最大限度地兴奋了 IA 输入纤维，又不同时兴奋运动纤维。如果出现了 M 波，就说明有一定的运动纤维受兴奋。这时晚成分中可不排除有 F 波的成分。增强刺激强度以抑制 H 反射的机制可能是：①逆行性 γ 运动神经元的兴奋。②在逆行性冲动作用下，轴丘处于不应期之中。③通过邻近运动神经元至网络引起的润绍（Renshaw）抑制。

胫神经 H 波较稳定，正常 H 波潜伏期为 29.4 ± 2.5ms，或两侧相差在 1.4ms 以内。

由上到下电刺激强度逐渐增加。

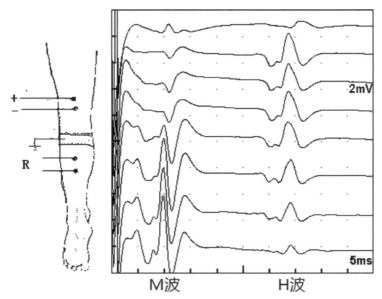

图 5-8 H 反射检测

（二）H 反射在帕金森病诊断中的应用

胫神经或正中神经的 H 反射潜伏期，提供整个输入和输出通路的神经传导信息。酒精中毒、肾衰竭以及其他多发性周围神经病，潜伏期延长。PD 痉挛状态时，S1 脊髓节段反射弧抑制性降低：H 波潜伏期缩短，波幅增高

S1 或 L5 神经根损害，腓肠肌内侧头或胫前肌 H 波延迟、降低或消失；梨状肌综合征的腓总神经 H 波难以引出，胫神经 H 波则延迟。H 反射反映脊髓灰质功能并涉及 3~4 个节段，脊髓中央灰质病变必然引起 H 反射减弱或消失。颅脑损伤或脊髓完全性横断等上运动神经元病变，H 波潜伏期可能缩短，幅度可能增高，并在不易引出 H 反射的神经上可引出 H 波，而在病变晚期，由于脊髓前角可能发生变性，H 反射可能延迟或消失。脊髓损伤的脊休克期，常难以判断脊髓是否完全损伤，H 反射连续观察，可及早判断损伤性质。

（三）H 反射的研究进展

1. 脑卒中患者双下肢 H 反射与痉挛指数的相关性（图 5-9，王永慧，2008）

2. 痉挛型脑性瘫痪下肢 H 反射与肢体痉挛的相关性（表 5-1，王媛，2012）

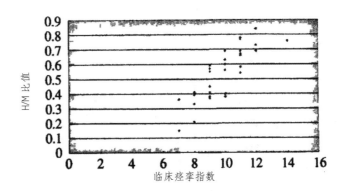

图 5-9　H 反射与痉挛指数的相关性

表 5-1　H 反射与肢体痉挛的相关性

组别	n	H 反射潜伏期 / ms	波幅 / μV	H/M 值
健康对照组	20	23.20 ± 1.98	2.34 ± 1.53	14.23 ± 6.36
脑瘫组	50	18.87 ± 2.94 ↓	4.21 ± 2.85 ↑	35.24 ± 16.32 ↑
t		3.57	4.36	10.56
P		< 0.05	< 0.05	< 0.01

3. 脑卒中后偏瘫患者下肢 H 反射的特征表现（表 5-2，表 5-3，李红玲，2011）

表 5-2　患侧和非患侧 H 反射潜伏期和 H / M 比值

	胫神经 H 反射 潜伏期（$\bar{\chi}$ ± s, ms）	胫神经 Hmax/Mmax 比值（中位数）
患侧	30.09 ± 1.87 ↓	0.476 ↑
非患侧	31.99 ± 2.31	0.189
P 值	0.000 < 0.05	0.000 < 0.05

表 5-3　患侧和非患侧 H 反射潜伏期和 Hmax/Mmax 与 CSI 的相关性分析

	患侧胫神经 H 反射潜伏期	患侧胫神经 Hmax/Mmax
等级相关系数	−0.325	0.614
P 值	> 0.05	< 0.05

4. 成对刺激 H 反射兴奋恢复曲线评价（图 5-10，卢祖能《实用肌电图学》，1998）

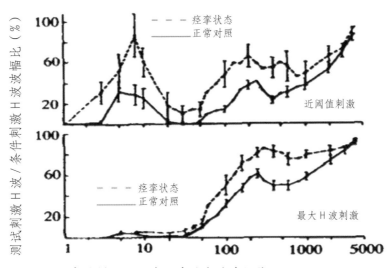

图 5-10　成对刺激 H 反射兴奋恢复曲线评价

■ 三、体感诱发电位在帕金森病诊断中的应用

（一）体感诱发电位的基本原理

躯体感觉诱发电位（somatosensory evoked potential，SEP）又称体感诱发电位，是以脉冲电流刺激周围神经，在感觉通路不同水平记录神经动作电位和突触后电位的技术，其感觉通路主要是意识性本体觉通路，而可能与痛觉传导通路无关。

1. 体感诱发电位的基本技术

记录方式及主要成分：最为常用的上肢 SEP 为脉冲电刺激腕部正中神经、尺神经和虎口区桡浅神经，在同侧锁骨 – 对侧锁骨导联（EP1–EP2）或 Erb' 点记录臂丛电位 N_9，在第 7 颈椎（CV7、C7S）或 5 颈椎（CV5、C5S）棘突 –Fz 导联（或 FPz）（CV7–Fz，CV7–FPz）记录脊神经后根电位 N_{11} 和颈髓后角突触后电位 N_{13}。根据国际脑电图 2~20 系统（图 5-11）在对侧皮质（既手部感觉皮层区，Cz 后退 2~2.5cm，旁开 5cm；左侧为 C3'，右侧为 C4'，统称为 Cc'）C3'–Fz、C4'–Fz 导联，记录内侧丘系 / 背侧丘脑突触后电位 P_{15}（或 P_{14}）、体感皮质 I 区短潜伏期原发反应 N_{20} 和 P_{25}、N_{35}、P_{45}、N_{60} 继发中潜伏期反应等（图 5-12，图 5-13）。

N_{13} 波属于节段性脊髓诱发电位，即在既有感觉神经传入又有运动神经传出的脊髓节段内才能引出，实质上是传入 – 传出反射弧活动产生的突触后电位。

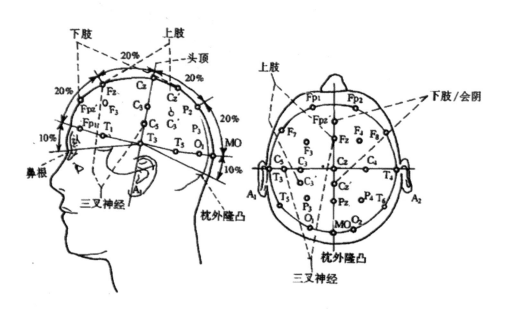

图 5-11　国际脑电图 2~20 系统以及各种体感诱发电位常用记录部位及其电极位置

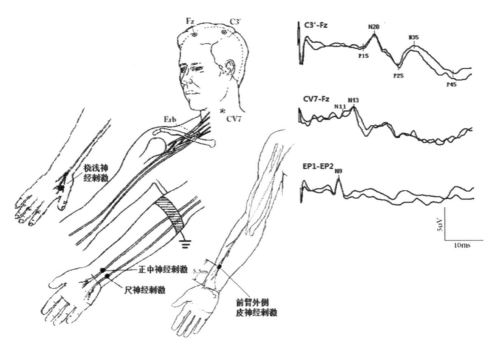

图 5-12 上肢体感诱发电位不同导联和 SEP 波形

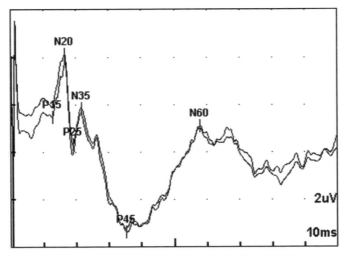

图 5-13 上肢皮质体感诱发电位短、中潜伏期各波形成分

此外，电刺激腕部正中神经，记录电极在对侧运动皮质（即手部运动皮层区，左侧为 F4，右侧为 F3），参考电极置于刺激同侧耳垂或 Fz、Fpz，可记录中央前区成分 $P_{22}-N_{30}$（有文献称为 $P_{22}-N_{25}$）复合波，中央前成分 P_{22} 主要起源于运动区 IV 区，而 N_{30} 起源于前运动区及额叶辅助运动区（supplementalmotor area，SMA）等较广泛的神经部位（图 5-14）。有研究认为，额叶病变以 $P_{22}-N_{30}$ 异常为主，顶叶病变以 $N_{20}-P_{25}$ 异常为主，病变同时涉及额顶二脑叶区，往往 $P_{22}-N_{30}$ 和 $N_{20}-P_{25}$ 均有异常（李书鑫，1991）。中央前 SEP 可在没有运动诱发电位（MEP）的情况下，或患者不能进行 MEP 检测时评估运动皮质功能。

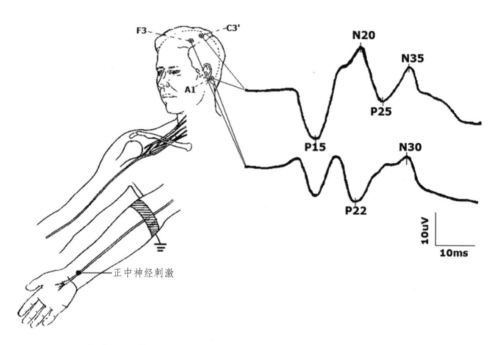

图 5-14　正中神经体感诱发电位中央前和中央后区 SEP 成分

以非头部作为参考电极（非头参考）的 SEP 成分更为复杂（图 5-15），以 Cc' 为记录，同侧锁骨（EPi）为参考，可记录到 P_9、P_{11} 和 P_{13}/P_{14} 复合波，P_9 和 P_{11} 分别与 N_9 和 N_{11} 同源；以同侧 C3' 或 C4'（统称为 Ci'）作为记录电极，以第 2 颈椎棘突（CV2）或同侧肩部（Si）为参考电极，可在双侧皮质获得皮质下电位 N_{18}，N_{18} 在昏迷与脑死亡判断中有重要参考价值。关于 N_{18} 神经发生源有很多争论，以往认为，N_{18} 起源于皮质下及丘脑，但近年来多数作者认为，N_{18} 是

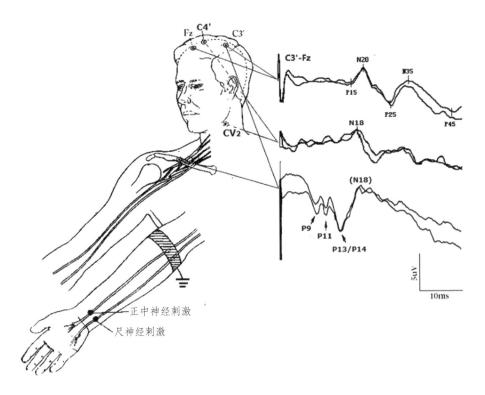

图 5-15 头参考电极与非头参考电极记录的 SEP 波形比较

皮质下特别是脑干有关结构对短时电刺激的一种反应。于 20 世纪 90 年代初曾报道（Noel，1996）在人类延髓和脑桥及其以上水平直接记录（包括鼻咽电极）的结果，与头部记录 N_{18} 波幅的潜伏期基本相同，表明 N_{18} 起源于脑桥上段而非丘脑。同期，Sonoo 等（1999）发现在颈 1~2 损伤后 N_{18} 的成分消失，提示 N_{18} 的神经发生源可能位于延颈交界部以上的脑干。但是 Noel 等在以后几年间又发现，当延髓上段至中脑水平的内侧丘系损伤时，P_{14} 和 N_{18} 的波形仍然分化良好。Chiappa（1997）和 Ulas（2001）等则认为，丘脑腹后外侧核团的电活动参与 N_{18} 的形成，Ulas 等确认 N_{18} 的发生源在丘脑及丘脑 – 皮质通路。Boor 等（1998）对 80 例正常低龄受试者进行 SEP 检测后结论为 N_{18} 的发生源在延髓。总之，人们通过动物实验研究、特殊病例的不断积累、神经影像学的进展和记录技术的完善，逐渐认为 N_{18} 长时程、多峰特征只能用多发生源来解释，而且大脑皮质也可对 N_{18} 的发生与形成起反馈作用（Schwerdtfeger，1999）。

2. 上肢体感诱发电位正常参考值（表 5-4 至表 5-7）

SEP 主要成分的绝对潜伏期包括 N_9、N_{13} 和 N_{20} 波潜伏期，同时还应包括近端神经感觉传导时间 N_9-N_{13} 峰间潜伏期（N_9-N_{13} IPL）、N_{13}-N_{20} 峰间潜伏期（N_{13}-N_{20} IPL）和 N_9-N_{20} 峰间潜伏期（N_9-N_{20} IPL），其中，N_{13}-N_{20} IPL 被称为中枢感觉传导时间（central sensory conduction time，CSCT），反映 SEP 在中枢段（颈脊髓至大脑皮质）的传导时间，各参数以超过均值 3 个标准差具有临床意义。上肢皮质 SEP 的晚成分（P_{45}-N_{60}）波幅不大于早成分（N_{20}-P_{25}）波幅的 3 倍即为正常。

表 5-4　亚洲人上肢神经腕部刺激 SEP 正常参考值

	正常值（M±SD）	正常上限（M+3SD）
N_9	9.29 ± 0.58	11.03
N_{13}	12.67 ± 0.79	15.04
N_{20}	18.63 ± 0.94	21.45
N_9-N_{13}	3.38 ± 0.4	4.58
N_9-N_{20}	9.25 ± 0.55	10.90
N_{13}-N_{20}（CSCT）	5.89 ± 0.48	7.33

注：M 均值；SD 标准差（引自飞松省三，2003）。

由于临床上很难考虑到身高和年龄对 SEP 绝对潜伏期的影响，SEP 峰间潜伏期（尤其是 CSCT）则较为恒定，是个体化检测的重要参考手段，如检测单一导联，可根据身高与 SEP 绝对潜伏期的关系作出较为个体化的判断（图 5-16），或按照回归方程：0.077×身高（cm）+ 0.028×年龄（岁）+ 5.17（Verroust，1990）计算其正常理论参考值。P_{25}、N_{35}、P_{45}、N_{60} 等继发反应潜伏期至今缺乏具体临床应用价值。

表 5-5　中国人上肢 SEP 绝对潜伏期正常参考值（mean ± SD）（1）

性别		N_9	N_{13}	P_{15}	N_{20}	P_{25}	N_{35}	P_{40}
男	M ± SD	9.9 ± 0.8	13.1 ± 0.9	15.5 ± 1.2	19.4 ± 1.2	2.5 ± 1.8	32.3 ± 1.8	41.6 ± 3.5
	M+3SD	12.2	15.8	19.2	22.9	30.8	40.1	52.2
女	M ± SD	9.1 ± 0.4	12.1 ± 0.5	14.2 ± 0.6	18.0 ± 0.5	25.2 ± 2.1	32.3 ± 3	42.3 ± 4.6
	M+3SD	10.3	13.6	15.8	19.6	31.5	41.4	56.1

（引自潘映辐，1988）

表 5-6　中国人上肢 SEP 峰间潜伏期正常参考值（mean ± SD）（2）

性别		N_9–N_{13}	N_{13}–N_{20}	N_9–N_{20}
男	M ± SD	3.2 ± 0.4	6.2 ± 0.7	9.4 ± 0.8
	M+3SD	4.3	8.2	11.9
女	M ± SD	3.0 ± 0.4	6.0 ± 0.5	8.9 ± 0.4
	M+3SD	4.1	7.4	10.3

（引自潘映辐，1988）

表 5-7　8~14 岁中国儿童正中神经 SEP 正常正常参考值（mean ± SD）

波成分	左侧（n=30）	右侧（n=30）	两侧差（上限值）（n=30）	总体（上限值）（n=30）
N_9	8.20 ± 0.85	8.30 ± 0.77	0.10 ± 0.62（1.65）	8.25 ± 0.80（10.24）
N_{13}	12.74 ± 0.46	12.72 ± 0.61	0.03 ± 0.31（0.78）	12.73 ± 0.53（14.06）
N_{18}（N_{20}）	18.80 ± 0.66	18.55 ± 0.89	0.25 ± 0.44（1.35）	18.68 ± 0.78（20.63）
N_9–N_{13}	4.63 ± 0.62	4.42 ± 0.73	0.21 ± 0.76（2.11）	4.52 ± 0.67（6.19）
N_{13}–N_{18}（N_{20}）	6.06 ± 0.42	5.83 ± 0.66	0.23 ± 0.42（1.27）	5.95 ± 0.55（7.33）

（改引自王玉良，1995）

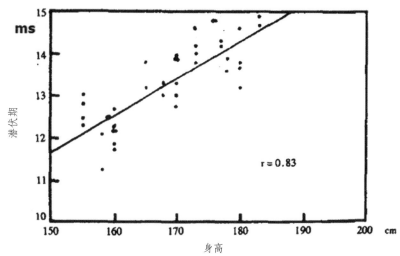

图 5-16　身高与上肢 SEP 的 N_{20} 波绝对潜伏期相关性

（引自 Eisen 和 Stevens，1984）

P_{22} 波潜伏期正常参考值：19.70 ± 1.10ms（耿志国，1996）；

P_{14}-P_{22} IPL 正常参考值：6.90 ± 0.89ms（耿志国，1996）；

P_{22} 波基线波幅正常参考值：0.26 ± 0.12μV（耿志国，1996）。

（二）体感诱发电位在帕金森病诊断中的应用

PD 感觉、运动皮质病理生理特征与体感诱发电位：中枢神经系统对感觉冲动传入具有选择性，这种选择性的机制之一是所谓的闸门作用（gating），运动过程中对某些感觉冲动传入也有抑制作用，这种作用通常称之为"运动闸门"（movement gating），即一种感觉冲动传入对另一种感觉冲动传入的抑制作用（Rushton，1981；Jones，1989）。黄华品等（1996）发现，在主动活动手指时 P_{22}-N_{30} 波明显受抑制，提示运动闸门机制在此起主要作用。在 PD 中锥体外系的运动症状，同运动闸门的作用机制相似，可以在不同的水平，包括丘脑前部、内囊前肢 - 运动区，阻碍感觉神经的传入，也就是在运动过程及 PD 患者中，传入到中央前区的感觉信息受到抑制。黄华品等（表 5-8，2004）研究早期 PD 患者中央前 SEP 成分变化，发现普通导联 SEP 未见显著异常，但 P_{22} 波潜伏期和 P_{14}-P_{22} IPL 显著延长，P_{22}-N_{30} 波幅显著降低。另有研究发现，PD 患者上肢额叶 N_{30} 和下肢 N_{50} 波幅明显降低（杨志勇，2006）。N_{30} 来源于 SMA，SMA 被认为不仅与姿势控制和发音有关，在自主运动的启动方面也有调控作用。SMA

并不直接接受来自丘脑的躯体感觉纤维的传入，但它通过与中央后回躯体感觉皮质之间的信息交换，间接接受躯体感觉传入。刺激胫神经产生的顶叶 P_{40}-N_{50} 复合波来源在目前尚有不同意见，国外学者认为来源于中央前皮质（Tinazzi，1999），而国内陈桂英等（2005）认为来源于感觉皮质。正常情况下，锥体外系通过皮质－纹状体－皮质环路来控制自主运动，这个环路中包括直接通路和间接通路，两者的区别是：间接通路包括底丘脑核而直接通路不包括底丘脑核，两者对运动调节有不同的作用，间接通路主要抑制运动的启动和运动的转换；而直接通路给大脑皮质提供兴奋性信息，是自主运动的主要驱动者，直接通路可以常被间接通路抑制（Onla-or，2001）。这个环路皮质部分包括躯体感觉中枢、SMA、躯体运动中枢等，接受来自基底节信号的广泛投射。正常情况下，通过基底节多巴胺能神经纤维投射保持这两个通路的平衡，但 PD 患者多巴胺神经递质减少，直接、间接通路的平衡遭到破坏，间接通路得到加强，直接通路减弱，继而中央前回运动皮质神经元"点燃"效应降低，导致 PD 患者运动迟缓，执行动作开始时出现停顿或踌躇等。PD 患者的 N_{30} 异常可能源于 SMA 异常（Rascol，1992）。SMA 是基底节主要的输出目标之一，而 SMA 在组织或计划复杂的和有次序的上肢运动方面起控制作用；N_{50} 的异常是中央前皮质活性降低的结果，中央前皮质是基底节的一个主要皮质投射目标，对运动的启动有调节作用，因此杨氏等认为中央前皮质是胫神经 SEP 中 N_{50} 的主要来源。基底节中多巴胺的耗竭导致其投射的中央前皮质和 SMA 区活性的下降是 N_{30} 和 N_{50} 波幅下降的主要原因。用阿朴吗啡注射后，N_{30} 和 N_{50} 波幅可快速而短暂地缓解，表明这种异常确是黑质纹状体系统内多巴胺耗竭，导致运动皮质兴奋性降低，而多巴胺激动剂并不影响顶叶 SEP（Rossini，1993；Tinazzi，1999）。因此，由于 PD 患者基底节区 DA 能神经递质的缺陷，导致其皮质投射区，包括中央前皮质和辅助运动区活性下降，因而使额叶的 SEP 成分的波幅下降（Hanajima，2004）（图 5-16）。虽然额叶成分 N_{30} 和 N_{50} 的起源可能不同，N_{30} 和 P_{50} 的异常从不同方面反映了 PD 患者的运动症状，N_{30} 反映 SMA 区异常，与 PD 执行复杂运动症状有关，而 N_{50} 来源于中央前皮质，与运动的启动有关，下肢 P_{40}-N_{50} 的异常比上肢 N_{30} 与临床症状更加具有相关性，这可能是中央前皮质在运动调控过程中比 SMA 起更大的作用。上述研究虽无法确定下肢胫神经的 N_{50} 波在 PD 诊断中的作用，但 P_{40}-N_{50} 复合波和上肢的 P_{22}-N_{30} 波一样，在临床治疗的监测中有一定指导价值。

表 5-8 52 例帕金森病的 SEP 各异常指标分布（黄华品，2004）

	$N_{13}-N_{20}$ IPL	$N_{20}-P_{25}$ Amp	P_{22}PL	$N_{13}-P_{22}$ IPL	$P_{22}-N_{30}$ Amp
异常例数	24	18	20	28	27	36
异常率（%）	46.2	34.6	38.5	53.8	51.9	69.2

患者女性，59 岁，左上肢静止性震颤，肌张力呈齿轮样增高，右上肢无震颤，但肌张力增高；表面肌电图显示左前臂伸肌和屈肌交替活动，活动频率恒定 5Hz，符合帕金森病震颤特征（图 5-17A）。SEP 的 Cc'-Ac 导联各波潜伏期属正常范围，但 F3'-A1 导联的 P_{22} 波潜伏期延长（25.4ms），F4'-A2 导联的 P_{22} 波潜伏期延长更为显著（30.3ms），$P_{22}-N_{30}$ 波幅较对侧降低（图 5-17B）。

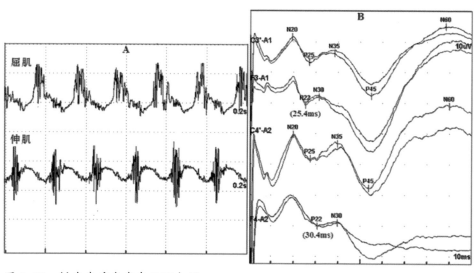

图 5-17 帕金森病患者表面肌电图

四、运动诱发电位在帕金森病诊断中的应用

（一）运动诱发电位检测原理

运动诱发电位是应用瞬时高压电或高通量磁场刺激对侧皮质运动区，通过兴奋运动皮质、下行通路及周围神经，在相应肌肉表面记录动作电位，传导途径多认为是锥体束和周围神经运动纤维（图 5-18）。

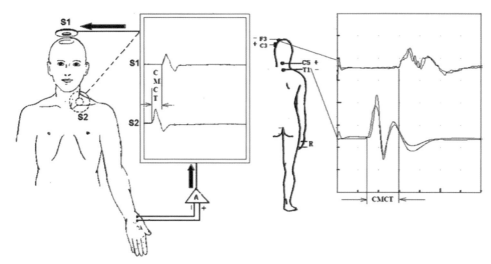

图 5-18　运动诱发电位检测方法

电刺激大脑中枢的研究可以回溯到 1870 年，随后术中电刺激大脑皮质得以广泛研究。1954 年 Gualtierotti 等颅外电刺激清醒正常人的努力由于其疼痛而失败，经过多年沉寂之后，有人发现用短上升沿的窄电脉冲可以降低组织阻抗而刺激到深部神经且无需特殊的皮肤准备，受此启发，1980 年 Merton 和 Morton 创立了经颅电刺激（trainscranial electric stimulation，TES），从而为运动诱发电位的应用打下了基础。

Barker 于 1985 年开创了 TMS 技术，Shefield 大学研制成功医用环型线圈。TMS 技术很大程度上针对 TES 的缺陷而发展起来的，它具有很多电刺激所不具有的优点：①更容易实现颅脑深部刺激，传统表面电极进行刺激时，电场迅速发散，无法达到颅脑深部，而植入型电刺激由于其创伤性而无法得到广泛推广和应用。②人体不适感轻微，电刺激一个的负面效应，就是强电流对头皮和颅骨都有很强的刺激作用，使人产生一定不适感，而 TMS 则不是直接刺激神经.而是利用感应的电流来进行刺激，其感应电流的大小和电阻成反比，对于电阻很大的头皮、骨骼而言，产生的电流微乎其微，基本无不适感。③与人体无接触，属于无创性刺激方法，从而大大减小了受试者不适的概率。④双电源和双触发装置的 TMS 刺激器可实现短刺激间隔（1~20ms）的刺激，从而可利用神经组织刺激兴奋后的不应期和超常期，进行成对刺激，以评估运动皮质兴奋性、易化性和抑制性，还可通过多个线圈多重刺激，评估大脑半球之间以及不同脑区之间的联系。

与电刺激比较，磁刺激的优点是无痛，但在脊柱区刺激时不能兴奋脊髓前角细胞，而只能兴奋神经根或神经丛，因此不能在锥体束通路上随意选择刺激点，因此定位不如电刺激准确。电刺激虽然有较强振动感（而不是疼痛感）和不适，但作用时间短，且定位准确，几乎无副作用。

（二）运动诱发电位的神经发生源与易化现象

单次刺激运动皮质表面可在实验动物的延髓或脊髓对侧锥体束记录到数次下行冲动电位。最先出现的电位由于无突触参与故其潜伏期极短，切除大脑皮质后仅可以在皮质下白质引出，它被命名为 D 波（直接波），起源于快传导锥体束神经元的近端轴索包括起始段（initial segment）、白质第一或深一级神经节以及灰质树枝状轴索网。在皮质功能完整时，由于突触的参与使得后续电位按一定的潜伏期间断出现，它们被命名为 I 波（间接波），其起源在兴奋性中间神经元，主要包括源自腹外侧核及腹前核的特异性丘脑皮质投射纤维、皮质间投射特别是源自后中央回及运动前区的纤维、内源性横向纤维系统。D 波和 I 波都在快锥体束纤维传导，因此到锥体束下段二者无弥散。在人类经颅刺激同样可以记录到 D 波和 I 波。二者单突触作用于前角运动神经元产生兴奋性突触后电位，总和后使其发放。TMS 依靠感应电流兴奋神经元，其电流方向与颅骨成切线关系，TMS 优先兴奋皮质中间神经元、锥体束轴索、侧突以及皮质与皮质下广泛的区间投射纤维网，诱发出 I 波而不能引出 D 波。因此，TMS–MEP 产生的机制为脉冲磁场在皮质中间神经元产生感应电流来兴奋组织，产生多个 I 波总和后作用于脊髓前角运动神经元（Mills，1987），其潜伏期要比 TES–MEP 潜伏期长 $1\sim2ms$。

肌肉在轻度随意收缩情况下刺激皮质，则产生 MEP 的易化现象，即刺激阈值降低，反应潜伏期缩短及 $2\sim3ms$，波幅增高。皮质 MEP 易化可发生于肌肉收缩或成对刺激时。皮质刺激时随意收缩的易化现象的机制为中枢神经系统内特别是上运动神经元的"预激水平"，这种预激常表现为随意收缩时的 MEP 比松弛时多出一个 D 波。D 波阈值高，故仅在轻度随意收缩条件下刺激皮质时才出现，D 波后的 I 波阈值低，是松弛条件下的主反应。轻收缩时的易化现象有助于降低皮质刺激强度，提高病人对 MEP 检查耐受力。在中枢神经系统病变时，轻度收缩可引出在不易引出的 MEP，但收缩的肌电波干扰会影响 MEP 潜伏期的判定，因此，松弛条件下的正常值应作为最基本的诊断基准。

（三）运动诱发电位检测方法

1．TMS-MEP 检测方法（皮质磁刺激）

环形线圈 TMS 刺激面积较大，对刺激部位的精确度要求不如 "8" 字线圈高，但刺激能量不如 "8" 字线圈集中，"8" 字线圈刺激位置对 MEP 波形和波幅影响较大，有时正常人上肢 MEP 重复性也不佳。通常，上肢 TMS-MEP 在鱼际肌或小鱼际肌记录，头部刺激时，环形线圈刺激国际脑电图 10-20 系统 Cz 部位，"8" 字线圈中心部位刺激 Cc'（记录左上肢 MEP 刺激 C4'，记录右上肢 MEP 刺激 C3'），下肢 TMS-MEP 在胫前肌、姆展肌或趾短伸肌记录，线圈中心部位刺激 Cz 前 2~6cm。TMS-MEP 刺激部位的个体差异较大，应反复寻找最佳 MEP 的部位刺激。

2．TES-MEP 检测方法（皮质电刺激）

TES-MEP 采用双极桥式电极刺激，接触点为金属网，使用时金属网蘸上生理盐水以增强导电性。记录上肢 MEP 时皮质刺激为阳极刺激，TES 刺激器置于头顶（Cz）或左右旁开 7cm，阴极置于阳极前方 6cm 处，从而形成刺激环路（图 5-19）。皮质刺激为阳极兴奋，最有说服力的证据是，把两个同样的电极对称置于双侧上肢运动皮质的头皮上，当右侧为阳极而左侧为阴极时，只能在左上肢引出 MEP，反之则只能在右上肢引出 MEP（潘映辐，2000）。

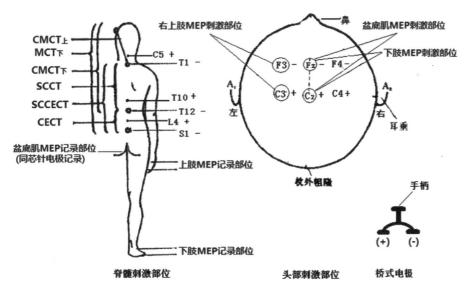

图 5-19　皮质与脊髓 TES-MEP 检测示意（改绘自宋新光，1998）

3. MEP 直接潜伏期测定

刺激皮质相应代表区，在对侧拇短展肌、小指展肌、三角肌、胫前肌和踇展肌等靶肌记录外周 CMAP，测定其潜伏期，借以了解运动冲动在中枢和外周的传导情况。国内外学者均对 TMS-MEP 直接潜伏期作了报道（表 5-9）。

表 5-9 国内外主要研究者 TMS-MEP 正常参考值（mean ± SD）

研究者	例数	靶肌	直接潜伏期			CMCT
			皮质→靶肌（侧间差）	颈→靶肌（侧间差）	腰→靶肌（侧间差）	
Barker（1987）	27	ADM	22.5 ± 1.5	13.1 ± 1.1		9.4 ± 1.0
		APB	22.6 ± 1.2	13.1 ± 1.0		9.5 ± 1.1
		AH	43.3 ± 3.0		24.5 ± 2.1	18.8 ± 2.0
汤晓芙（1992）	28	ADM	19.19 ± 1.80	11.7 ± 1.19		8.0 ± 1.55
汤晓芙（1995）	100肢	ADM	▲ 18.8 ± 1.34（0.96 ± 1.01）	11.5 ± 0.98（0.79 ± 0.64）		7.24 ± 1.20
		AT	▲ 26.78 ± 1.69（0.85 ± 0.64）		12.91 ± 1.58（0.79 ± 0.64）	13.88 ± 1.35
Opsomer RJ（1989）	15	球海绵体肌	28.2 ± 2.6（静息）			
			22.5 ± 2.7（易化）			

▲与皮质相关的各项 MEP 参数均取易化 MEP，静息皮质 MEP 上肢 MEP 比易化 MEP 约长 1.5ms，下肢静息皮质 MEP 有时不易引出。

ADM：小指展肌；APB：拇短展肌；AH：踇展肌；AT：胫前肌。

（引自潘映辐，1998）

（四）运动诱发电位在帕金森病临床和研究应用

目前 TMS 共有 3 种主要的刺激模式：单脉冲 TMS（single-pulse TMS，sTMS）、双脉冲（成对脉冲）TMS（paired pulses TMS，pTMS）以及重复经颅磁刺激（repetitive TMS，rTMS）。sTMS 和 pTMS 用于临床神经系统功能检查和评估左、右半球兴奋性与连接性的评估，rTMS 则用于神经、精神疾病治疗。

TMS 首先提出运动皮质兴奋性（motor cortex excitability，MCE）概念，左、右侧半球 MCE 可通过运动阈值（motor threshold，MT）、皮质静息期（cortical silent period，CSP）、皮质内抑制（intracortical inhibition，ICI）和皮质内易化（intracortical facilitation，ICF）测定，运动皮质之间的联系可通过同侧静息期（ipsilateral silent period，ISP）和半球间抑制（interhemispheric inhibition，IHI）测定（Classen，2003）。

1. 运动阈值测定

以"8"字或环形线圈中心置于受试者一侧颞部刺激运动皮质，通过肌电图放大器在对侧处于静息的拇短展肌（APB）、第一骨间背侧肌（FID）或其他靶肌记录 MEP，调节刺激部位并降低磁刺激量至 10 次刺激中至少有 5 次诱发的 MEP 波幅大于 50μV，该刺激量即为 MT（图 5-20）。MT 用于评价皮质脊髓谷氨酸（glutamic acid，Glu）能运动神经元兴奋性、初级皮质 – 皮质纤维连接，它代表皮质脊髓束兴奋所需的最低水平，MT 越高则 MCE 越低，反之则 MCE 越高。这种在肌静息时检测的 MT 称为静息运动阈值（rest motor threshold，RMT）。另一种阈值检测是活动运动阈值（active motor threshold，AMT），即肌肉轻度收缩时在 10 次 TMS 刺激时至少 50% 的 MEP 在 200~300μV 的最小磁刺激量。

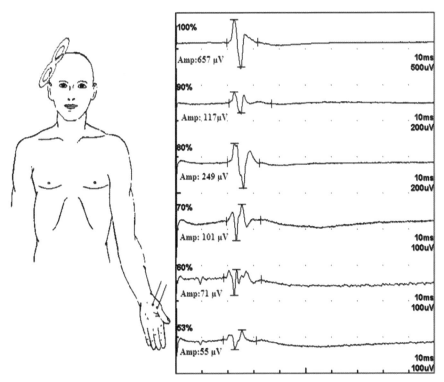

图 5-20 经颅磁刺激皮质运动阈值测定示意

2. 皮质静息期测定

皮质静息期（CSP）是源于 α 前角运动神经元缺乏肌电兴奋信号传入的一种静息现象，属运动皮质区的抑制作用。对处于等张收缩的 APB、FID 或其他靶肌进行连续肌电图描记，给予单次 110%~120% MT 阈上 TMS 刺激对侧皮质，在靶肌引出 MEP 后一段时间内，肌电活动短暂静息，测量值为 MEP 由开始出现到肌电信号再次出现的间期，用于评价长持续皮质兴奋性和抑制性中间神经元活性。CSP 是靶肌肉收缩产生 MEP 后的肌电静息，可能主要由脊髓和皮质环路 γ- 氨基丁酸（Gamma-aminobutyric acid，GABA）B 受体（GABA$_B$-R）介导，单次 TMS 可能启动了皮质下抑制性中间神经元活动，从而阻断了运动皮质持续的下行冲动发放。CSP 越长代表抑制性越强，兴奋性越低；反之，则代表抑制性越低，兴奋性越高，此外 ISP 起始（ISP onset）潜伏期（ISPoN）也可反映胼胝体的抑制性，潜伏期远端越长胼胝体抑制越强，反之胼胝体抑制越弱。

3. 同侧静息期测定

在测定 CSP 的同时，TMS 刺激使同侧靶肌处于等张收缩的肌电活动短暂静息，即为 ISP。ISP 的发生是由胼胝体将 TMS 诱发的皮质冲动传导至对侧运动皮质，产生经胼胝体抑制（transcallosal inhibition）（Avanzino，2007）（图 5-21）。ISP 越长，代表胼胝体传导功能越强，反之则越弱。

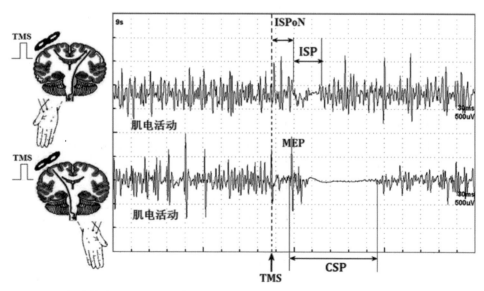

图 5-21　皮质静息期和同侧静息期测定

4.皮质内抑制和皮质内易化测定

先测定最大 TMS 刺激量的 MEP 波幅，作为标准对照（Control-MEP，cMEP）。成对刺激的第一个阈值 TMS 刺激为条件刺激（Condition-TMS），第二个 TMS 刺激为高于阈值（阈上）的测试刺激（Test-TMS），当两个刺激间隔（interstimulus interval，ISI）时间足够短（1~4ms），Test-TMS 落在 Condition-TMS 引起反应的不应期之中，则 Test-TMS 诱发的 MEP 波幅会降低，Test-MEP 与 cMEP 波幅变化百分比可评价由 $GABA_B$-R 介导的长持续皮质抑制（图 5-22）。所谓不应期（refractory period），是指在一次刺激兴奋后的一段时间内，出现兴奋性消失或降低的有序变化，在此段时间内再次给予刺激所引起的反应会消失或减弱。

当两个刺激 ISI 足够长（5~30ms），Test-TMS 落在 Condition-TMS 引起反应不应期之后的超常期（supernormal phase）之中，此时出现兴奋性的一过性增高，诱发出的 MEP 波幅会增高。Test-MEP 与 cMEP 波幅变化百分比可评价由 N- 甲基 -D- 天冬氨酸（nmda N-methyl-D-aspartate，NMDA）受体介导的皮质易化。

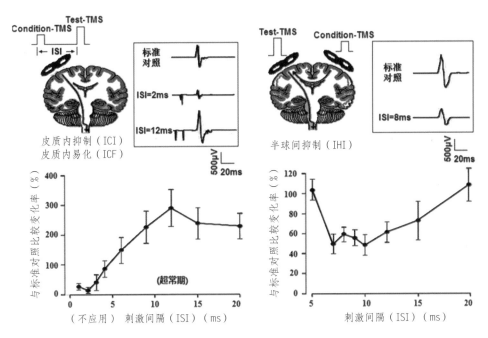

图 5-22 皮质内抑制（ICI）和皮质内易化（ICF）测定示意

5. 半球间抑制测定

以两个线圈进行阈值 Condition 和阈上 Test 成对模式，先后刺激左、右侧皮质，ISI 足够短时（1~6ms），Test 刺激在对侧上肢静息靶肌诱发的 MEP 振幅可因 Condition 刺激而降低，用于评估左、右侧两个同源运动皮质之间连接（主要为胼胝体）的完整性，即经胼胝体抑制效应。

（五）重复经颅磁刺激在帕金森病治疗中的应用

神经系统疾病存在皮质及皮质脊髓束功能的异常，精神障碍患者左、右半球兴奋性存在与正常人相反、弱化或过度的非对称性。重复经颅磁刺激（repetitive TMS，rTMS）可调控中枢神经系统功能，纠正抑郁症等精神障碍的异常非对称性而达到治疗的目的。1993 年，Hoflich 首次报道了采用 rTMS 治疗抑郁症，至 2013 年 3 月，Pubmed 已报道 571 篇有关抑郁症治疗的研究论文，有关 rTMS 治疗其他精神障碍的论文还包括：双相情感障碍 51 篇，精神分裂症 115 篇，广泛性焦虑 3 篇，强迫症 30 篇，创伤后应激障碍 15 篇，躯体形式障碍 2 篇。近年来，rTMS 也应用到脑卒中、PD、多发性硬化等神经疾病治疗，因此，rTMS 正成为非药物替代疗法的一种新兴的技术，越来越引起临床和学术界的重视。rTMS 通过对抑郁症左、右半球的高、低频刺激顺向调节，可纠正抑郁症异常脑侧化，反向刺激则加剧异常侧化和抑郁症状，此现象提示，脑功能侧化必须维持一定的度才能保持正常的精神活动，左右侧脑侧化太过或不及均与精神疾病发生有关，与中医的气机左升右降理论观点不谋而合。中医理论认为人体正常的气机升降运动是阳从左升、阴从右降、升降互制，如升降出入失调可导致各种病证发生。气机与情志的关系最为密切，气升太过易见急躁易怒，气机郁结易致精神抑郁，针灸作为"通调气机、条畅情志"的重要手段，在中医理论和实践中占有重要地位，但中医几千年来对"气机"和"情志"都缺乏客观可靠的评价依据，成为严重阻碍中医走向世界的巨大障碍。随着 TMS 的广泛应用以及其他新兴脑科学研究手段的成熟，为解决针灸治疗机制、气机升降理论等中医发展所面临的科学问题带来了前所未有的机遇。近来已研究证明，针灸同样可以改变抑郁症患者左、右半球功能的异常非对称性，发挥类似 rTMS 的效应。2010 年 TMS、针灸等一批神经刺激技术被首次纳入美国精神病协会编制的《抑郁症治疗实用指南（第三版）》。

第二节　帕金森病非运动症状的神经电生理诊疗进展

PD 除运动功能障碍外，还伴发包括感觉障碍、精神障碍、自主神经功能障碍和睡眠障碍等不同程度非运动症状，最常见的精神障碍包括抑郁和（或）焦虑、幻觉、认知障碍或痴呆等，有报道 PD 患者抑郁障碍的发生率为 40%~50%，焦虑障碍的发生率为 3.6%~40.0%，抑郁与焦虑障碍经常共存，并可在 PD 运动症状之前出现；未用多巴胺能药物治疗的 PD 患者精神病性症状的发生率为 5%~10%，而应用多巴胺能药物治疗的 PD 患者精神病性症状发生率为 10%~40%。可见 PD 抑郁、焦虑与精神病性症状比较常见，影响患者的生活质量及社会功能，增加照料者的沉重负担。需早期诊断，早期给予积极、相应的治疗。近年来逐渐备受关注，然而目前国内临床医师对此重视不足，相关研究甚少。

20 世纪 60 年代，Sutton 提出了事件相关电位的概念，通过平均叠加技术从头颅表面记录大脑诱发电位来反映认知过程中大脑的神经电生理改变，因为事件相关电位与认知过程有密切关系，故被认为是"窥视"心理活动的"窗口"。神经电生理技术的发展，为研究大脑认知活动过程提供了新的方法和途径。事件相关电位（event related potentials，ERP）就是根据现代心理学原理发展起来的一种与刺激事件呈"锁时"关系的脑电活动分析技术，是以与作业相关的某种事件（如刺激或反应）出现的时间为基准，将其刺激事件前后一定时段的脑电图（EEG）进行累加平均，与刺激有关的脑电因平均而得以稳定，与刺激无关的脑电因平均而得以抵消，从而获得具有与刺激呈"锁时关系"的"脑电图"，它反映大脑对外界事物信息的认知加工过程。临床常规 ERP 包括 P300、关联性负变（contingent negative variation，CNV）、失匹配负波（mismatch negativity，MMN）等，

■ 一、人脑认知过程中的信息加工通道

人脑在认知过程中的信息加工具有自动加工和控制加工以及相应的加工通道，即自动加工通道和选择性注意通道。

1. 自动加工

所谓自动加工是快速的、没有意识参与的、不受短时记忆容量限制的信息自动提取过程，也就是信息的摄取。

2.控制加工

控制加工则是缓慢的、有意识参与的、有记忆容量限制的深度加工过程。控制加工以系列整合的方式将外界的信息的不同特征加以整合，形成认识对象的知觉，这就是信息的"消化"过程。

■ 二、自动加工和控制加工的过程

外来的信息到达记忆，通过对信息特征与记忆痕迹进行比较，如果两者匹配则记忆痕迹得到巩固。如果是不匹配的新奇刺激和要求做出反应的刺激，则导致记忆痕迹的更新，并引起定向反应。信息经过比较，定向的指向更深层次的准备机制，感觉机制指向输入信息的进一步分析，将其整合到已有的表征中形成新的表征，并对现有的层核进行相应的修正，以调整应付未来的策略。而运动机制则指向输出器官做出运动反应。

■ 三、人脑对标准化刺激信息的加工

根据信息在人脑中自动加工与控制加工理论，在给予一定频率和完全相同的刺激时，只形成短时期记忆巩固和一定规律的主观节拍。当出现刺激偏离而不告知受试者作出反应时，信息处理进入到自动加工与定向反应阶段。如要求受试者作出反应，信息处理进入控制加工及以后的阶段（图5-23）。

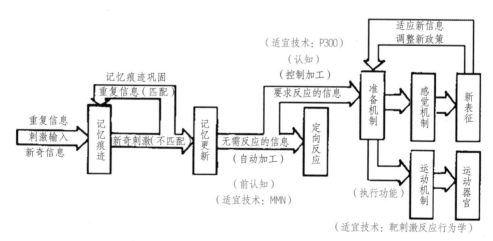

图5-23　大脑对信息的加工通道

第三节　临床常用 ERP 技术

■ 一、P300

1. 方法学

通过微机程序给出一系列出现概率较高（80%）的非靶刺激 NTS（1000Hz 音频、60dB）中，随机给出一系列出现概率较低（20%）的靶刺激 TS（2000Hz 音频、80dB），又称为 oddball 刺激。

主要通过听觉的标准以偏离刺激诱发，在一系列的低频、低调短声音中随机的插入少量的高频高调短声音，受试者对高频高调短声音做出计数、按键等反应时，在头皮上可以记录到与反映呈"锁时"关系的感觉诱发电位。这就是 P300。

2. P300 的主要成分

包括外源性成分和内源性成分。外源性成分：N100（N1）和 P200（P2），与刺激物理参量和大脑生理机制有关。内源性成分：N200（N2）和 P300（P3），与心理活动有关。在感觉诱发电位中，N 指波形向上的负相波，Negative，P 指波形向下的正相波，Positive。N 和 P 后面的数字是指诱发电位不同程度的潜伏期。P300 包括 N100、P200 和 P300。

N100：反映大脑感觉功能。P200：反映感觉过程的结束。在 P300 中，各成分还可以划分为亚成分，如 N200 可以划分为 N2a、N2b，P3a 可以划分为 P3a 和 P3b。其中 N2a 可能反映自动加工，N2b 可能反映控制加工。

P300 中的 P3 其实是狭义的 P300，P3a 与定向活动有关，无需主动注意参与。P3b 是认知电位，P3b 可能当注意力用于刺激信息的评估及随后的记忆更新时产生。P3b 以后的上升支也称为慢波或 N350，目前也有研究证实与刺激材料的情绪性有关，可能成为客观研究情绪的参数（图 5-24）。

■ 二、失匹配负波

非注意状态下 oddball 听觉刺激模式诱发，通过低概率事件（偏离刺激）

诱发的 ERP 波形减去高概率事件（标准刺激）诱发的 ERP 得到的第一个负相波形。失匹配负波必须是在 P300 检测之前，实际上是非注意条件下的被动模式 P300，由于没有主动注意参与，所以不存在控制加工过程和 P3b 波，通过标准刺激波形减去偏离刺激波形所得到的差异波就是失匹配负波。

失匹配负波的发生多倾向于记忆痕迹学说，即高概率事件不断重复，在脑内留下记忆痕迹，新奇刺激自动与之比较，因不匹配而产生反应。同时失匹配负波是自动加工的有利证据，也是注意开关系统前注意起始阶段的反应。非注意状态下 oddball 听觉刺激诱发的 P3a 则可能是"注意开关系统"启动的结果（图 5-25）。

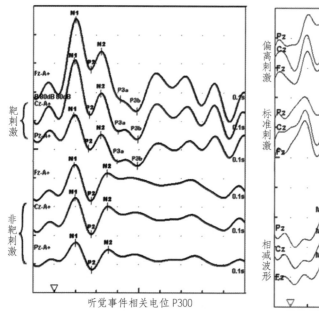

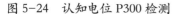

听觉事件相关电位 P300

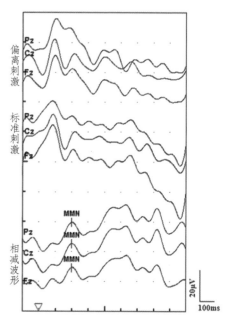

图 5-24 认知电位 P300 检测　　　图 5-25 失匹配负波 MMN 检测

三、感觉门控电位 SG-P50

1. 感觉门控及意义

感觉门控是大脑的一种正常功能，指大脑能抑制无关的感觉刺激输入，使大脑更高级的功能不被无关感觉刺激所超载。SG 对新奇刺激的出现或在连续刺激中发生变化时进行反应；使进入的无关刺激最小化或停止反应。对大脑能够过滤无关信息，有效处理有用信息具有重要意义。感觉门控缺失可导致各种精神症状和睡眠障碍。SG 缺损能导致无关刺激超载，大脑受到大量无关刺激的超载可导致与注意有关的各种精神症状，如控制不住地反复想问题，头脑不能安静等。

2. 方法学

感觉门控电位 P50 的原理，可以用不应期来解释，在第一次刺激一段时间以内给予第二次刺激，诱发的反应刚好落在前一次反应的不应期中，所以第二次刺激诱发的反应波幅受到抑制。如果第一次反应的不应期缩短，第二次刺激诱发的波幅就相对增高。这就说明大脑感觉门控功能下降，大脑不能抑制第二次反应的波幅。

我们的大脑就像一座电影院，正常情况下有票的才能进来，看电影的秩序不受到干扰，如果电影院的门卫不管事了，有票的和没有票的都挤在里边互相干扰，没有办法看电影了，这就是门控缺失。

3. P50 检测参数

这是 P50 的测试参数，包括 S2 和 S1 的波幅比以及抑制度。测试刺激 S2 与条件刺激 S1 引出的 P50 波幅比称为 P50 抑制（S2/S1 波幅比）；抑制度：100（1–S2/S1 波幅比）等（图 5–26）。

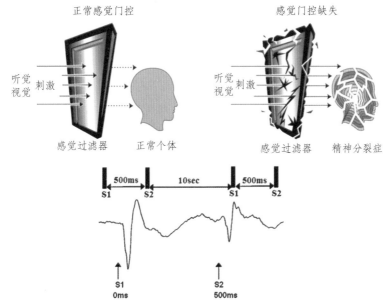

图 5-26　感觉门控电位 SG-P50 检测

■ 四、关联性负变（CNV）

1. 方法学

以短纯音作为预警刺激（S1），1~2 秒后以闪光刺激作为命令刺激（S2），嘱受试者接受 S1 后对 S2 引起警觉，当接受 S2 后作出按键反应关闭 S2。受试者在接受 S1 并等待 S2 的过程中，头皮可记录到一系列负相偏转电位（称为命令信号后前负变化或期待波），当作出按键反应关闭 S2 时，电位转为正相（命令信号后负变化，PINV），随后回到基线（图 5-27）。

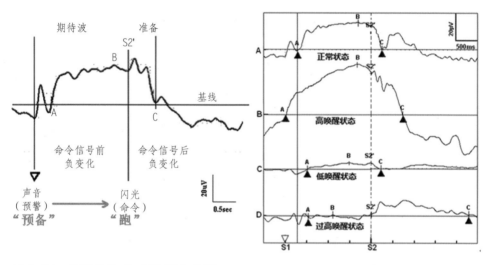

图 5-27　关联性负变 （CNV）检测

关联性负变反应的心理活动相当于赛道上运动员对发令员发出的"预备跑"所做出的心理反应，称为期待心理反应。预警刺激诱发的脑电负相变化称为期待波和命令信号前负变化，命令刺激诱发的脑电负相变化称为运动前准备电位和命令信号后负变化。

2. CNV 与注意 – 唤醒机制

当人处于注意状态，心理活动选择了某个对象时，就产生了一定强度的唤醒水平。在一定的唤醒状态下，注意力与唤醒具有一致性，但过度的唤醒则使注意力分散。唤醒水平又与焦虑水平密切相关，高度的唤醒状态就意味着高水平的焦虑，从而又使注意力涣散。

3. 影响 CNV 的内源性因素

关联性负变可以反映人类的注意与唤醒机制。注意水平与关联性负变波幅呈正相关。当注意水平提高时，关联性负变波幅也提高，反之则降低。但唤醒水平并非始终与注意水平和关联性负变波幅呈正相关。当唤醒水平增高到一定程度则注意水平和关联性负变波幅开始降低，所以过度唤醒时关联性负变波幅反而降低。

不同唤醒水平对注意与 CNV 的影响。唤醒水平增高可引起注意力提高，使 B 点波幅抬高和期待波面积增大、PINV 延长（C 点回到基线的时间延后）；唤醒水平降低导致注意力下降，可使 A 点延迟和 B 点波幅降低、面积缩小或波形倒转成为关联性正变（CPV）；唤醒水平过度增高不仅引起 PINV 时程延长或 C 点不能回到基线，而且反而引起注意力涣散和分心，使 A 点延后和 B 点波幅降低、面积缩小或波形倒转成为 CPV。

临床上关联负变可能出现以下几种情况。当唤醒水平一定程度增高时关联负变波幅和面积增大，A 点提前，PINV 时限延长，这种状况可能出现于具有焦虑症状的精神障碍。如焦虑症、双相情感障碍的躁狂相等。第二，当唤醒水平降低时，A 点延迟，关联负变波幅降低或倒转，关联负变波幅面积缩小，这种状况可能处于单相抑郁和具有阴性症状的精神分裂症。第三，当过度唤醒时，关联负变的 A 点延迟，关联负变的波幅降低，波形面积缩小或者波形倒转，而且 PINV 时限延长或不能回到基线，这种状况可能出现于具有焦虑抑郁和躁狂症状的精神障碍，如焦虑性抑郁、具有阳性症状的精神分裂症和双相情感障碍的抑郁相等。

第四节　神经电生理在帕金森病中医研究中的应用

■ 一、帕金森病的大脑功能偏侧性与中医阴阳平衡理论的研究

生物体的对称性（symmetry）属"默认状态"（default condition），非对称性进化是生物为适应和改造自然环境产生的基因突变事件，基因–环境相互作用造就了人类左、右脑在结构和功能上具有偏侧化（lateralization）或非对称性

（asymmetry），它具有明显的生态学优势。"右侧位移理论""方向－随机等位基因模型"和"X－连锁隐性基因模型"三个理论描绘出基于基因的脑非对称性进化：脑偏侧性进化使人类形成左视野（右半球）优势和右视野（左半球）伪忽视（pseudoneglect），左耳（右半球）音调－韵律识别优势和右耳（左半球）语义识别优势。大脑功能的偏侧化加速了人类进化，但又增加了人类对各类神经精神疾病的易感性。

精神病理学认为左、右半球功能异常偏侧化是帕金森病抑郁（PDD）等精神疾病发病的重要环节之一，偏侧化变异导致认知功能障碍和适应障碍。脑功能影像、经颅磁刺激（transcranial magnetic stimulation，TMS）和脑电描记（electroencephalogram，EEG）研究发现。抑郁症病人的左半球功能减弱或（和）右半球功能亢进。PDD 的多种发病机制可能加剧了这种偏侧化。左、右前额叶（PFC）与杏仁核（AN）连接分别参与正、负性情绪的加工。PFC → AN 自上而下（top–down）与 AN → PFC 自下而上（bottom–up）连接相互作用和制约。帕金森病中多种病因造成左侧 PFC 功能弱化和 top–down 连接功能减低；右侧 PFC 功能亢进和 bottom–up 连接功能增强，这可能是导致患者正性情绪体验降低，负性情绪体验增加的生物学因素。

中医认为，气机与情志关系最为密切，气机调畅则情志平和，气机升降失调则产生情志病，《医经溯回集·五郁论》云："凡病之起也多由于郁，郁者，滞而不通之意"，气机郁滞不通是郁症主要病因。脑为"元神之府"又是人体气机升降的转折点。肝与脑在气机升降方面关系密切，PDD 兼有颤证和抑郁的特点，临床表现多样，易受患者自身因素的影响，很难被单纯划入五郁、六郁或情志致郁范畴，病因病机较为复杂，临床辨证比较复杂，各家观点存在差异，辨证标准不一。

■ 二、静息态额叶脑电非对称性与大脑功能偏侧性研究进展

脑电图（EEG）是在人的头部表面安放探查电极，通过脑电图扫描仪将脑细胞群的自发性、节律性电活动，并通过脑电记录设备将脑自身微弱的生物电放大记录成为一种曲线图，以帮助诊断疾病的一种无创的神经电生理检测方法，与影像等检测相比，具有长时间分辨率的优点。定量脑电图（quantitative electroencephalogram，QEEG）是在常规脑电图信号采样的基础上，对脑电信号

进行定量检测和分析，弥补了常规脑电检测的不足，能够客观地监测脑功能，具有较高的诊断价值和疗效判定的价值。在对于脑血流的变化表现高度敏感，它对于脑卒中患者脑功能评估、预后的预测以及治疗方案的选择有着重要的指导意义。

对抑郁症进行客观的测量一直是研究者关注的焦点之一，脑活动的测量方法逐渐得到越来越多的关注。在这些方法中，额叶 EEG 偏侧化是一种很有应用前景的测量手段。静息态额叶 EEG 偏侧化是反映大脑功能偏侧化的主要客观指标，是特质性的，是与情绪反应和情绪障碍相关的个体差异变量。在过去 30 多年的研究中，关于额叶 EEG 偏侧化与情绪、人格、神经心理疾病的关系研究发展迅速。大量的 EEG 研究已经发现静息额叶 EEG 偏侧化程度与抑郁症之间存在着密切的关系。这些研究发现抑郁症患者在静息状态下有降低的左侧额叶或升高的右侧额叶激活。因此，静息额叶 EEG 偏侧化可以作为抑郁症测量的一个简单、并且客观的神经电生理指标。

额叶 EEG 偏侧化考察的是左侧额叶和右侧额叶 α 波（8~13 Hz）的活动,其中,Alpha 波活动的强度与所对应的皮层区活动强度成反比,α 波活动越强表明该脑区活动越弱。衡量偏侧化大小的方式是计算偏侧化系数（Laterality coefficients,LC）：首先记录被试者静息状态下左右额叶 EEG α 波强度，并计算右侧和左侧额叶电极点记录的 α 波强度的自然对数值，然后将二者相减 [即，$\ln$（右侧 α）$-$ $\ln$（左侧 α），通常关注 $\ln$（F4）$-\ln$（F3）]，以此作为额叶活动偏侧化程度的指标。若差值为正，则表明左侧额叶比右侧额叶活动强烈，数值越大，左侧化程度越大。若差值为负，则表明额叶活动没有出现左侧化。相关的研究结果表明，静息额叶 EEG 偏侧化程度与抑郁有关，严重的抑郁症往往伴随着右侧额叶更大的活动。偏侧化系数（LC）是反映额叶 EEG 偏侧化的一个客观量化的指标，也是反映大脑功能偏侧的程度的直观的参数。

■ 三、大脑运动皮质兴奋性（MCE）与大脑功能偏侧性研究进展

以往的观点认为 PD 的病变局限于锥体外系统，随着现代电生理学研究的发展，发现运动皮质兴奋性改变在 PD 发病机制中起着重要作用，还损害边缘系统、内脏运动系统和感觉运动系统。电生理学研究发现运动皮质兴奋性改变在 PD 发病机制中起着重要作用。对 PD 患者 MEP 的研究，目前尚无一致结论。

有作者认为 PD 患者 RMT 降低，CMCT 缩短，MEP 波幅增大。提示：大脑皮质运动神经元兴奋性增加。

随着 MEP 技术的进展，尤其是短刺激间隔和多线圈 TMS 的应用，发现 MEP 不仅可用中枢下行通路传导的探测，而且利用神经组织刺激后的不应期和超常期，可进行运动皮质兴奋性、抑制性和易化性的评估，是人类对自身大脑的研究又进入了一步，如有关优势半球的成因、胼胝体功能、小脑与其他脑区的联系等问题的解决得以实现，特别是上述生理因素在神经、精神疾病发生中的地位得到了进一步阐明，将 MEP 的应用扩展到了精神疾病领域，同时也为临床治疗提供了可供参考的依据。

近年来，脑影像、TMS、脑电图、脑磁图等技术均发现大脑半球的功能侧化异常改变，可能是情感障碍和精神分裂症起病的重要环节之一，抑郁发作时，大脑半球活化平衡向右脑倾斜；偏执型精神分裂症这一平衡则向左脑过度倾斜，并与躁狂、冲动、暴力和反社会性人格障碍有关，活化平衡改变意味着认知和适应障碍，由于半球互补和叠加的交互作用，皮质下和脑干神经元脱抑制会同时发生在垂直和水平两个方向上（Caligiuri，2004；Oertel-Knöchel，2011；Peterson，2009；Egorov，2003；Koch，2011；Bystritsky，2008）（由于精神疾病病理机制的复杂性，图 5-28 的假说并不全面，如精神分裂症幻听表现为左半球听觉门控脑磁图 S_2-P_{50}m 波幅增高）。

（一）神经、精神生理病理的研究

最早的神经刺激术就是传统中医的针灸，近年来 rTMS、tDCS、迷走神经刺激术（vagus nerve stimulation，VNS）等相继应用于临床，2010 年 rTMS、tDCS、VNS 和针灸同时被纳入《抑郁症治疗实用指南（第三版）》。Zunhammer 等（2012）对照假针刺研究针刺 15min 对 MCE 的影响，发现针刺右侧阳陵泉可使同侧和对侧 MT、CSP 发生较假针刺更为显著的改变，以对侧改变最为显著（图 5-29），rTMS 加针刺治疗可能在未来对进一步提高 rTMS 疗效带来新的希望。

（二）神经、精神药理的研究

运动皮质兴奋性评估已逐渐为临床所认识，并部分应用于神经、精神疾病的辅助诊断和研究，但目前神经、精神疾病的发病与治疗机制多根据神经递质、离子通道等假说进行解释，运动皮质兴奋性变异至今并没有对临床实践发挥过有效的指导意义，尽管如此，近年来很多学者仍然采用 TMS 研究了神经、精神

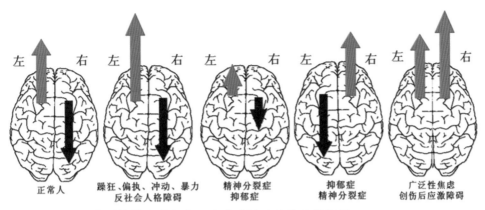

图 5-28 不同类型精神障碍与左、右半球活跃性关系的假说

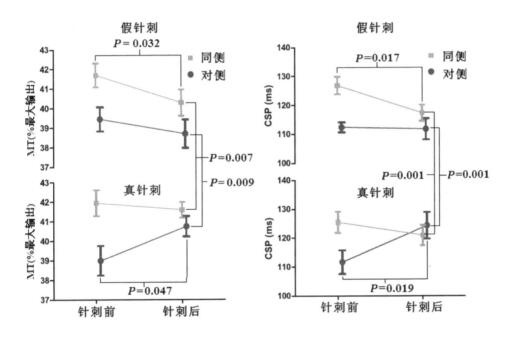

图 5-29 针刺右侧阳陵泉对 MT、CSP 的影响

药理的电生理特征，为从宏观上揭示其药理机制开创了先河。

1. 金刚烷胺

Vacherot 等（2010）采用 TMS 评价下肢运动皮质兴奋性及药物的影响。研究对 24 名 PD 患者（3 女，21 男，年龄 62±7 岁）在使用及未用药物时进行测量，对照组为 9 名年龄匹配的被试（4 女，5 男，年龄 60±4 岁），发现静息运动阈值 RMT、活动运动阈值 AMT、 CSP、运动阈值 MEP 幅度在患者组与对照组及在患者组的不用药状态上没有显著差异。pTMS 显示患者组 ICI 与对照组没有组间差异，ICF 在未用药时表现异常，而在用药期间正常。在 PD 患者上肢 MCE 研究中也发现 ICI 与 ICF 都存在异常。研究认为 PD 患者下肢 ICF 的受损与其步态和姿势异常的病理生理机制有关，PD 患者中对药物效能的差异可能反映了患者所处的不同的失神经和代偿阶段。

2. 抗抑郁药物

Herwig 等（2002）研究发现选择性去甲肾上腺素重摄抑制剂（selective norepinephrine reuptake inhibitors，SNRI）瑞波西汀（reboxetine）能引起健康被试者的 RMT 降低，但不能增加 AMT，而瑞波西汀和突触前 α_2 受体阻滞剂育亨宾（yohimbine）都能提高健康被试的 ICF，降低 ICI；相反，选择性 5- 羟色胺重摄抑制剂（selective serotonin uptake inhibitor，SSRI）舍曲林则使 ICF 降低（Ilic，2002）。正常人服用 30mg 西酞普兰 2.5h 后，左侧运动皮质 MT 显著增高，ICI 显著增高，CSP 显著延长，36h 后又回复到基线（Robol，2004）。可见 SNRI 和 SSRI 对正常人 MCE 作用是相反的。

3. 神经递质、离子通道与运动皮质兴奋性的关系

Herwig 等（2002）总结既往不同神经递质对 MCE 作用的研究认为，与 MCE 变化有关的神经递质包括多巴胺、γ- 氨基丁酸、5- 羟色胺、谷氨酸和去甲肾上腺素等，而 MCE 可能与乙酰胆碱无关。多巴胺、γ- 氨基丁酸、5- 羟色胺具有增高 ICI 和降低 ICF 的效应，谷氨酸仅增高 ICF，去甲肾上腺素则降低 ICI 和增高 ICF。

目前，很多药物的药理机制仍然主要通过膜片钳细胞生理学技术获得，但单一细胞的生理学并不代表整体神经生理学，临床医生对不同药物作用效应的认知也存在分歧，往往根据经验选择药物及药物搭配，因此有必要加强临床神经、精神药理学的神经电生理研究。

（李成）

第六章 *DILIUZHANG*

帕金森病实验模型

为了更深入的研究探讨 PD 病因、病理机制、预防措施及有效的治疗药物与方案，寻找并制备合适的 PD 模型至关重要。

PD 在动物中并没有自发趋势。1850 年 Carlson 发现给啮齿类动物腹腔注射利血平后，可以表现出类似于人类的 PD 症状，此发现是最早的 PD 模型。1968 年 Ungerstedt 首先表明利用 6- 羟基多巴胺（6-Hydroxy-dopamine，6-OHDA）可以成功制作 PD 模型。1982 年有吸毒者因采取捷径，用简化过程制作海洛因，结果在注射后，出现了肢体僵直、震颤、表情呆滞等类 PD 症状。调查者经过成分分析，发现其含有 1- 甲基 -4- 苯基 -1,2,4,6- 四氢吡啶（MPTP），以此为基础，Burns 在 1983 年第一次报道了采用 MPTP 可以制作非人灵长类动物的 PD 模型。在此后，PD 模型的发展日益丰富，又陆续出现了除草剂模型、鱼藤酮模型、蛋白酶抑制剂模型、机械损伤模型等。除了动物模型，还出现了细胞模型、基因模型。这些模型的发展，为 PD 的研究作出了巨大的贡献。

理想的 PD 动物模型应具备以下特点：①可缓解性：在 PD 动物模型建立到动物死亡之间应有一定时间间隔。通过治疗模型动物的症状能够得到缓解，动物能够长期存活，以便观察疗效，利于评估。②可重复性：可重复性是所有成功动物模型的标志，并且在一定条件下应同时具备离体单细胞和在体动物模型的统一性。③同人类 PD 的相符性：动物模型的症状（运动症状和包括精神症状、自主神经症状在内的非运动症状）和 PD 标志性的病理学改变（黑质 DA 能神经元凋亡和路易小体的形成）应与 PD 患者相似。④如果模型是遗传性的，应基于单一突变而使突变模型具有传代能力。⑤模型应有相对较短的疾病周期（如数月），以使药物筛选更经济、快速。⑥操作简单、便于掌握、危险性小。尽管目前尚没有一种模型完全符合理想模型，但随着 PD 研究的不断深入，必将在不远的将来寻找出最佳的 PD 模型，并为最终攻克 PD 奠定基石。

虽然 PD 模型种类多样，但每种模型所产生的造模特点又不尽相同，且稍有差别就可能导致不同的结果。首先造模药物的不同会产生不同的结果；其次同一种造模药物在不同的动物之间也会有差别；再则同一种造模药物、动物，而不同的给药方式也会不尽相同。这些差别主要表现在不一样的症状程度及病理改变，而选择哪一种动物模型则要根据实验研究目的的不同进行相应的选择。为了科学合理的应用 PD 模型，以下详细介绍各种 PD 模型的方法、应用动物及其特点。

第一节　帕金森病动物模型

PD 动物模型是最早出现的 PD 模型，也是发展最完善的 PD 模型。目前，PD 动物模型所利用的动物包括有小鼠、大鼠、猫、几内亚猪、猴等。除了动物种类的差别，还有造模试剂的不同，有的利用神经毒素、除草剂等造成神经损害，也有采用物理损伤方法。本节主要讲解 PD 的 6-OHDA、MPTP、鱼藤酮、蛋白酶抑制剂、利血平、铁离子及一些其他动物模型，各模型的造模方法，各种方法之间的特点、差异、适用研究方向，先就以上模型的作用机制、实验动物、模型建立方法及各模型的评价分述如下。

■ 一、6-OHDA 模型

1. 作用机制

Ungerstedt 首次建立了 6-OHDA 的 PD 模型。和鱼藤酮不同的是，其不能通过血脑屏障，也就是说使用 6-OHDA 建立 PD 模型只能通过脑内定位注射的方法。常用的注射点有内侧前脑束、黑质、纹状体、腹侧被盖区等部位，而且脑内不同部位对 6-OHDA 的敏感性不同，以至于产生的结果也不尽相同。6-OHDA 是 DA 的羟基化衍生物，其高度不稳定，易氧化，结构和 DA 神经递质相似，所以注入脑后，与 DA 竞争摄取位点，6-OHDA 分解后产生活性氧，通过单胺氧化酶诱导产生 H_2O_2，以及直接引起线粒体功能障碍等机制选择性引起 DA 能神经元的死亡。

尽管 6-OHDA 不产生真正的 LB，但是已有实验资料显示蛋白酶体抑制剂可提高其毒性作用，并增加泛素结合蛋白的水平。

2. 实验动物

在以往的研究中，用 6-OHDA 建立的模型有大鼠、小鼠、猫、比格犬、猴，但是因为啮齿类动物的价格低，所以成本较低，较其他动物体型小，对于造模药物更敏感，技术也更为成熟，所以以啮齿类动物居多。大鼠模型和小鼠模型相比，由于大鼠体型较小鼠大，在造模麻醉手术时更好操作，而造模后也可直接观察行为学改变且较小鼠易于操作，所以备受广大研究者的青睐，成为应用最为广泛的实验研究模型。

3. 建立方法

1）单靶点注射法：

（1）黑质致密部（Substantia nigraparts compacta，SNc）注射法：因为黑质细胞富含黑色素，是脑内合成多巴胺的主要场所，所以黑质致密部是多巴胺能神经元最集中的部位。黑质与纹状体（尾状核和壳核）有往返纤维联系。此种造模方法就是将 6-OHDA 采用立体定位的方法注射至一侧的黑质致密部［前囟后（5.0±0.2）mm，矢状缝左右侧（1.7±0.1）mm，颅骨表面下（7.6±0.1）mm］，6-OHDA 的用量一般为 6~12μL。

单靶点的黑质致密部注射法建立的是所谓的单侧"完全"损毁模型，但是这种方法一般会导致多巴胺能神经元损毁迅速、严重，属于急性的完全损毁模型，与临床 PD 病人黑质多巴胺能神经元进行性死亡有所差异。其次由于黑质形状是扁柱状，形态细长，体积小，注射范围小，定位可能会出现偏差，损毁部位紧邻神经元胞体，使得近距离的损毁很难把握程度并且破坏的神经元部位局限，模型成功率较低。此外黑质注射存在机械损伤，不利于区分是否为 6-OHDA 所致的神经元损伤。故该方法受到了限制，目前主要用于神经组织移植和基因治疗的研究。

（2）纹状体（corporastriata，CS）注射法：纹状体是影响 DA 能神经元的关键部位。因为多巴胺能神经元投射主要是有两条路径，一条是黑质－纹状体通路，此通路是黑质与纹状体相连系。另一条是新边缘系统通路，此通路是纹状体与中脑腹侧被盖区的相联系的通路。6-OHDA 注入纹状体后作用于黑质纹状体通路，经 DA 能神经末梢吸收，引起为期数周的黑质－纹状体多巴胺系统缓慢逆行性变性坏死。纹状体内注射不同剂量的 6-OHDA 会引起不同程度的病理改变，一般是呈剂量依赖性。纹状体注射法常用的造模方法是 4~20μL 的

6-OHDA 注射入纹状体 [定位：A/P（距前囟中心后）0mm；L/R（距前囟中心左右）-3mm；o/v（距脑膜表面深度）：-5.5mm、-4.5mm], 造模时间通常为 2~6 周。有研究在小鼠右侧纹状体背外侧部立体定位分别注入 4、6、8 及 10μL 的 6-OHDA，观察各组小鼠的基本生理状况改变。结果除了 10μL 6-OHDA 组的小鼠体质量呈一过性下降，其他剂量对小鼠体质量无显著影响。在 6-OHDA 注射一周后，各组小鼠均出现了持续性的异常旋转行为增加。此外，高剂量组（8μg 及 10μL）小鼠的转棒时间较低剂量组（4μL 及 6μL）小鼠明显缩短。TH 组织化学染色显示，低剂量组小鼠损伤侧丢失了约 60% 的多巴胺神经元及40% 的多巴胺神经纤维；而高剂量组小鼠则有超过 80% 的多巴胺神经元丢失和70% 的多巴胺神经纤维减少。各组小鼠损伤侧纹状体内的 DA 水平及其代谢产物含量也显著降低，与 6-OHDA 注射量具有剂量依赖性。

单靶点纹状体内注射法建立的是"不完全"损毁模型，纹状体内注射时，可被多巴胺神经元末梢摄取，逆行性损毁黑质内多巴胺神经元，使纹状体多巴胺终末端通路发生部分耗竭，与临床上 PD 病人的病程进展类似，是一种渐进的退变过程，属于 PD 临床前期模型。且纹状体较黑质体积大，更易于注射，所以注药准确性较黑质高，这是一种适用于研究各类物质如神经营养因子对 PD 保护机制的动物模型。尽管纹状体注射法有些不足，但它避免了对黑质的机械性损伤，是目前制作 PD 模型最常用的方法之一。

6-OHDA 纹状体单点注射方法主要优点是：①进展性和广泛损失病变与 PD 有关。②这种方案可以产生 PD 的运动神经症状。③立体定向注射到纹状体，增加 PD 模型成功的可能性。④对动物量化异常转圈运动具有独特效果。⑤单侧注射损伤一个大脑半球，剩下另一未有损伤病变的大脑半球可作为内部对照。因此，6-OHDA 注射单侧损伤大鼠 PD 模型广泛用于临床前抗 PD 作用、新的药物治疗神经保护作用以及临床改善细胞移植作用的评估研究。

（3）中脑腹侧被盖区（Vntral tegmental area，VTA）注射法：中脑腹侧被盖区是脑内多巴胺能神经元及纤维集中的部位，是两条主要的多巴胺神经通道的一部分，其广泛投射到前额叶、颞叶、扣带回、海马、杏仁核等脑区，与认知、记忆等神经活动有关，与黑质投射部位有部分重叠。所以，VTA 是制作 PD 模型的重要位点。此位点的造模方法是将 6~12μL 6-OHDA 注射于中脑腹侧被盖区（前囟后 4.6mm，矢状缝两侧 0.9mm，颅骨表面下 7.4mm），造模时间为 2~8 周。VTA 是制作 PD 模型的重要位点，它的投射与躯体运动密切相关，所以，VTA

注射可以很好地模拟出 PD 的运动障碍症状。

（4）内侧前脑束(medial forebrain bundle, MFB)注射法: MFB 是神经纤维束，起自基底嗅区、隔核、杏仁周区和下托，在前连合以前处组成。在旁矢状面上走行，接受来自无名质和杏仁核的纤维，经过和终止于下丘脑视前外侧区下丘脑外侧区。从下丘脑下行时，经过被盖腹侧区，投至中央上核和被盖腹核及导水管周围灰质。但是因为 MFB 的路径较长，所以选择哪个点注射也是一个问题。造模时可选择左侧或者右侧 MFB 注射入 6~12 μL 6-OHDA（①前囟后 3.7mm，矢状缝左侧 1.7mm，颅骨骨膜下 7.8mm，门齿线 -2.9mm。②前囟后 4.4mm，矢状缝右侧 1.2mm，颅骨骨膜下 7.8mm，门齿线 -2.9mm），每点在 5min 内缓慢推注 6-OHDA，留针 2 min。有研究表明，6-OHDA 注入 MFB 后，97% 的黑质 DA 能神经元在较短时间内快速死亡，并且腹侧核、伏核和嗅结节的 DA 神经末梢完全消失，属于急性的完全损毁模型，与黑质致密部注射法相似。MFB 亦因解剖范围小、易变异，故很难定位。单独应用，模型成功率不同。国内学者单点注射 6-OHDA 于 MFB，模型成功率仅为 23.8%，国外文献报道该模型的成功率一般在 30%~70%，该模型多用于神经组织移植和基因治疗的研究。

2）双靶点注射法

（1）同一脑区双靶点注射法：此方法是在同一个脑区选择两个不同的靶点进行注射造模。

纹状体右侧双点注射法：采用 Wistar 大鼠用 10% 水合氯醛按 3mL/kg 腹腔注射，麻醉后，颅平位固定于脑立体定位仪上，切开头部皮肤，过氧化氢液处理，暴露出前囟，将前囟和中线交点确定为零点。确定右侧纹状体双坐标：①前囟前 0.7mm，中线右侧 3.0mm，硬膜下 4.5mm。②前囟后 0.2mm，中线右侧 2.6mm，硬膜下 6.0mm。牙科钻孔，吸取 10.0 μL 6-OHDA（2.0mg/mL）分别注入上述 2 个靶点，每点 5.0 μL，注射速度为 0.5 μL/min，每点注射 10min，注射完毕后留针 5min，之后以 1.0mm/min 速度退针。注射完毕后用骨蜡封住伤口，缝合头部皮肤，常规消毒局部皮肤，同时每只大鼠腹腔注射青霉素钠 20 万单位，共持续 7 天，以防止感染。

内侧前脑束右侧双点注射法：MFB 路径较长，所以为了提高造模效率，需要选择注射位点既能提高成功率，又能节约时间，有研究表明，在注射同等剂量（4 μL）6-OHDA 情况下，选择 MFB 注射位点为位点 1：前囟后 1.8mm，右侧 2.5mm，背腹 8.0mm；位点 2：前囟后 1.8mm，右侧 2.5mm，背腹 7.5mm，模型成功率可达到 77%。

（2）不同脑区双靶点注射法：此方法就是选择不同脑区进行双靶点注射。

有研究将 6-OHDA 注射入左侧黑质致密部和中脑腹侧被盖区，于术后第 4、7、14、21、28 天腹腔注射阿扑吗啡（apomorphine，APO），观察并记录大鼠行为学变化情况，利用 Nissl 染色、酪氨酸羟化酶（TH）免疫细胞化学染色观察大鼠中脑腹侧被盖区神经组织及 TH 免疫阳性神经元的改变，可见 APO 诱发 PD 大鼠均向健侧（右侧）旋转，旋转启动时间逐渐缩短，持续时间逐渐延长，旋转速度逐渐加快，至术后 2 周旋转行为趋于稳定，Nissl 染色见实验组 PD 大鼠损毁侧（左侧）中脑腹侧被盖区神经元数目显著减少，尼氏体模糊，颗粒及密度均降低，伴有大量胶质细胞增生，术后 2 周、4 周注射侧神经元数目较术后 1 周明显减少，PD 大鼠损毁侧（左侧）中脑腹侧被盖区的 TH 阳性神经元明显减少，神经元胞体轮廓及突起不清晰，TH 阳性纤维也明显减少，分布稀疏，术后 2 周、4 周注射侧阳性神经元数目较术后 1 周明显减少。此研究中选择黑质致密部和中脑腹侧被盖区两点联合注射 6-OHDA，同时损毁两处的 DA 能神经元，结果显示 PD 大鼠表现出明显的中脑 DA 能神经元损伤症状，并且于术后两周 PD 大鼠旋转行为趋于稳定及神经元数量明显较第一周减少，说明成模的时间有缩短，效率提高。

也有研究采用不同脑区双靶点间隔注射法，即将 6-OHDA 间隔注射于 SNc 和 VTA，同时在制模后两周，无旋转行为的不成功模型大鼠再次原靶点损毁。二次制模成功率为 63.2%，制模总成功率为 82%。二次制模增加了动物模型的成功率，节约资源，但同时也增加了动物的死亡率。据报道将 6-OHDA 剂量加大，注入上述两个脑区，不仅可以提高模型的成功率还能缩短成模周期。最近几年有研究者选用中脑腹侧被盖区和内侧前脑束或黑质致密部和内侧前脑束两脑区联合注射，模型成功率均达到 70% 以上。

有报道将大鼠右侧黑质致密部和内侧前脑束分别注射，坐标为前囟前 0.2mm，正中线右 2.0mm，硬脑膜下 7.5mm 及前囟后 5.3mm，正中线右 1.8mm，硬脑膜下 7.8mm。两次注射间隔一周。行为学检测显示成功的 PD 模型占 67.7%，且免疫组化发现注射侧黑质区多巴胺神经元较健侧和对照组显著减少。实验证实利用向脑内单侧、双点、间隔制备模型，结果稳定可靠，动物死亡率低，为 PD 模型的建立提供了新方法。

两靶点注射，不仅使注射部位的 DA 能神经元发生损伤，还可使相应的黑质多巴胺能神经元出现逆行性变性及纹状体多巴胺能纤维末梢顺行性变性，造成更多的 DA 能神经纤维变性，因而模型制作成功率较高。但由于损伤较重，不利于后续实验，并且增加了操作难度和工作量，也造成实验动物手术时间过长，创伤大，病死率高，动物出现吞咽不能、渴感缺乏、运动不能等症状，因此实验动物需要悉心照料。

3）多靶点注射法：

多靶点注射比较少见，有采用多位点纹状体内制备模型（即纹状体内两个针道内四点定位注射法），四点：一点为与前囟平行，正中线左旁开 3mm，硬膜下 5.5mm，缓慢进药 9μg 后留针 5min，提针至硬膜下 4.5mm，进药 9μg 后留针 10min；另一点为前囟嘴侧 0.7mm，正中线左旁开 3mm，硬膜下 5.5mm、4.5mm。行为学检测术后 4 周旋转行为达到 7r/min 并保持稳定，组织匀浆检测损毁侧黑质多巴胺含量下降了 73% 以上。采用两针道四点定位注射法，在尽可能机械损伤少的情况下，使 6-OHDA 在纹状体内广泛浸润，从而逆行输送到黑质，导致多巴胺能神经元不同程度损毁，可提供早、中期 PD 模型，死亡率相对较低，是我们现在比较常用的制模方法。国内学者以 6-OHDA 对恒河猴右侧黑质进行 7 靶点的损毁。配制 6-OHDA 溶液，浓度为 2mg/mL。以氯胺酮 8mg/kg 肌内注射，再以戊巴比妥 25mg/kg 腹腔注射麻醉，阿托品 0.1~0.15mL（0.5mg/mL）肌内注射，肌松剂 0.2mL 肌内注射。头部固定后，剃去猴头顶部毛发，碘酊消毒并铺巾。正中矢状线向右旁开 5mm，以耳间线前 7mm 为中点，作长约 2cm 的矢状切口。将头皮和骨膜向两侧牵开。用颅钻钻出 -8mm 直径的骨窗。立体定向仪校正 0 点后，以 Hamilton 微量进样器每次抽取 10μL 溶液以 A（0 点前方）7.0mm，R（0 点右侧）3.0mm，H（0 点下方）0.5mm 为中心共 7 个靶点注射，每次注射时间为 5min，留针 8min，出针时在前 10mm 内每次出针 1mm，停留 20s，10mm 后稍快。注射结束后，头部伤口以 3% 过氧化氢液和庆大霉素生理盐水冲洗，缝合骨膜和头皮。庆大霉素肌注术后 2 周出现间断的对侧肢体的细微震颤，4 个月后对侧肢体症状趋于稳定，类似于人类 PD 的渐进性表现。国外也有报道通过四点注射 6-OHDA 到大鼠单侧纹状体制作慢性 PD 模型，几周后模型伤侧黑质缺失 75% DA 能神经元。这种慢性损伤模型与 PD 发病经过相似而较多应用于发病机制研究。

多靶点注射制作 PD 模型，使 6-OHDA 在脑内浸润广泛，以利于分布在脑内的黑质多巴胺能神经元轴突末梢获取 6-OHDA，虽然模型成功率较高，但损伤严重，因此不常用。

4.评价

6-OHDA 造模方法很多，但多是单侧损毁，其原因在于：①为研究者提供同一动物患侧黑质的手术前后对比及与正常侧对比等多种比较方式。②单侧毁损手术操作相对较为容易，死亡率较低。③进行双侧肢体运动的比较能区分细小的异常行为。④双侧损毁靶点较多且同时一次性施加 6-OHDA 的量较大，极易影响脑干正常功能而增加动物死亡率。目前 6-OHDA 单侧损毁模型应用很广，可用于 PD 的发病机制及药物疗效判定、细胞移植治疗、基因治疗和神经保护治疗等方面的研究。然而，人类的 PD 是脑内双侧的退行性改变，动物模型的研制最终是为治疗病人服务的，而单侧的动物模型由于损毁靶点位于一侧，因为其本身的补偿机制，不能完美地模拟 PD 发病的早期过程，所以制作双侧动物模型的意义不言而喻。双侧完全损伤模型具有神经元急性死亡和损伤严重的特点，因此只能模拟晚期 PD 病人的特征，并且这种模型不符合 PD 病人黑质内 DA 能神经元渐进性退行性改变的特点，从而限制了这种模型在 PD 研究中的应用。该模型目前主要用于黑质细胞移植，转酪氨酸羟化酶基因及胶质源性神经营养因子移植等研究。

6-OHDA 模型不能模拟出 PD 所有的临床和病理改变，也没有出现 LB 的形成。此外，PD 是黑质多巴胺能神经元进行性退行性变，而 6-OHDA 模型是一个急性模型。最后，这种模型主要用于大鼠，而大鼠基底核的功能结构与灵长类不同，这意味着这种模型得到的实验结果不能轻易地推延到人类。尽管有这些缺陷，6-OHDA 损毁模型可以被用于抗 PD 复合物疗效的确认。这是目前唯一一种可以对模型动物行为变化进行量化检测的模型，而且这种模型可以有效地评价细胞移植和神经营养因子的治疗效果。

■ 二、MPTP 模型

1.作用机制

MPTP 模型与线粒体功能障碍密切相关，MPTP 本身没有毒性，为高脂溶性化合物，极易透过血脑屏障，可以选择性地积聚于黑质周围，被胶质细胞摄取后，在线粒体内与单胺氧化酶 B 结合，使之转变为活性物质 1- 甲基 -4- 苯基吡啶（MPP^+），MPP^+ 的结构和 DA 比较类似，被黑质神经元末梢主动摄取到其线粒体内，通过抑制线粒体的呼吸功能、产生氧自由基和 Ca^{2+} 内流的改变等作用使黑质神经元细胞减少。另外，MPP^+ 可能通过氧化应激产生 ROS 而发挥毒性作用。

2.实验动物

MPTP 对黑质的亲和力在不同种属的动物中差别很大，除对非人灵长类动物有毒性外，还可在猫、鼠、狗、羊、蛙、金鱼等多种动物中引起毒性反应。以前的文献认为 MPTP 对大鼠和豚鼠不产生作用，现在发现增加 MPTP 的用量同样可以复制出大鼠 PD 模型。MPTP 对动物的效应不仅与动物的种属有关，还取决于给药的形式、剂量和动物的年龄。

大鼠、小鼠、猴等动物较常用来制作 PD 动物模型，除此外也有用猫、狗、羊、蛙、鱼制作 PD 模型的报道。在制作化学损伤的 PD 动物模型时，不同动物对药物的敏感性不同，其中，大鼠对 6-OHDA 敏感，而对 MPTP 不敏感，较少用来制备 MPTP 的 PD 模型。灵长类动物与人类的运动功能相似，且对 MPTP 敏感，小鼠介于上述二者之间。因此，制作 MPTP 模型常选择猴和小鼠。接受 MPTP 处理的灵长类动物能产生明显的类似 PD 患者的临床症状，且反应持久且不可逆，病理变化、生化改变也与 PD 患者非常相似。它是一种最为理想的 PD 动物模型，对于测试新的治疗策略，包括药物、移植和基因治疗等方面发挥了重要的作用。缺点是灵长类动物来源紧张，价格昂贵，限制了其应用。而啮齿类动物价格便宜，便于饲养和存活，但接受处理后行为改变不及灵长类动物典型和持久。

3.建立方法

非人灵长类动物双侧 PD 模型：选用体重 4.5~8.0kg，年龄 8~12 岁的成年健康非人灵长类动物，麻醉后，通过腹腔以 2~4mg/kg 体重注射 MPTP，每天一次，共 4 天；还可以通过下肢静脉以 0.35~0.7mg/kg 体重注射 MPTP，每天一次，连续 4~6 天；不同种属的灵长类动物都能表现出 PD 症状，但每一种属制备模型所需的时间和 MPTP 剂量等并不相同。这种双侧 PD 模型在制备的急性期和亚急性期首先出现吞咽和活动障碍，动物不能行走和进食，对饲养造成了很多困难，现在已很少应用。

非人灵长类动物偏侧 PD 模型：选用体重 4.5~8.0kg，年龄 8~12 岁的成年健康非人灵长类动物，麻醉后，从颈总动脉或颈内动脉以 0.3~0.5mg/kg 体重剂量注射 MPTP 可制备单侧 PD 模型，若提高剂量到 0.8mg/kg 体重，则可制备以偏侧表现为主的双侧 PD 动物模型。该模型在症状、病理、生化等方面均与人类 PD 极其类似，对药物的反应也与人类相似，虽然该模型制备费用较高，而且饲养和管理要求较高，但仍然是目前最好的 PD 动物模型，已被广泛应用于 PD 发病机制、诊断和治疗等方面的研究。

小鼠 PD 模型：选 10~12 周龄、体重 25~30g 的 C57/BL 褐鼠（对 MPTP 敏感性高），腹腔注射 35~40mg/kg 体重 MPTP，一天一次，连续 7 天。于第 6~7 次注射后出现短暂的竖毛、尾巴过伸、动作减少及爬杆试验障碍。该模型症状持续时间很短，很快就可以恢复，并且可以造成除 DA 能神经元外其他部位的损伤，主要用于检测药物毒性机制等实验，一般不进行行为测定。

猫 PD 模型：给猫按 5mg/kg 体重腹腔注射 MPTP，1 次 / 天，连续 5 天，早期出现海洛因样毒性反应如瞳孔散大、流涎、凝视等，以后逐渐出现明显的 PD 症状，如两眼凝视、瞬目减少、运动减少、动作笨拙和吞咽困难等，症状可维持 1~2 周。猫产生的症状可模拟 PD 病人的症状，虽不及猴 PD 模型，但远比小鼠 PD 模型为优，在 PD 基础和临床药理研究方面具有很好的应用价值。

4. 评价

总的来说，MPTP 模型在 PD 发病机制的研究中起到了重要的作用。例如，这种模型提示线粒体功能障碍和环境因素在 PD 发病中的作用。MPTP 也有助于 PD 氧化应激模型的建立，并为 PD 细胞死亡机制研究提供线索。这种模型有助于检测神经保护性治疗策略，如药物治疗和饮食调节，以阻止黑质纹状体多巴胺能神经元退行性变。

MPTP 模型的局限在于：大多数实验中 MPTP 的使用方案是所形成的 PD 是急性或亚急性过程，而人类 PD 是一个缓慢进展性过程。不能够模拟自然状态下 PD 渐进发展的过程；慢性的使用方案或许能克服这个局限，然而在对非灵长类动物长期小剂量给予 MPTP 时，一旦停止给药就会出现运动障碍的恢复；此外 MPTP 模型不能直接显示出在 PD 中系统性线粒体损伤的参与。MPP^+ 仅仅抑制表达多巴胺转运体的细胞，如多巴胺能细胞中的线粒体复合酶 I。因此这种模型只是检验了在多巴胺能神经元中线粒体复合酶 I 的功能异常对多巴胺能神经元有毒害作用这样一个假说。

■ 三、鱼藤酮模型

1. 作用机制

鱼藤酮（rotenone）是从热带植物中的醉鱼科植物毛鱼藤（derris）的胶状液汁提取的一种化合物。它具有亲脂性，是天然的有机磷杀虫剂，早在1848年就作为农作物的除虫剂来使用，自1940年以来一直被作为一种安全有效的杀虫剂而广泛应用于农业除害。之后，鱼藤酮被发现其对机体神经系统功能可产生一定影响，特别是中枢神经，其毒性作用可能与PD存在着的潜在联系更是成了人们关注焦点。至2000年左右，鱼藤酮被提出可以用来制作PD动物模型。

鱼藤酮是鱼藤酮类化合物中效果最强的神经毒素。因为鱼藤酮具有高脂溶性，很容易通过血-脑屏障和生物膜，而且不需要多巴胺神经元转运体转运，所以其在进入中枢神经系统后能迅速与多巴胺神经元结合，从而特异性地抑制线粒体复合物Ⅰ并使之失活，选择性引起黑质-纹状体多巴胺能系统变性，从而导致多巴胺神经元对氧的利用障碍，致使黑质多巴胺能神经元能量合成障碍，选择性地破坏DA能神经元，减少酪氨酸羟化酶（tyrosine hydroxylase，TH）阳性细胞数，导致PD症状的出现。

2. 实验动物

大鼠、小鼠、猴等动物模型均可制作PD模型。

3. 建立方法

目前，鱼藤酮PD动物模型的建立方法主要有全身性系统给药及脑内定位注射。

1）全身性系统给药：

全身性系统给药方法包括灌胃给药、静脉给药、皮下注射和腹腔注射。

（1）灌胃给药：采用连续鱼藤酮灌胃，鱼藤酮剂量为0.25~30.0mg/kg，时间为2~8周，实验存活率为70%左右，超过8周存活率有所下降。根据动物出现行为学的改变，免疫组化发现黑质TH的数量减少等确定此法可以成功建立PD模型。通过灌胃给予鱼藤酮建立PD模型存在时间、剂量依赖性，因此，为了保证造模成功率及存活率，最好是选择慢性低浓度灌胃方法，此法也更利于研究 PD 的进程，体现 PD 的慢性病特点。但是，灌胃给药长期灌胃也会导致剂量无法精确掌握，死亡率升高。

（2）静脉给药：静脉注射鱼藤酮可以引起黑质纹状体多巴胺能神经元的损伤，同时伴随着 α- 突触核蛋白聚集、路易小体（Lewy body，LB）形成、氧化应激等问题。早在 1997 年就有研究表明通过静脉注射鱼藤酮 10~18mg/kg，连续 10 天，发现实验大鼠出现纹状体和苍白球损伤。2000 年，也有报道通过静脉注射鱼藤酮，大鼠出现行为障碍，黑质区 α- 突触核蛋白聚集。2004 年发现鱼藤酮导致大鼠出现运动迟缓等症状，TH 阳性细胞活性降低，以上都说明通过静脉注射可以建立 PD 模型。静脉注射鱼藤酮 2mg/kg，共 28 天左右，可以成功造模。静脉给药的方法操作简单，且由于药物直接进入体循环，无吸收过程，所以药效发挥较快，但存在全身毒性较大的缺点。

（3）皮下注射给药：鱼藤酮的皮下注射剂量为 1.0~3.0mg/kg，造模时间为 2~8 周，大鼠会出现时间依赖性运动功能减退，多篇文献报道在 3 周左右大鼠出现了运动障碍。除此外，还有黑质 DA 神经元损伤，TH 阳性表达减少。α- 突触核蛋白广泛聚集于脑组织，特别是海马、皮质和纹状体部位。并且有研究表明长期皮下注射鱼藤酮造成大鼠体温调控功能减退，且减退程度与其运动功能减退程度成正相关。皮下注射给药操作简单、经济、成功率高。但研究认为此方法会引起大鼠全身毒性，以心脏和胃最突出，死亡率高。

（4）腹腔注射给药：2002 年，有报道，给大鼠腹腔注射鱼藤酮 1.5mg/kg 和 2.5mg/kg，连续给药 60d，均能造成大鼠自主活动减少，纹状体 DA 含量降低，TH 阳性细胞数减少，并存在剂量依赖性。2009 年，Canno 和 Drolet 等进行了更长时间的观察，给不同月龄（3 月，7 月和 12~14 个月）的雄性 Lewis 大鼠腹腔注射鱼藤酮（每天 2.75mg/kg 或 3.0mg/kg），各组大鼠均出现肌肉僵直、运动迟缓和姿势反射丧失等病理特征，DA 神经元 TH 缺失，与之对应的纹状体 DA 水平降低，黑质 DA 神经元泛素化 α- 突触核蛋白聚集。且不同月龄大鼠对鱼藤酮的时间依赖性与剂量依赖性有差异。3 月龄大鼠腹腔注射鱼藤酮 3.0mg/kg，2 天时，约 5% 大鼠呈现 PD 症状（严重的运动性运动障碍，僵硬和体位不稳定性），直至 20 天呈现 PD 症状大鼠数量达到 75%；7 月龄和 12~14 月龄大鼠 9 天时，就有大于 95% 大鼠出现上述症状。7 月龄大鼠剂量效应更为明显，腹腔注射鱼藤酮 2.75mg/kg 在 9 天时出现 PD 症状的比例是腹腔注射鱼藤酮 3.0mg/kg 的 1/2。因此，腹腔注射鱼藤酮不仅剂量和连续给药时间对模型结果有影响，还应考虑大鼠月龄的因素。有文献认为，研究重点如是 PD 模型生物标志物和退化机制，则选用 3 月龄大鼠，采用低剂量 1.5mg/kg 造模，便于观察发现 PD 疾病进程中各项生化指标的变化，且造模成功率与存活率高；研究重点如是药物对 PD 是否具有保护作用，则采用 2.5~2.75mg/kg。腹腔注射操作方便，吸收面积大，所复制的 PD 模型更接近临床 PD 患者的临床症状，且此方法还能制备 PD 的胃肠功能障碍模型。

（5）皮下埋置缓释微球或微渗透泵给药：以聚乳酸－羟基乙酸共聚物（polylactico glycolicacid，PLGA）为载体，将鱼藤酮制作成缓释微球，微球的粒径在 100nm 左右，体外累积释放量 30 天达到 95.4%。大鼠皮下给予鱼藤酮微球 90mg/kg 后，血浆中鱼藤酮浓度（85.8~101.3ng/mg）可维持恒定达 28 天，第四周大鼠出现典型的 PD 症状，黑质纹状体多巴胺能系统选择性退化。采用皮下注射鱼藤酮缓释微球的方法制作 PD 大鼠模型最大优点是只需给药一次，即可维持近 1 个月的药效，鱼藤酮在大鼠体内缓慢释放，造成大鼠自主活动减少，黑质致密带内 TH 免疫反应显著降低，黑质内绝大多数 DA 能神经元受损，便能模拟 PD 缓慢发展的进程，但制剂过程繁琐。

也可采用皮下埋置微渗透泵，将大鼠麻醉后将渗透微泵埋入其背部皮下，从下颌角静脉插管并将插管与微泵相连接，将鱼藤酮溶于 1∶1 的二甲亚砜／聚乙二醇溶液中，每日按体重 2~3mg/kg 灌注鱼藤酮溶液，每月更换 1 次微泵，连用 5 周，成功复制了慢性摄入鱼藤酮致 PD 模型。该法可引起啮齿动物高选择性的黑质 DA 病变，黑质神经元 α- 突触核蛋白聚集，但纹状体神经元、苍白球神经元和丘脑核未见病变。此类造模方法一次给药，药物在体内持续释放，较以往的多次给药方法方便，将微渗透泵植入体内，可实现恒定速度持续释放药物，且能减少多次给药引起的应激反应，能模拟 PD 进程，但微渗透泵价格贵，实验成本较大。但此模型的不足之处在于个体之间差异较大，并且属双侧病变，其制备过程费时、费力，且效果不恒定，较难进行行为学改善的评价，影响了其应用的推广。

（6）接触给药：PD 的病因学说里有一项就是环境因素，鱼藤酮作为一种能够造成神经系统变性的农药，成为环境因素的其中一项。以上几种给药方式没能模拟出此病因，所以建立接触给药模型，也能为 PD 的病因学说提供依据。陈乃宏等将鱼藤酮溶于橄榄油，置于无垫料鼠笼中，放入 C57BL/6 小鼠，鼠笼置于暗处，小鼠在含有鱼藤酮的笼中自由活动 2h，给药剂量分别为每只 0.1mg/d 和 0.2mg/d。连续给药 2~6 周，期间取材检测中脑 α- 突触核蛋白含量、TH 阳性细胞数和小鼠爬杆能力。结果发现 0.1mg/d 剂量组给药后 2 周，模型组 α-syn 表达较对照组明显增加，小鼠中脑 TH 阳性细胞数显著减少，小鼠爬杆能力显著降低；给药 4 周后，模型成功率接近 100%。0.2mg/d 剂量组造模成功时间缩短为 2 周，但给药 4 周后死亡率较高。所以，接触式给药建立 PD 模型以采用低剂量 0.1mg/d 接触式给药 4 周的造模方式能使小鼠产生 PD 的行为学改变和相应的病理学变化，是有效的 PD 造模方式。该造模方式能模拟自然慢性进行性病程，不仅避免了鱼藤酮其他给药方式所造成的外周毒性，而且模型的死亡率显著降低，造模成功率提高，有助于研究 PD 发病机制和病程变化以及抗 PD 药物的作用机制。

2）脑内定位注射：常见的脑内定位注射部位有纹状体、黑质致密部、内侧前脑束和丘脑的腹侧被盖区。而且不同脑区注射，产生的效果可能不一样。研究表明，向大鼠脑部的纹状体（12μg/ 只）、黑质致密部（6μg/ 只）和内侧前脑束（12μg/ 只）分别注射鱼藤酮，结果引起纹状体的 DA 含量明显减少，与对照组相比依次减少 30%、62%、96%。向黑质致密部和内侧前脑束注射鱼藤酮（12μg/ 只），第 32 天经高效液相色谱法（high performance liquid chromatography，HPLC）分析发现都可以引起多巴胺能神经元明显减少，黑质致密部注射减少超过 80%，而内侧前脑束超过 95%。由此可见内侧前脑束对鱼藤酮更为敏感。

4.评价

鱼藤酮模型复制了 PD 的主要发病机制，线粒体复合物 I 的活性受到抑制、DA 神经元受到破坏；同时也复制出 PD 患者的症状，包括运动症状和组织病理学改变；尤其是鱼藤酮模型有 LB 形成，是 PD 的主要病理改变之一。

虽然到目前为止，鱼藤酮模型已有很大的进展，但是由于动物个体差异大而且双侧病变饲养困难、死亡率高的现象仍然存在。有报道称鱼藤酮模型会导致大脑非特异性损伤及外周器官毒性，影响后续的实验结果观察。此外鱼藤酮模型是否能模拟出完整的 PD 过程还需要进一步的观察和验证。

■ 四、百草枯模型

1. 作用机制

早有大量文献报道，农业生产中经常使用的除草剂（paraquat，PQ）是 PD 发病的危险因素之一。PQ 的基本结构与 MPTP 的活性代谢物 MPP$^+$ 相似，而 MPP$^+$ 可诱导神经细胞发生毒性改变，促进神经细胞凋亡的发生。因而暴露于 PQ 被认为是 PD 可能的危险因素。PQ 可以穿过血脑屏障，但是速度缓慢，程度有限，其可通过使 TH 阳性神经元和 TH 蛋白表达减少，诱导大鼠慢性 PD 模型；同时导致血脑屏障通透性增加和 P- 糖蛋白表达下降，百草枯可能通过影响血脑屏障通透性和 P- 糖蛋白的表达诱导 PD。

2. 实验动物

大鼠、小鼠，据以往研究多采用小鼠。

3. 建立方法

通过灌胃建立 PQ 小鼠模型：通过灌胃的方法来模拟人类经消化道长期慢性暴露于 PQ 的模型：有研究将大鼠随机分为高剂量组（20mg/kg）、中剂量组（10mg/kg）、低剂量组（5mg/kg），连续灌胃 4 个月后运用行为学检测系统、中脑黑质部及肺部病理学观察、高效液相色谱法检测纹状体多巴胺及其代谢物含量等进行分析及评价，发现 10mg/kg 的 PQ 最为理想。也有研究给小鼠每天灌胃（10mg/kg）百草枯，连续喂养 4 个月后自发性活动明显减少，应用免疫组织化学和原位杂交方法分别观察小鼠纹状体区多巴胺 D1 受体和 D2 受体蛋白和基因表达的情况，发现纹状体区的多巴胺 D1 受体和 D2 受体蛋白含量较生理盐水对照组分别减少 28% 和 29%，多巴胺 D1 受体和 D2 受体 mRNA 的表达较对照组分别减少 29% 和 33%。说明百草枯可造成小鼠 PD 样的行为表现。纹状体区多巴胺 D1 受体和 D2 受体蛋白含量和基因表达降低。所以，通过灌胃建立 PQ 模型以 10mg/kg，4 个月为主要方法。

通过腹腔注射的方法建立 PQ 模型：选 6 周龄 C57/BL 褐鼠，按 10mg/kg 体重将百草枯腹腔注射于小鼠体内，每周各 2 次，连续 6 周。每次注射后可观察到动物活性减少，但一般 24h 后可恢复，1 小时至 3 天内纹状体内 DA 含量一过性升高。6 周后小鼠出现显著的行为学障碍，可检测到中脑黑质 DA 神经元减少

（约30%），纹状体TH活性减少约15%。该模型可模拟PD病理、行为方面的部分改变，但其各方面的特性研究尚不充分。同时，也有研究采用腹腔注射百草枯加灌胃秋水仙碱的方法致PD小鼠帕金森病模型，发现造模成功率比只采用腹腔注射百草枯高。

4. 评价

此模型为PQ是造成人类PD发病的环境因素之一的观点提供支持，该模型可模拟PD病理、行为方面的部分改变，为PD的发病机制、治疗研究和预防提供依据。同时，给小鼠系统性注射百草枯导致黑质致密带的多巴胺能神经元变性并伴随α-突触核蛋白包涵体形成，同时前脑皮层的α-syn的免疫反应增强，这可能为神经变性中α-突触核蛋白作用的研究提供一个有价值的模型。但其各方面的特性研究尚不充分，目前已较少用此模型。

■ 五、蛋白酶体抑制剂模型

1. 作用机制

蛋白酶体抑制剂是近年来用于制作PD模型研究的新药物。2001年，Mcnaught等对散发性的和家族性的PD进行相应研究，发现了患者黑质神经元细胞中，蛋白酶体活性有明显降低。后续研究进一步发现，在散发性PD患者SNc处，蛋白酶体的结构和功能均存在不同程度的缺陷，由此造成的泛素－蛋白酶体系统（ubiquitin-proteasomesystem，UPS）功能紊乱使得毒性蛋白质未得到及时有效地降解而在神经元内累积、聚集，并产生细胞毒性作用，最终导致SNc中多巴胺能神经元的变性丢失，而且在家族性PD患者中也存在相似的病理发现。

蛋白酶体抑制剂诱导PD动物模型的机制主要是基于在PD发病机制中的重要作用。其主要通过抑制UPS的功能，在细胞上发生特异性影响，使蛋白质代谢发生异常，导致蛋白质的异常积聚，尤其是α-syn的积聚而形成PD模型。

2. 实验动物

蛋白酶体抑制剂模型多采用啮齿类动物模型（大鼠、小鼠），少数采用猴子等灵长类动物。

3. 建立方法

建立此模型最常用的药物有：①天然的蛋白酶抑制剂：lactacystin、epoxomycin。②人工合成的蛋白酶抑制剂：PSI、MGL32。前者普遍存在于土壤、花园、农田等水生环境；后者是合成的、可逆的蛋白酶体抑制剂，也存在于环境中。

脑内定位单点注射法：2001 年，McNaught 首次采用 lactacystin 脑黑质立体定位注射制备 PD 大鼠模型。大鼠出现了典型的 PD 症状，剂量依赖性黑质 DA 神经元的变性死亡和 α-突触核蛋白染色阳性的类 LB 的典型 PD 病理特征，提示异常蛋白的降解和清除受损是 PD 发病的重要机制。大鼠腹腔注射戊巴比妥钠 25g/L 进行麻醉，利用立体定向仪，切开大脑的脑颅部，暴露出颅骨，在坐标骨膜下完成钻孔 ML=3.2mm，AP=-5.2mm，DV=7.2mm，将 Lactacystin 10ug 以速度 0.5ul/min 注射至大鼠右侧黑质中，留针 10min 可进行缓慢退针。对照组大鼠 50 只进行同样的麻醉和定位，待钻孔完成将生理盐水以 0.5μL/min 的速度注入到大鼠右侧黑质中，留针 10min 可进行缓慢退针。

脑内定位两点注射法：注射坐标点分别为右侧黑质：前囟后 5.0mm，正中线右侧 2.0mm，硬脑膜下 8.0mm；右侧中脑内侧束：前囟后 4.4mm，正中线右侧 1.2mm，硬脑膜下 8.0mm。用微量进样针将 10μg lactacystin（20μL）分别注射至上述两个坐标点，每点 10μL，注射速度控制为 1μL/min，注射完成后留针 10min，然后以 1.0mm/min 速度缓慢退针。术毕缝合切口，放回笼中单独喂养。3 周后，阿扑吗啡腹腔注射诱导大鼠出现典型旋转行为；4 周时模型组大鼠损毁侧 TH 阳性细胞数明显减少，黑质小胶质细胞数量增加。

皮下注射法：采用 PSI 皮下注射法，隔日给予 28 只大鼠背部皮下注射 PSI 溶液，150μL/只，连续 2 周，造模成功。

4. 评价

和以往神经毒素诱导的 PD 动物模型不同的是，蛋白酶体抑制剂诱导的 PD 动物模型是一个慢性损伤动物模型，其作用具有延迟效应，具有 PD 渐进性退行性的特点，在所有暴露动物中均表现为进行性的 PD 症状，且不会引起麻痹、全身中毒作用以及死亡，该模型从 PD 可能的发病机制出发，模拟了该病的机制与发病过程，能模拟 PD 的主要特征即黑质 DA 能神经元的变性死亡和胞质内 Lewy 小体的形成，更接近 PD 发病的生理过程。且模型具有一定的稳定性与重复性，制备方法简单可行。这一模型提示了环境中的蛋白酶体抑制剂可能是环境易感者或老年人患 PD 的原因。虽然这一模型的出现给 PD 研究带来了新的手段，但在可行性与用药方式、剂量等方面还存在分歧，有待进一步研究。

■ 六、利血平模型

1. 作用机制

利血平属于肾上腺素能神经抑制药，对多巴胺神经元有抑制作用，而多巴胺神经元可以分泌大量的多巴胺，利血平可与囊泡转运体识别位点进行不可逆结合，导致囊内多巴胺降解代谢出毒性物质，并损伤细胞内活性物质，进而诱导细胞大量凋亡，最终出现静止性震颤、运动迟缓等与 PD 相似症状。

2. 实验动物

该模型在大鼠、小鼠、兔、几内亚猪、猫和猴身上得到验证，常采用大鼠。

3. 建立方法

用体重 200~300g 的大鼠，每日皮下注射 0.01% 利血平 1mg/kg，连用 8~10 天。实验动物可依次出现眼睑下垂、尾巴及四肢震颤、尾巴张力升高、僵硬、弯向背部、前肢腕关节弯曲贴近躯干、拱背、两耳竖起、缩头、行动迟缓和自主神经功能紊乱等症状。

4. 评价

这种模型的主要缺点在于只能短暂模拟 PD 的症状，若大量服用利血平会产生药物毒性，且不同个体间差别较大，因此不是 PD 的常见模型，利血平引起的是瞬时变化，并且没有出现黑质多巴胺能神经元形态学的改变，不能完全复制自发性 PD 的病理变化。此外，给予利血平引起的其他神经递质与 PD 可能没有直接的联系。一些拮抗利血平引起运动障碍的药物在治疗 PD 时无效，因此应用这种模型进行系统给药实验的预期效果并不理想。然而这种模型对人类最大贡献在于揭示了左旋多巴可作为治疗 PD 的潜在药物，可以很好地用于纹状体多巴胺替代物如 L-DOPA 和多巴胺激动剂的治疗效果研究。

七、Fe^{3+}模型

1.作用机制

黑质 Fe^{3+} 超载可介导自由基生成增加，使线粒体电子传递系统受损、胞内钙平衡紊乱、蛋白酶作用加强、膜脂质过氧化反应增强，最后导致黑质 DA 能神经元变性丢失，细胞死亡。研究发现，Fe^{3+} 制备的模型在神经化学方面可见同侧纹状体 DA 及其代谢产物 3, 4–二羟基苯乙酸（DOPAC）和高香草酸（HVA）的含量明显减低，组织病理学证实酪氨酸羟化酶（TH）免疫染色阳性细胞大量减少，同时胶质细胞增生活跃，中脑脂质过氧化物丙二醛（MDA）升高、谷胱甘肽（GSH）含量降低。

2.实验动物

该模型可用于大鼠、小鼠。

3.建立方法

选用体重为 250~300g 大鼠，单侧黑质内注射 Fe^{3+}，3 周后可出现明显的运动行为改变，表现为在新环境中自主运动减少，短暂的僵直症状及自发的同侧旋转行为。这些表现在损毁后有逐渐加重趋势。腹腔注射 d–苯丙胺后引起大鼠向注射侧旋转加强，腹腔注射阿扑吗啡后引起大鼠向对侧旋转。

4.评价

Fe^{3+} 模型无论在行为、病理、生化方面的改变均具有人类 PD 慢性、进行性加重的特点，尤其有助于阐明 PD 患者黑质铁沉积在 PD 发病机制中的作用，此模型现在已较少用。

八、其他模型

（1）机械损伤模型：

作用机制：由于 PD 的病理变化部位在黑质、黑质–纹状体通路、纹状体部位。研究者发现，对内侧前脑侧进行机械损伤，能够渐进性造成黑质 DA 能神经元变性、坏死，可制备大鼠 PD 模型。

线刀损伤法偏侧大鼠模型的制作方法：大鼠麻醉后，固定于脑立体定向仪上，采用颅平位，消毒皮肤切口并暴露颅骨，确定一侧内侧前脑束的坐标。前囟后 3.8mm 矢状线旁开 2.4mm 处，用牙科钻钻透颅骨，牙科探针轻轻穿透硬脑膜，然后，缓慢地将 Scoutern 线刀套管进到硬脑膜下 8.0mm 旋动旋钮，将线刀从针管中伸出 2.5~3.0mm，将线刀上移 3.0mm 再回到原处，重复 3 次，缓慢收刀，退出针管，术后抗感染。

评价：这种方法的优点是定位准确、降低了对其他脑区的损伤，同时造成 DA 能神经元损伤和临床相似，是一个渐进性过程，该模型有一定的摸索价值。Brechnell 等学者发现，使用该方法发现，10 周黑质 DA 能神经元死亡达 70%，到达一个合格 PD 大鼠模型，模型属部分损伤模型，手术后的第二周开始有明显的行为学异常，黑质区域 DA 含量降低了 40%~50%，证实该模型可以模拟人类 PD 的临床症状和病理特征。该模型可用于各种预防或延缓 DA 神经元变性方法和 DA 神经元再生的研究，而该模型的缺点，主要是切断术后短期损伤程度不稳定、不易控制，手术后死亡率极高等。

（2）免疫损伤模型：有人报道大多 PD 患者存在体液或细胞免疫异常，并且发现 PD 患者脑脊液中存在抗 DA 能神经元抗体。据此陈生弟采用立体定向注射 PD 患者的血清 IgG 到大鼠的黑质部位，黑质部位的 DA 能神经元因缺失发生明显减少。

（3）病毒感染模型：日本学者 Hamaue 报道，该研究用脑炎病毒感染出生 13 天的 Fischer 大鼠，感染后的大鼠有明显的运动能力减弱，用 L-DOPA 治疗后，症状有明显改善，12 周后的病理检查及免疫组化结果显示，Fischer 大鼠的某些病理特征与人类 PD 相似，且黑质内 TH 免疫阳性 DA 神经元数目明显降低。

该种方法复制 PD 大鼠模型的报道尚少，且其可行性需要学者进一步验证。如若验证成功，则有可能成为 PD 的感染致病学说的依据。该模型可用于 PD 的发病机制研究。

（4）脂多糖（LPS）模型：LPS 是一种强力炎症反应诱导剂，在大鼠脑黑质或纹状体定位注射微量的 LPS 后，可通过激活小胶质细胞，继而引起促炎因子和氧自由基的大量释放，而诱导时间依赖性的 DA 能神经元损伤、凋亡。LPS 模型是研究小胶质细胞介导的炎症反应对 PD 发病机制影响的理想模型，其不足之处在于造模周期较长。

第二节 帕金森病细胞模型

由于动物模型造模时间长，造模物种、方式、剂量的选择各有不同，同时造模期间干扰因素也较多，费时费力，并且为了从细胞层面研究 PD，PD 细胞模型开始发展。与 PD 动物模型相比，PD 细胞模型可以直接动态观察细胞的形态及干预后的变化，具有方便、快捷、稳定、经济的优点，易于进行机制的研究，是新药靶点和药物筛选的良好工具。而且大部分神经毒素不能穿过血脑屏障，因而不能系统注射。但是，灵长类和啮齿类动物的脑突触体以相似的方式吸收它们，因此这些神经毒素适合体外培养的神经细胞。但是，建立 PD 细胞模型的细胞体系种类繁多，且各有特点，采用不同的细胞系可能会产生不同的结果和适用方向，要根据自身研究的方向选择适宜的细胞模型。理想的 PD 细胞模型需要有三大特点：可重复、高度相符性和可操作性。

■ 一、MPP^+ 模型

1. 作用机制

作用机制同动物模型。

2. 常用细胞（细胞株）

PC12、SH-SY5Y、原代中脑细胞、MES23.5。

3. 建立方法

MPP^+ 诱导 PC12 细胞：薛莹等的研究表明以 PC12 细胞为对象，首先建立 PC12 细胞的稳定培养体系。实验首先将细胞接种于含有胎牛血清的培养基，绘制生长曲线；以不同浓度的 MPP^+ 和（$50\,\mu mol$、$10\,\mu mol$、$250\,\mu mol$、$500\,\mu mol$、$750\,\mu mol$、$1000\,\mu mol$）处理细胞，进行细胞活力测定，选择最适宜的浓度；在选定的浓度作用于 PC12 细胞不同的时间后，测定 PC12 细胞活力，选择最适宜的作用时间；分别以噻唑蓝（MTT 法）、Hoechst33342 荧光染色和免疫荧光染色法检测细胞的活力、细胞凋亡和特异性蛋白。研究结果显示以 MPP^+ 作为基础培养基，培养体系稳定、操作简单，细胞贴壁迅速，活力较高，细胞生长曲线呈 S 形。不同浓度的 MPP^+ 对细胞的影响不同，随着 MPP^+ 浓度的增加，PC12 细胞活力降低，当浓度高于 $500\,\mu m$ 时，PC12 细胞活力不再显著降低。Hoechst33342 荧光染色观察凋亡的细胞出现蓝色的荧光碎片；AO 和 EB 染色法（AO/EB 双重荧光染色原理：AO 能透过胞膜完整的细胞嵌入核 DNA，发出明亮的绿色荧光，染色活细胞和早期凋亡细胞。EB 仅能透过胞膜受损的细胞，嵌入核 DNA，发橘红色荧光，染色晚期凋亡和死亡细胞。）可观察到明显的细胞凋亡，细胞凋亡率达 43.2% 对照组为经处理的细胞表达特异性蛋白。研究结果提示：用 500μm 终浓度的处理细胞，细胞表现出细胞凋亡和包涵体出现的两大病理特征，同时还表达特有的蛋白 a-synuclein，成功建立了细胞模型。

MPP$^+$ 诱导 MES23.5 细胞：细胞培养前 1d，高压消毒细胞培养所需物品，用 100mg/L 多聚赖氨酸处理细胞培养皿。将 MES23.5 细胞从液氮中迅速转移到 37℃ 水浴锅中，待完全溶化后，用完全培养液悬浮吹打混匀，然后接种于预先铺有多聚赖氨酸的培养瓶中，置于 37℃、含体积分数 0.05 的 CO_2 孵箱中培养。实验时以 $1×10^5/cm^2$ 细胞密度接种于细胞培养板或玻片上。然后再加入 MPP$^+$（100mmol/L）。

MPP$^+$ 诱导 SH-SY5Y：将 SH-SY5Y 细胞接种于培养瓶中，DMEM/F12 培养基（含 10% 胎牛血清，青霉素 100U/mL，链霉素 100U/mL），置于 37℃、5% CO_2 培养箱培养。MPP$^+$ 组（培养的细胞中加入 MPP$^+$）以每孔（2~5）× 10^5 个 /mL 的活细胞悬液 100μL 接种于 96 孔板中。

MPP$^+$ 诱导原代中脑细胞：小鼠于怀孕第 14 天采用 CO_2 吸入行安乐死，经无菌操作取胚胎鼠脑。在显微解剖镜下逐步分离并获得中脑组织，并去掉其表面脑膜。中脑组织经 0.25% 胰酶消化 10min，制备成单细胞悬液，接种到预先用多聚赖氨酸包被的 4 孔细胞培养板中进行体外培养。细胞培养基采用 DMEM，加有 Hepess 缓冲液（终浓度为 10μmol/L），30mmol/L 葡萄糖液、100U/mL 青霉素和 100mg/mL 链霉素及 10% 热灭活胎牛血清。细胞接种密度为 $6.5×10^5/mL$，置于 37℃、5% CO_2 细胞培养箱。培养基每 2 天更新一次。自体外培养第 5 天起，细胞培养基更换为无血清培养基，并添加 2% B-27。实验组根据所用 MPP$^+$ 药物终浓度的不同，共分为 5 组，每组都有 4 个平行孔。不同终浓度的 MPP$^+$（0.1、1、10 和 15μmol/L）于体外培养第 10 天加入到培养基中并持续作用 48h。Hoechst33342 荧光染色进行凋亡检测 0.1、1、10 和 15μmol/L 的 MPP$^+$ 均引起多巴胺能神经元的数量显著减少，随着药物浓度的增加，多巴胺能神经元减少的程度越显著。

MPP$^+$ 诱导 MES23.5 细胞：将 MES23.5 细胞接种于含 5%（体积分数）胎牛

血清、1%（质量浓度）谷氨酰胺、2%（质量浓度）50×Satio 溶液和 2%（体积分数）青 / 链霉素的 DMEM/F12 培养基，置于 37℃、5%（体积分数）CO_2、饱和湿度的细胞培养箱中培养，用 0.25%（质量浓度）胰酶消化传代，收集对数生长期细胞制成细胞悬液。将细胞以细胞密度 1×10^5 接种到 96 孔板中，加入终浓度为 100μmol/L 的 MPP^+ 培养液培养 24h，建立体外 PD 模型细胞。

4. 评价

综上所述，MPP^+ 可诱导多种 PD 细胞模型，使用 MPP^+ 建立的模型在许多方面均类似于人类 PD，而且细胞模型相较于动物模型简便、易于操作、快捷、稳定，是探索 PD 发生的病理机制、研究治疗药物筛选的良好模型。

■ 二、6-OHDA 模型

1. 作用机制

作用机制同动物模型。

2. 常用细胞（细胞株）中脑原代细胞

PC12 细胞、SH-SY5Y 细胞、原代中脑细胞、MN9D 细胞、MES23.5。

3. 建立方法

6-OHDA 诱导 PC12 细胞：有研究表明，在完全培养液培养的 PC12 细胞中加入浓度为 5、50、100、150、100μmol/L 孵育 PC12 细胞 6、12、24h 和 48h 后以 MTT 测定细胞存活率，结果 125μmol/L 孵育 24h 的细胞生存率较好，免疫印迹检测 LC3-Ⅱ、CathepsinB 的表达，透射电镜观察 6-OHDA，PC12 细胞胞浆中可见不同程度的自噬小体、凋亡小体。

6-OHDA 诱导 SH-SY5Y 细胞：SH-SY5Y 细胞培养于 DMEM 培养基中，培养基中含浓度为 10% 的灭活胎牛血清，青霉素 1×10^5U/L，链霉素 100mg/L，5% CO_2，37℃培养。待细胞长满培养瓶后，0.25% 胰酶消化 1min 左右，轻吹，制成细胞悬液。将细胞悬液接种于无菌的 CAF_2 窗片，观察窗片上细胞生长均匀、状态良好时，更换含维甲酸的 DMEM 培养液进行培养，至第五天加入 100μmol/L 6-OHDA。

6-OHDA 诱导原代中脑细胞：将 12 只乳鼠用 75% 酒精消毒，在超净台内断头取出中脑腹侧部，剔除干净脑膜和血管，用预冷的 PBS 洗涤 3 遍，加入 0.25% 胰酶 12mL 在 37℃水浴消化 20min，加入含 10% 胎牛血清的 DMEM 高糖培养液终止消化 1min，2000 目滤网过滤。按 2×10^5/mL 和 1×10^8/mL 加入 6 孔板和 96 孔板中，37℃、5% CO_2 孵箱中培养，隔日换液。培养至第 7 天加入 6-OHDA（100μmol/L）。

6-OHDA 诱导 MN9D 细胞：钮洪艳等建立了第一个 6-OHDA 的 MN9D 模型，将 MN9D 细胞用含 10% 胎牛血清（FBS）的 DMEM/F12 培养液培养，并且含有 1×10^5U/L 青霉素及 100g/L 链霉素。常规复苏 MN9D 细胞，传 2~3 代后应用于实验。将细胞消化、传代，以（1~5）$\times 10^8$/L 接种于所需的培养板中，置 37℃、5% CO_2 平衡湿度的标准培养箱内培养。应用含 0.15% 维生素 C 和金属离子螯合剂（DETAPAC，10mmol/L）的无菌水配制浓度为 10mmol/L 的 6-OHDA 母液。细胞接种于所需的培养板中，在给予 6-OHDA 处理前培养液更换为无血清的培养基。6-OHDA 母液被进一步稀释，在培养液中的终浓度为 100、200、300、400、500、600、700、800、900、1000mol/L，加入到各个孔中，并设正常对照组（control group）和溶剂对照组（vehicle group）。正常对照组不予任何处理，溶剂对照组仅给予等量用于配制 6-OHDA 的维生素 C 和金属离子螯合剂的无菌水。30min 后，以无血清的培养液洗细胞 2 次，更换含血清的 DMEM/F12 继续培养 24h。MTT 比色法检测 MN9D 细胞的存活率、Hoechst33258 核染色和流式细胞仪检测 MN9D 细胞的凋亡变化。结果 6-OHDA 以浓度依赖性的方式引起 MN9D 细胞的凋亡，导致细胞存活率降低。200μmol/L 浓度的 6-OHDA 作用 30min、培养 24h 后，MN9D 细胞的存活率降低至 68.8% 左右，凋亡率增高至约 37.8%。结论 6-OHDA 能够引起 MN9D 细胞的存活率降低，而凋亡率增高，产生类似 PD 时的 DA 能神经细胞损伤的表现。

6-OHDA 诱导 MES23.5 细胞：MES23.5 细胞以含体积分数 0.05 的胎牛血清、体积分数为 0.02 的 Satio 溶液、1×10^5U/L 青霉素和 100g/L 链霉素的 DMEM/F-12 培养基培养，接种于预先涂有 0.5g/L 多聚赖氨酸的培养瓶中，置于 37℃、含体积分数 0.05 的 CO_2 培养箱中传代培养，每 2~3 天传代 1 次。细胞培养至对数生长期，吹打制成单细胞悬液，用 DMEM/F-12 培养液将细胞密度稀释为 1×10^8/L，每孔 1200μL 接种至铺过多聚 –L– 赖氨酸的 6 孔板中，于 37℃、含体积分数 0.05 的 CO_2 培养箱中培养。分组处理：正常对照组用无血清培养液孵育细胞 24h；6-OHDA 组用 10μmol/L 的 6-OHDA 孵育细胞 24h。

4. 评价

综上所述，6-OHDA 可诱导多种 PD 细胞模型，使用 6-OHDA 建立的模型在许多方面均类似于人类 PD，而且细胞模型相较于动物模型简便、易于操作、快捷、稳定，是探索 PD 发生的病理机制、研究治疗药物筛选的良好模型。

■ 三、鱼藤酮模型

1. 作用机制

作用机制同动物模型。

2. 常用细胞（细胞株）

PC12、SH-SY5Y、中脑原代细胞。

3. 建立方法

鱼藤酮诱导 PCI2 细胞：将 2×10^4 个 /mL PC12 细胞接种于 96 孔板中，待细胞贴壁生长 24h 后，加入不同浓度的鱼藤酮溶液（10、25、50、75 和 100nmol/L），置于 37℃，5% CO_2 培养箱，培养 24h 后，加入 5g/L MTT，每孔 10μL，37℃，5% CO_2 孵育 4h，吸去培养液，加 100μL DMSO，振荡 10min。该模型制备效果差异性大，成功率低，限制了该模型的应用。

鱼藤酮诱导 SH-SY5Y 细胞：将 SH-SY5Y 细胞在含 10% 胎牛血清 DMEM/F12 培养液中，于 37℃饱和湿度、5% CO_2 条件下培养。取对数生长期细胞进行实验。将细胞分为正常组、溶媒组、鱼藤酮组。消化细胞配制成密度为 6×10^4 个 /mL 的细胞悬液，种于 96 孔板，每孔加入 100μL 细胞悬液，每组 6 个复孔，当细胞贴壁、汇合度达 70%~80% 时，鱼藤酮组分别加入终浓度为 0.15μmol/L、0.25μmol/L 的鱼藤酮；溶媒组加入终浓度为 0.0125% 的 DMSO，正常组不加药物。分别于给药 24、48h 后采用 MTT 法测算细胞存活率，倒置显微镜观察细胞形态。给药 24、48h 鱼藤酮组细胞存活率低于正常组和溶媒组，且鱼藤酮 0.25μmol/L 亚组细胞存活率低于 0.15μmol/L 亚组（P 均 < 0.05）；给药 48h 鱼藤酮组细胞存活率低于给药 24h 时（P 均 < 0.05）。正常组与溶媒组细胞形态无显著性变化，鱼藤酮组与溶媒组相比，细胞皱缩、变圆，体积变小，排列松散；其中 0.25μmol/L 亚组较 0.15μmol/L 亚组存活细胞数量更少，大多数细胞漂浮。选择

对细胞存活、形态影响较小的鱼藤酮作用浓度 0.15μmol/L、作用时间 24h。采用 Western blotting 法检测 SH-SY5Y 细胞中的 α- 突触核蛋白验证 PD 模型制作情况。α- 突触核蛋白表达显著升高判定为模型制作成功。

鱼藤酮诱导中脑原代细胞：新生 SD 大鼠，乙醇浸泡消毒，无菌条件下剥离全脑，解剖显微镜下分离中脑，剥离脑膜后，解剖液漂洗，用虹膜剪将剪成 1mm³ 碎块，质量浓度为 0.125% 的胰酶 37℃消化 25min。加入胎牛血清（FBS）体积分数为 20% 的 DMEM 终止消化，800r/min 离心 5min，弃上清，加入 B27 添加剂体积分数为 2% 的 Neurobasal 无血清培养基，用火焰刨光的玻璃吸管反复吹打，制成单细胞悬液。苔盼蓝染色后细胞计数，以 2×10^6 个 /mL 的细胞密度种植于 6 孔板中。37℃、体积分数为 5% 的 CO_2，培养箱培养 5 天后进行药物干预。

4. 评价

综上所述，鱼藤酮可诱导多种 PD 细胞模型，使用鱼藤酮建立的模型在许多方面均类似于人类 PD，而且细胞模型相较于动物模型简便、易于操作、快捷、稳定，是探索 PD 发生的病理机制、研究治疗药物筛选的良好模型。

■ 四、蛋白酶体抑制剂模型

1. 作用机制

作用机制同动物模型。

2. 常用细胞（细胞株）

PC12。

3. 建立方法

PSI 诱导 PC12：有研究将 PC12 细胞复苏后，以 2×10^5 个 /mL 的密度接种于底面积 $25cm^2$ 的塑料培养瓶（10mL/ 瓶），于 37℃、5% CO_2、饱和湿度的培养箱中培养。每 2~3 天更换 1 次培养液。选取对数生长期细胞进行传代。细胞以 1×10^5 个 /mL 密度接种于底面积 $25cm^2$ 的塑料培养瓶。24h 后更换培养液，实验组加入终浓度 10μmol/L 的 PSI（以 DMSO 溶解），对照组加入 DMSO，实验组与对照组 DMSO 终浓度均为 0.1%，继续孵育 24h 后收集两组细胞用于实验。

MTT 法检测细胞存活率；吖啶橙和溴化乙啶染色观察细胞凋亡的存在；HE 染色观察细胞内包涵体的形成。10μmol/L 的 PSI 作用 PC12 细胞 24h 的情况下，细胞存活率降至（85.46±1.75）%，与对照组（高为 100%）比较有显著性差异（$P < 0.05$），且细胞多数处于凋亡出现及包涵体形成阶段，能很好地模拟 PD 的两大基本病理特征，即神经元丧失（凋亡）和神经元内嗜酸性包涵体的形成。因此，10μmol/L 的 PSI 作用 24h 的 PC12 细胞可作为研究 PD 发病机制及 PD 药物治疗的可靠模型。

Lactacystin 诱导 PC12：PC12 细胞以 2×10^4 个 /mL 浓度接种于 96 孔板中，待细胞贴壁生长 24h 后，加入不同浓度的 lactacystin 溶液（5、10 和 20μmol/L），空白对照组不加 lactacystin。每一浓度设 6 个复孔。置于 37℃、5% CO_2 培养箱，培养 24h 后，加入 5g/L MTT 溶液，每孔 10μL，37℃、5% CO_2 孵育 4h，吸去培养液，加 100μL DMSO，振荡 10min，酶标仪 570nm 处测定吸光值（A），通过吸光值变化判断细胞活性。MTT 法检测结果显示：随着 lactacystin 浓度的增加，细胞活性逐渐下降。在浓度为 10μmol/L 时，细胞活性即出现明显下降，与对照组比较有显著性差异。随着浓度增加，细胞活性进一步降低，呈剂量依赖性。

4.评价

综上所述，蛋白酶抑制剂可诱导多种 PD 细胞模型，使用蛋白酶抑制剂建立的模型在许多方面均类似于人类 PD，而且细胞模型相较于动物模型简便、易于操作、快捷、稳定，是探索 PD 发生的病理机制、研究治疗药物筛选的良好模型。

第三节 帕金森病基因模型

研究表明，虽然大多数的 PD 患者为散发，但是 PD 的病因学说之一为遗传易感性，说明也有少部分的患者有 PD 家族史，尤其是青少年患者。神经毒素模型常常导致急性的帕金森病晚期表现，随着基因工程技术的发展，基因模型的出现为 PD 模型的发展提供了一个新的方向，相对于 PD 的其他动物模型和细胞模型能更好地从遗传角度研究 PD 的发病和治疗。未来 PD 基因动物模型渴望能更好地模拟人类的 PD，应具备如下基本特征：可检测到 PD 的运动缺陷，可反映随年龄发展出现的选择性和渐进性 DA 能神经元损伤，有 Lewy 小体的形成，而且 PD 动物模型相应还应有较短的疾病病程周期，便于经济快速地进行病因病理机制研究及药物筛选，揭示 PD 中 DA 能神经元死亡的分子机制和发现潜在的治疗靶点。本节主要介绍了 PD 基因敲除、过表达、突变模型。

一、基因敲除模型

1. 基因特点

HtrA2/Omi 基因敲除模型：HtrA2/Omi 是 HtrA 丝氨酸蛋白酶家族的一个新成员，该基因位于人类染色体 2p13.1，含 8 个外显子，转录生成 2.1kb 和 4.5kb 两种不同的 mRNA。HtrA2/Orni 蛋白含有 458 个氨基酸，在人体大部分组织器官中都有表达，主要定位于真核生物线粒体的丝氨酸蛋白酶。在人类细胞系中，可以观察到分子质量 38000 和分子质量 40000 的两种多肽。HtrA2/Omi 基因是一个主要定位于真核生物线粒体的丝氨酸蛋白酶，该基因既能促进细胞凋亡又可作为分子伴侣使折叠错误的蛋白质重新折叠或降解。HtrA2/Omi 基因一旦受到凋亡信号的刺激，便和其他促凋亡因子从线粒体中释放到细胞质，促发细胞凋亡。

Nurrl 基因敲除模型：Nurrl 基因定位于 2q22-2q23，是在中脑部位高度表达的转录因子，属于核甾体 / 甲状腺激素受体超家族成员，它对中脑 DA 能神经元的发育、生存及其功能维持起重要作用，Nurrl 的激活可增加 DA 表型标志基因如 TH、多巴胺转运蛋白（DAT）等靶基因表达。

Parkin 基因：Parkin 基因于 1977 年在常染色体隐性遗传青少年型 PD 患者中被发现并定位于 6q25-27，该基因有 l2 个外显子，全长约 1.5Mb，编码 465 个氨基酸。Parkin 基因具有 E3 泛素连接酶的功能，参与了泛素蛋白水解酶系统，Parkin 基因可以在线粒体外膜蛋白上生成泛素链，以招募线粒体自噬的受体，放大由 PINK1 产生用来指示自噬的磷酸—泛素信号，起到维持保证细胞正常生命活动的作用，并且在 PD 的氧化应激、线粒体损伤及蛋白酶体功能紊乱中起重要作用。

PINK1（PTEN induced putative kinase 1）基因：PINK 1 基因是第一个定位在线粒体上与 PD 相关的基因，有 8 个外显子，编码一种具有激酶活性的线粒体蛋白，被认为是继 Parkin 基因之后的第二个常见的与家族性 PD 相关的常染色体隐性遗传基因。PINK1 正常表达可以保护氧化应激对线粒体功能的损害和蛋白酶抑制剂所致的细胞凋亡，而 PINK1 编码区的突变与早发性 PD 相连锁。

DJ-1 基因敲除模型：DJ-1 位于人染色体 lp36.2-lp36.3，全长约 24kb，含7 个外显子，外显子 2~7 包含开放阅读框，编码含 189 个氨基酸残基的 DJ-1 蛋白。作为抗氧化剂和分子伴侣在体内广泛表达。研究发现 DJ-1 有 11 种突变，包括点突变和大片段缺失，这个基因的缺陷会导致常染色体隐性遗传早发性PD。DJ-1 可通过氧化应激使蛋白酶体降解系统紊乱，并能将胞质内蛋白移至线粒体，致使线粒体功能发生异常或降低。在线粒体复合体 I 活性降低的情况下，会出现 a-synuclein 蛋白聚集和阳性包涵体产生，甚至促使神经元死亡，进而诱发 PD。

2. 建立方法

HtrA2/Omi 基因敲除模型：HtrA2/Omi 基因敲除小鼠表现出黑质纹状体通路异常，靶向删除 HtrA2/Omi 小鼠模型中，则会出现线粒体功能进行性损伤，伴有多巴胺神经元变性死亡，且出现了进行性的运动障碍、肌肉强直、协调能力降低、静止性震颤和纹状体 TH 数量的减少。Martins 等构建 HtrA2/Omi 及HtrA2/Omi Smac/DIABLO 双基因敲除的小鼠模型，小鼠表现出严重的神经行为异常，纹状体内神经元的大量减少，线粒体功能障碍。

Nurrl 基因敲除模型：Zetterstrm 等构建 Nurfl 基因敲除大鼠模型，研究发现孤儿核受体 Nurrl 在 DA 能神经细胞的表型特征出现以前就在发育的 DA 能神经元中表达，缺乏基因的大鼠中脑无法产生 DA 能神经元，有活动减退的特征，出生后很快死亡。

Parkin 基因：果蝇中 parkin 蛋白敲除时有寿命减少、雄性不育以及严重的飞行和爬行障碍等行为表型；也有脑中 TH 水平减少和多巴胺神经元变性等病理改变。然而也有报道描述的 parkin 基因敲除小鼠没有表现出明显的病理和行为表型；而另一些研究者发现模型小鼠多巴胺纹状体环路和蓝斑去甲肾上腺素能系统有轻微的异常。

PINK1：PINK1 基因敲除小鼠没有明显的行为学异常，但有黑质纹状体多巴胺神经传递异常及轻微的线粒体缺陷，且早期出现了步态改变和嗅觉障碍等临床前驱症状，可用于研究 PD 早期症状的相关机制。晚期 PINKI 基因敲除青锵鱼模型自发游泳动作显著降低，虽然多巴胺神经元没有减少，但其主要代谢产物减少。提示 PINK1 在维持多巴胺的代谢及选择性死亡具有重要作用。

敲除了小鼠 DJ-1 基因的外显子 5，使该基因失活，通过各种行为学测试发现运动缺陷呈年龄依赖性，11 个月时比 5 个月时更加明显，但纹状体 DA 水平没有变化，黑质 DA 能神经元也没有缺失，该模型模拟出了 PD 的部分行为学特征和其发病的慢性过程。Chandran 等制作的 DJ-1 外显子 2 缺失小鼠，对其行为进行了长达 24 个月的观察，早期小鼠表现为活动减少，步态异常，后期小鼠体重减轻，步态异常更加严重，但小鼠纹状体 DA 水平正常，也没有 DA 能神经元的缺失。

3. 评价

许多基因敲除模型对于理解纹状体多巴胺系统的早期改变有重要价值，如 Parkin、PINKI 和 DJ-1 基因敲除小鼠等，这些模型虽然没有明显的表型，但未来对这些的研究对于理解退行性变的早期改变、疾病进程及提供 PD 生物标志物具有重要作用。基因敲除模型可以通过改变生物的遗传基因的方法令特定的基因功能丧失作用，从而建立起该基因部分功能缺失的 PD 模型，此方法可以用于 PD 的发病机制的研究。

■ 二、基因过表达模型

1. 基因特点

α- 突触核蛋白（α-synuclein）基因：是第一个被发现与家族性 PD 相关的基因，属常染色体显性遗传。全基因组关联研究表明 α-synuclein 与 PD 发病密切相关，α-synuclein 的表达水平是家族性 PD 进展的关键因素，也是散发性 PD 的危险因素，α-synuclein 表达聚集是 PD 的一个重要的病理学标志。在 PD 中，α-Synuclein 是 LB 的组成成分，并且是该包涵体的主要免疫标志。包涵体中 α-Synuclein 的存在，表明它在 PD 的发生以及包涵体早期形成过程的特殊生化作用。目前的流行病学和神经病学表明在一些严重的遗传性 PD 中，α-synuclein 基因有 3 个或多个重复体，使得正常蛋白过度表达，而使得 DA 能神经元死亡。经过研究与 PD 相关联的 α-synuclein 基因表明，α-synuclein 通过结构改变和过度表达而引起 PD。从而推断在散发性 PD 中，当 DA 细胞环境引起该基因结构改变时或特殊的环境使其过度表达时，α-synuclein 就可能变成一种毒素，导致细胞死亡。

UCH-L1 基因：泛肽 C 末端水解酶 -L1（UCH-L1），又称为 PGP9.5，它最早在脑组织中被发现，广泛存在于神经系统中，对维持神经元内游离泛素的正常水平有重要作用。遗传学方面的研究表明，UCH-Ll 基因突变主要集中在 I93M 和 S18Y 上。

LRRK2 基因：LRRK2（1eucine-rich repeat kinase 2）基因位于第 12 号常染色体，编码 LRRK2 蛋白。LRRK2 基因是目前为止与 PD 发病联系最密切的遗传因子，其中最常见的突变位点是该基因第 41 号外显子的 G2019S，在家族性 PD 中占 5%~6%，散发性 PD 中占 1%~3%。研究发现该基因还存在 I2012T、I2020T、G2385R、R1441G、Y1669 等其他突变位点，这些突变可能通过活性区域重组过程，增强其底物磷酸化激酶活性产生疾病。

Parkin 基因：同基因敲除模型。

2. 建立方法

α- 突触核蛋白基因过表达：PD 动物模型中过表达 α-synuclein 主要有不同启动子过表达和不同病毒载体介导的过表达两种形式。

1）不同启动子过表达 α-synuclein PD 转基因动物模型：

（1）血小板衍生生长因子 -β（PDGF-β）启动子过表达 α-syn 转基因动物模型：Masliah 等第一个成功建立了 α-syn 转基因小鼠。该小组成员用 PDGF-β 作启动子过表达野生型人 -α-syn（WT-h-α-syn）建立 α-syn 转基因小鼠。该转基因小鼠具有 PD 部分特征，如纹状体 DA 能神经元末梢丢失，新皮质、海马、黑质 α-syn 及泛素免疫反应性包涵体形成，纹状体内酪氨酸羟化酶（TH）活性降低以及运动障碍的出现。然而此包涵体既存在于胞浆内又存在于核内，且电镜下观察到包涵体由颗粒物质组成。但未见经典的 Lewy 小体纤维状聚集物，且 DA 能神经元和行为学异常只在高表达的转基因小鼠中观察到，提示这种异常可能要求 α-syn 的表达达到一个关键的阈值。目前 Masliah 及其同事已用其建立的 α-syn 转基因小鼠进行一系列 PD 研究引。虽然其他转基因小鼠出现 α-syn 包涵体及运动障碍，却没有黑质纹状体 DA 能神经元变性和丢失的证据。该 PD 动物模型与人类 PD 不同的是，缺乏黑质内 DA 能神经元变性缺失及典型 Lewy 小体形成。

（2）鼠 Thy1（mThy1）启动子过表达 α-syn 转基因动物模型：Vander

Putten 通过 mThy1 启动子过表达 WT 或 A53T 突变 h-α-synsyn 建立 PD 转基因小鼠。这些转基因小鼠中发现 α-synuclein，其特征与路易体病人大脑中观察到的极为相似。尽管在黑质致密部 DA 能神经元 α-syn 表达水平较低，但仍有神经退行性变迹象及 PD 样症状。免疫电镜及普通电镜观察转基因小鼠 α-syn 阳性神经元包涵体超微结构显示神经元有 α-syn 颗粒沉积，但缺乏人脑 Lewy 小体典型纤维成分，可能是由于小鼠年龄不够和（或）物种差异。

（3）酪氨酸羟化酶（tyrosinehydroxylase，TH）启动子过表达 α-syn 转基因动物模型：Richfield 等建立了大鼠 TH 启动子过表达 WT 或 A53T 及 A30P 双突变（hm2alpha-SYN）h-α-synsyn 转基因小鼠。在这些转基因小鼠中，α-syn 在细胞体，轴突，纹状体末梢表达，但无神经退行性变。过表达 hm2alpha-SYN 转基因小鼠显示多巴胺减少及运动障碍，对阿扑吗啡自发反应减少及敏感性下降。该模型虽能模拟 PD 部分特征，但无 Lewy 样包涵体及中脑黑质多巴胺能神经元缺失。

（4）鼠阮蛋白（PrP）启动子过表达 a-syn 转基因动物模型：Giasson 等建立 PrP 启动子过表达 WT 及 A53Th-α-syn 转基因小鼠。A53Th-α-syn 转基因小鼠可产生严重运动障碍，甚至进一步瘫痪、死亡；α-syn 包涵体，见于脑干、脊髓；脊髓根轴突变性，但无黑质神经元变性及缺失。α-syn 包涵体重现了人类疾病特征，免疫电镜显示 α-syn 包涵体含 10~16nm 纤维类似人病理性包涵体，证实 A53Th-α-syn 导致毒性纤维状 α-syn 包涵体形成，从而导致神经退行性病变。同样，Martin 等建立了 PrP 启动子过表达 WT、A30P 及 A53Th-α-syn 转基因小鼠。只有 A53Th-α-syn 转基因小鼠出现进行性神经元退行性变、运动障碍及死亡。其脑干及脊髓神经元出现轴索肿胀、核固缩，皮质神经元及脊髓运动神经元胞浆出现嗜酸性路易体样包涵体，这些包涵体包含 h-α-syn 及硝化 α-syn。电子显微镜证实细胞及轴索变性并显示树突及轴突胞浆包涵体，一些包涵体是退化的线粒体及阳性 α-syn。研究表明，A53Th-α-syn 转基因小鼠产生突触包涵体，线粒体 DNA 损害及退化，脑干运动神经元，新皮质细胞凋亡样死亡。该模型能有效模拟 PD 路易体样包涵体形成及运动障碍，但无黑质 DA 能神经元缺失。

2）不同病毒载体介导过表达 α-syn 转基因动物模型：

虽然不同启动子过表达 WT 或突变 h-α-syn 转基因小鼠展示了 PD 的一些特征，如 α-syn 聚集、α-syn 包涵体形成及运动障碍。但这些模型只提供很少或无关于黑质多巴胺能神经元损伤机制的信息。最近有研究报道，通过病毒载体如腺相关病毒（rAAV）及慢病毒载体，介导 h-α-syn 过表达可导致黑质多巴胺能神经元缺失，能更好地模拟 PD 的特征性病理改变。

（1）慢病毒载体介导过表达 -syn 转基因动物模型：Lo Bianco 等通过将编码 WT、突变型 A53T、人或鼠 A30P-h-α-syn 的重组慢病毒载体立体定向注射入大鼠黑质建立过表达仅 α-syn 转基因大鼠模型。他们的研究发现，无论是过表达 WT 或突变 h-α-syn 转基因大鼠，都可看到黑质纹状体选择性 DA 能神经元丢失。注射编码 WT、A53T、A30Ph-α-syn 重组慢病毒载体的大鼠，TH 阳性神经元分别减少 35%、33%、24%，损失局限于黑质区域。过表达鼠 α-syn 的转基因大鼠中 TH 免疫反应性神经元无明显减少。这些转基因大鼠，黑质神经元轴突及胞体大量 α-syn 免疫反应性聚集，但这些包涵体缺少人 Lewy 小体典型纤维结构。慢病毒介导过表达 α-syn 转基因动物模型能重现 PD 突出的特点，如细胞质 α-syn 聚集结构类似路易小体及路易突起，选择性黑质 DA 能神经元变性。但慢病毒介导 α-syn 损失是一个较快时间过程（6 周），不能很好模拟人 PD 缓慢渐进性疾病过程。

（2）腺相关病毒载体介导过表达 α-syn 转基因：动物模型腺相关病毒的基因组结构简单，遗传背景清楚，感染细胞的病毒 DNA 不会整合到宿主染色体上，不会引起插入突变，易改造操作，易纯化，感染率高，靶细胞种类多，可感染分裂期或非分裂期细胞。重组腺相关病毒（rAAV）能转导神经系统有丝分裂后神经元，在大脑维持长时期转基因表达。rAAV 载体能有效转导黑质纹状体神经元，对黑质 DA 能神经元有高度亲和力，可以在成年大鼠黑质纹状体 DA 能神经元稳定高水平转基因表达，而且转导限于一个大脑半球，对侧可作为对照。2002 年，Kifik 等将编码 WT、A53Th-α-syn 的腺相关病毒载体立体定向注射到成年大鼠黑质建立过表达 α-syn 转基因大鼠，α-syn 转基因表达长达 6 个月。在这些转基因大鼠中观察到细胞及轴突病变，包括 α-syn 阳性包涵体，突起营养不良性肿胀，类似 PD 病人大脑中见到的，并随时间进行性加重。这些病理改变优先发生在黑质多巴胺能神经元，在同一载体转导动物的其他非多巴胺能神经元中未观察到这些病理改变。转基因大鼠黑质中 30%~80% 多巴胺能神经元丢失，纹状体 DA 含量减少 40%~50%。当动物 DA 能神经元丢失 50%~80% 就会出现明显运动障碍。这些结果表明高水平 WT，突变 α-syn 选择性损伤黑质 DA 能神经元，显示出 α-syn 在 PD 发病机制中起了重要的作用；而且靶向黑质纹状体过表达 α-syn 建立了一个新的 PD 动物模型，可重现人类疾病重要病理、神经化学和行为学的特征。

UCH-L1：GF-β 启动子过表达 UCH-L1 小鼠模型黑质纹状体多巴胺能神经元明显减少，在 20 周时出现了行为和病理表型。Yasuda 等通过病毒载体介导 α-ynuclein 注射入 Ile93Met 突变小鼠纹状体内，这些小鼠黑质多巴胺神经元也显著减少。

LRRK2 基因：在果蝇及线虫中过表达 LRRK2WT 和 G2019S 突变均可导致年龄依赖性多巴胺反应性运动障碍及多巴胺神经元丢失，且多巴胺能够改善其运动障碍。通过人工细菌染色体在小鼠中过表达 LRRK2 基因，小鼠纹状体多巴胺释放增加，而 G2019S 突变小鼠多巴胺的释放和摄取减少，说明 LRRK2 在多巴胺神经元传递中具有重要作用。LRRK2 基因过表达使其病理改变增多，表明 LRRK2 基因可增强 α-synuclein 介导的细胞毒性，它们可能通过同一条病理机制导致 PD 的发生。

Parkin 基因：而在果蝇和小鼠中过表达 parkin 蛋白时均出现了年龄依赖性多巴胺神经元丢失及运动障碍。

3. 评价

基因过表达模型可以通过过表达特定基因来改变生物的遗传基因，从而建立起该基因过表达的 PD 模型，虽然这些过表达模型都不能准确的模拟 PD，复制出所有的 PD 特征，但是基因过表达模型对于 PD 的发病机制的研究和新治疗方法的研究都有积极作用。

■ 三、基因突变模型

1. 基因特点

Parkin 基因模型：同基因敲除模型。

LRRK2 转基因模型：同基因敲除模型。

PINK1 转基因模型：同基因敲除模型。

泛肽 C 末端水解酶 -L1（UCH-L1）转基因模型：同基因过表达模型。

α-synuclein 基因突变模型：同基因过表达模型。

DJ-1 基因：同基因敲除模型。

2.建立方法

Parkin 基因模型：有关 Parkin 基因突变引起 PD 的动物模型有果蝇模型、小鼠模型、大鼠模型。其中，Parkin 基因敲除鼠出现线粒体功能紊乱和氧化损伤，Parkin 基因敲除果蝇也发现线粒体病变和多巴胺神经元丢失，在 Parkin 过表达转基因小鼠模型中，表现出多巴胺神经元进行性变性，说明 Parkin 是以显性负突变的形式发挥作用的。Parkin 外显子 2 缺失的小鼠没有包涵体形成，也没有运动功能和认知功能障碍，纹状体儿茶酚胺水平正常。敲除外显子 3 制备的 Parkin 缺馅鼠增加了细胞外纹状体 DA，减少了纹状体神经突触的兴奋性，并且有运动损伤，但没有 DA 能神经元的缺失。

LERRK2 基因模型：研究发现 LRRK2 基因突变导致培养细胞的神经元变性，利用 GAL4/UAS 系统产生表达人野生型 LRRK2 或 LRRK2-G2019S 的转基因果蝇，引起 DA 能神经元损失，运动功能障碍。左旋多巴治疗改善了该模型的运动障碍，但无法阻止 TH 阳性神经元的丢失。为研究 LRRK2 基因突变的相关病理和 PD 未来的干预治疗提供了有用的动物模型。

PINK1 基因模型：在果蝇模型和斑马鱼模型中，PINK1 突变可以引起部分脑区酪氨酸羟化酶（TH）阳性神经元的减少，以及多巴胺神经元的减少。而在小鼠模型中，PINK1 突变表现出随着年龄的增加而出现多巴胺水平的降低并伴随行为学的异常。

UCH-L1：I93M 突变可能是通过改变 UCH-Ll 蛋白的构象，使其生化性质发生改变，由此推测这种突变是引起 PD 发生的因素之一。相反，S18Y 突变型中 UCH-L1 蛋白水解酶活性增强，从而使 α- 突触蛋白聚集减少，进而降低 PD 的发病率，因此 S18Y 对于 PD 是一种保护性因素。目前关于此种模型的研究较少，但是研究表明 UCH-L1 基因所具有的酶活性与 PD 的发病机制有一定的相关性。

α-synuclein 基因突变模型：Feany 等以果蝇为模式生物构建 α-synuclein 基因突变和野生型 PD 模型，该模型出现与年龄相关的运动功能障碍及 DA 能神经元缺失，神经元内含类 Lewy 小体的包涵体。Prasad 等建立 PD 小鼠模型，通过表达人类野生型 α-synuclein 基因，结果显示小鼠运动功能障碍，黑质纹状体内酪氨酸羟化酶（TH）活性下降。高宁等建立了转入 α-synuclein 基因的 PD 小鼠模型，实验结果显示转基因小鼠表现出明显的进行性运动能力障碍。

DJ-1 基因：DJ-1 基因敲除的果蝇行为学研究中，发现 DA 神经元数目没有明显改变，后来通过 RNAi 技术干扰果蝇的 2 种 DJ-1 同源基因（DJ-1a、DJ-1b）的表达，结果发现：DJ-1b 突变果蝇没有明显表型；而 DJ-1a 突变果蝇氧化应激性增加，多巴胺能神经元功能异常并发生退变。有报道构建 peD-NA3，1-myc-his-DJ-1^{L166P} 真核表达载体，利用显微注射方法将 DJ-1^{L166P} 基因片段（约3.9kb）导入 BDFI 小鼠受精卵雄原核并移植到同期受孕的 ICR 假孕母鼠输卵管中，成功获得 1 只 DJ-1^{L166P} 基因突变转基因小鼠模型。有试验结果表明 DJ-1 可以保护神经元免受氧化应激的损伤，所以 DJ-1 缺失使神经元更易受到损伤。不管是果蝇模型还是小鼠模型，DJ-1 基因缺陷和突变可以引起运动功能障碍，但它们都没有复制出 DA 能神经元死亡和病理包涵体，这与人类 PD 典型的病理变化不同，所以 DJ-1 缺陷更可能是 PD 发病中的一种危险因素，该模型在阐明 PD 发病机制方面的作用值得重视。

3. 评价

基因突变 PD 模型可以通过特定基因的突变来改变生物的遗传基因，从而建立起该基因突变的 PD 模型，突变是一系列变化的结果，包括一系列生物化学变化，影响这一系列变化的任何一个环节的因素都会对于突变型的出现有一定的影响。

第四节　帕金森病病证结合模型

PD 属于中医"颤证"的范畴，为了体现中医药对于对 PD 的认识，创建出一种更能体现出中医药对于 PD 发展规律的认识及中医药对于 PD 的治疗效果的病证结合模型至关重要。病证结合动物模型有一种模式是指西医的病和中医的证相结合或一体化共存的模型。因为同一病理现象，必然因为研究内容相同而存在共性的东西，只是由于中医辨证及西医诊断依据的理论体系不同，对这一病理现象的认识角度和认识层次的不同而产生了不同的机制阐述。基于这个理论，如果建立确切的西医病的动物模型，并被证明该疾病模型成立后表现的中医证型，这种模型也应该属于病证结合的动物模型。

■ 一、模拟病因

1.建立方法

鱼藤酮、6-OHDA、MPTP 等 PD 模型的建立，建立方法同动物模型。

2.造模依据（含客观指标）

1）鱼藤酮、6-OHDA、MPTP 等的造模机制。

2）造模动物的一般情况改变：造模动物出现拒捕行为减弱、竖毛，毛色变黄变脏、弓背姿势、主动活动减少、体重明显减轻、重心降低，个别大鼠有全身抖动、四肢僵硬的表现。

3）造模动物行为学测试结果：

（1）水迷宫实验：实验过程中将池中平台抬高，保证其露出水面 2cm，并将周围帘子拉拢时留一空隙，使光线能从侧面照射到水中的平台，以便大鼠看见该平台。此实验而是根据其在水池中的游泳速度和找到平台的时间来测试 PD 大鼠四肢的协调和运动能力。实验开始之前先将各组大鼠训练 2 次，第 3 次正式测试。实验中将平台放入第三象限，选定对象限第一象限中点为入水点，将大鼠面壁放入池中，开始采集图像。当设定的训练时间 2min 已到或者大鼠在 2min 之内找到平台，摄像机便停止跟踪并将其游泳轨迹传入计算机，计算机自动计算出该动物在水池中的游泳速度和找到平台所用时间。实验结果显示，与正常组相比，PD 模型组大鼠寻台时间明显延长，游泳速度明显减慢，充分说明背部长期皮下注射造模药物破坏了 PD 模型大鼠四肢协调及运动能力。

（2）平衡木实验：自制一长 105cm、宽 4cm、厚 3cm 木杆，两个木架支撑其两端，使木杆离地面 80cm。设定木杆一侧为起始端，另一端为终点端。从起始端到终末端方向的 20cm 范围规定为起始区，终点端接一大鼠笼，木杆下方平铺一个约长 100cm、宽 100cm、厚 12cm 的垫子以防大鼠摔伤。开始实验时，将大鼠面向鼠笼方向放于起始端，并开始计时，记录每只大鼠通过起始区的时间（潜伏期）和通过整个平衡木的时间，潜伏期最大时限设为 2min。大鼠在正式实验前先训练 3 次，训练时可将起始端播放噪声催促其向前爬行。第 4 次结果作为正式实验测试结果。除此之外，本研究通过平衡木实验检测了大鼠的始动性及平衡能力。平衡木宽度较窄，大鼠在上面不像平地可随意走动，要想通过必须使身体保持平衡并沿直线行走。设定起始端20cm区域为起始区，通过测验大鼠通过起始区的时间可检测大鼠的始动能力的强弱，与PD患者欲动不能的症状相似。通过结果可知，PD模型大鼠过杆潜伏时间和通过时间明显增加，提示大鼠的运动始动性及平衡能力明显低于正常对照组。与PD临床上的行为学障碍相类似。通过上述两种行为学的检测充分证明从行为学评价，PD大鼠疾病模型造模是成功的。

（3）前肢功能测定（跨步试验）：实验者一手固定大鼠躯体后半部和后肢，使其离地，另一手固定一侧前肢着地，以大鼠正手方向斜向一侧移动大鼠（5s内移动90cm），记录移动时着地侧前肢步数。交替测量两侧上肢的跨步数。取两侧跨步数的总和为最终记录结果。此法可检测PD动物的前肢功能，发现其较正常组前肢功能降低。

（4）悬挂试验：大鼠悬挂于一水平铁丝线上，该铁丝线直径约3mm，距地面30cm，测试时，大鼠不能翻坐于线上，必须悬挂于铁线上，记录其前爪抓铁丝线的时间：持续0~5s评0分，6~10s评1分，11~15s评2分，16~20s评3分，21~25s评4分，26~30s评5分，超过30s评6分，共检测3次取其平均值，且每次检测间隔约2min。此法可以考察PD动物肌力及肌张力，发现PD动物的肌力及肌张力不如正常组。

（5）步幅测试：装置包括一个木盒子（20cm×17cm×10cm），一条跑道（长42cm，宽4.5cm，高10cm），并且跑道穿过这个不透光的木盒子。将大鼠前爪涂上墨水或品红等有色试剂，然后在跑道上放上白纸（宽4.5cm，长40cm），让老鼠在跑道上行走并穿过盒子，白纸上老鼠的两个前爪印之间的距离就是步幅，每次测出3个最长的步幅（对应老鼠的最大速度），老鼠在行走过程中停止，并且有明显减速的结果要排除，并且重新测试。此实验是用来测试PD动物的步幅，发现其步幅较正常组降低，说明其运动能力较正常组下降。

（6）圆柱体实验：大鼠被放在一个玻璃杯内（直径19cm，高20cm），玻璃杯要足够高，使得大鼠站立后不能碰到玻璃杯顶端的边缘，玻璃杯的后面放一面镜子，可以360°观察大鼠的活动，将大鼠的活动情况录像3~10min（时间可以根据测试期间老鼠的运动程度来决定）用于稍后的评分，在整个测试之前，大鼠没有适应期，大鼠的爪子触碰玻璃杯壁（大鼠爪子和玻璃杯壁完全触碰）的次数，包括老鼠身体单侧和对侧的爪子触碰玻璃杯壁的次数，这是用来被统计的，大鼠两个爪子同时触碰玻璃杯壁的次数要排除在外，数据用百分比的形式表现出来，大鼠对侧爪子触碰的次数 /（老鼠对侧爪子触碰的次数 + 同侧触碰的次数）× 100%。此法可以反映单侧 PD 模型使用前爪的偏好及和正常组对比不对称的运动状态。

4）组织形态学定性验证：

正常组大鼠黑质区质致密部多巴胺能神经元数目较多，胞体形态正常，细胞排列相对整齐，核呈锥形或圆形，大而清晰，核仁明显，神经突起未见异常变化。PD 组模型组大鼠神经元数目和细胞突体不同程度减少，胞体缩小且染色加深，部分胞体体积增大，胞核形态不一，核仁不明显，胶质细胞增多，神经纤维结构疏松。从组织形态学上提示 PD 模型成功。

5）神经元细胞凋亡定量验证：

TH 检测结果显示，PD 模型组大鼠黑质部位存在大量的凋亡细胞，并且与正常组相比具有显著差异，说明疾病模型造模成功。与正常对照组相比，PD 模型组 TH 蛋白明显下降

3. 评价

同动物模型。

二、模拟证型

1. 建立方法

以建立"肾虚证"为例，成金枝等将大鼠腹腔注射 D- 半乳糖 [150mg/（kg·d）]，在制造证候模型的第 3 周开始，给予长期低剂量背部皮下注射鱼藤酮制造疾病模型，连续 6 周。每日上午 9：00 开始，在大鼠颈、背部皮下注入浓度为 1.0mg/（kg·d）的鱼藤酮溶液（溶剂：二甲基亚砜，浓度：1mg/mL），共 4 周，每周休息 1d。

2. 造模依据（含客观指标）

（1）血清总超氧化物歧化酶（totalanti superoxide dismutase，T-SOD）、总抗氧能力（total anti oxidation capability，T-AOC）、过氧化脂质（lipid peroxide，LPO）检测结果发现 PD 模型组与正常对照组相比，T-SOD、T-AOC 含量明显降低，LPO 含量显著升高，提示 D- 半乳糖可通过氧化应激造成衰老。

CRH、ACTH、皮质酮明显上调，证明衰老已经导致 HPA 轴功能的虚性亢进，说明本研究肾精亏虚证证型模型造模成功。

（2）血清促肾上腺皮质激素释放激素（corticotropin releasing hormone，CRH）、促肾上腺皮质激素（adreno-cortico-tropic-hormone，ACTH）、肾上腺皮质酮（cortisone，CORT）的检测结果发现 CRH、ACTH、CORT 明显上调，证明衰老已经导致 HPA 轴功能的虚性亢进，说明本研究肾精亏虚证证型模型造模成功。

（3）舌像：采用显微镜拍摄动物舌象，显微镜放大倍数调至 10 倍，拍摄方法参考潘志强等的研究，将所拍摄照片输入电脑，采用 Adobe Photoshop 图像软件。图像舌面从舌尖到舌根均等分为 5 等份，取中间 1/5 的面积作为舌象的量化分析域，框取该区域读取 R、G、B（分别代表红、蓝、绿三种基本颜色）数值，分别进行红色度 r1 的计算: r1=R/（R+G+B）、绿色度 r2 计算: r2=G/（R+G+B）和蓝色度 r3 的计算：r3=B/（R+G+B）。看模型组动物舌色红色度值 r1 明显高于正常组，模型组大鼠舌色绿色度值 r2、蓝色度值 r3 明显低于正常组。

（4）中药方剂的反向印证：运用治疗 PD 的中药方剂给模型动物灌胃，观察给药后模型动物各项指标改善，可以反向印证模型成功。

3. 评价

这种病证结合模型建立的病证动物模型具有几个优势：①动物模型干预因素少，不影响西医疾病模型。②模型的病理机制相对单一，用于进一步的实验研究使结果更可靠。③证明了与该疾病模型联系最为直接的证候。

（刘婷　陈诗雅）

第七章 DIQIZHANG
帕金森病药物治疗

第一节　帕金森病药物治疗史

关于帕金森病的记载可以追溯到数千年前，古埃及的莎草纸（Egyptian Papyrus）、圣经和古希腊的盖伦书稿均有类似 PD 症状的描述，特别是 Claudius Galenus 医生（129—217）的描述基本类似于现在临床诊断的 PD。印度的阿育吠陀（Ayurvedic）医学和悉达（Siddha）医学被认为是世界上最古老的医学体系，详细记载一种名为"Kampavata"的疾病，即 PD，并予以牛痒植物（也称为牛哈格和绒豆）治疗，此种植物目前已知含有天然的左旋多巴成分。中国的《黄帝内经·素问》也曾对 PD 症状及其治疗进行详细描述和记载。然而，自 Galenus 医生以后直至 17 世纪的数百年间，基本没有关于 PD 的明确记载。1817 年英国 James Parkinson 医生最早发表关于震颤麻痹的短论——An Essay on the Shaking Palsy，首次较清晰地描述 PD 的概念、病程和特征性临床症状，遗憾的是该著作发表后并未引起广泛关注，直至 1877 年法国 Jean-Martin Charcot 医生将该病命名为 PD 后才逐渐被人们广为熟知。

■ 一、在发现帕金森病纹状体多巴胺减少之前帕金森病的治疗

在 PD 命名后的数十年间，人们曾尝试不同的治疗方法，包括汞剂、铁化合物、士的宁、电疗法等，但均无明显效果。1867 年，Charcot 医生的学生德国神经科医师 Leopold Ordenstein 发现，PD 患者存在流涎等副交感神经兴奋症状，予以颠茄生物碱治疗有效，从而开创药物治疗 PD 的先河。颠茄含多种抗胆碱能生物碱（包括阿托品），由已枯死的植物龙葵（nightshade）中抽提出来。其后至 19 世纪，由另一些植物中提出来的东莨菪碱及莨菪碱也有类似效果。20 世纪 40 年代科学家发现乙酰胆碱是中枢神经系统重要的神经递质，阿托品具有

拮抗乙酰胆碱作用，因此抗胆碱能药物如盐酸苯海索、开马君等被人工合成，成为在左旋多巴问世之前治疗 PD 的主要药物。此类药物直至 1949 年才被美国医师 Lewis J. Doshay 和 Kate Constable 证明有效并沿用至今。除了抗胆碱能药物以外，其他化合物也被尝试着用于 PD 的治疗，如抗组胺药物苯海拉明。抗组胺药能通过其抗胆碱能活性而不是抗组胺作用减轻 PD 的一些症状。

■ 二、多巴胺替代治疗是帕金森病治疗史上的一个里程碑

早在 1910 年，科学家们从香草醛和丁子油酚中化学合成了多巴胺。1913 年，瑞士生化学家 Marcus Guggenheim 从温莎豆中分离出左旋多巴（levodopa，又称 L-dopa，化学名为 3, 4- 二羟基 –L- 苯基丙氨酸），这位具有献身精神的科学家为验证左旋多巴的生物学作用，亲自尝试了 2.5g，导致其剧烈的恶心和呕吐。1940 年，L-dopa 的外消旋异构体 D, L-dopa 首次被实验性用于人体中，以评估其代谢产物多巴胺对血压的影响。在此之前尽管人们发现人体内和脑内有少量 L-dopa 的存在，但也不知道其确切的生理学作用。而 L-dopa 可能用于治疗 PD 这一突破性的发现则来自于瑞典药理学家 Arvid Carlsson。1958 年 Carlsson 使用利血平阻断兔子多巴胺的摄取可以让兔子产生帕金森样症状，这种情形可以被多巴胺的前体——D, L-dopa 所逆转。他因此项发现而荣获 2000 年的诺贝尔生理学或医学奖。Carlsson 还发明了一种检测多巴胺的敏感的荧光法，其显示在狗的脑内壳核和尾状核内左旋多巴的浓度最高。

奥地利学者 Hornykiewicz 等通过对 PD、亨廷顿病以及脑炎后帕金森综合征患者尸检的研究发现，PD 患者脑内存在显著的多巴胺丢失，而亨廷顿病和正常人脑内无此改变。同时，他的研究表明，PD 患者脑内纹状体多巴胺丢失最为显著，其含量大约减少 90%。Hornykiewicz 进一步研究发现上位脑干的一部分（黑质致密带）也存在多巴胺丢失，PD 症状出现时壳核多巴胺浓度下降大约 80%、黑质多巴胺神经元丢失超过 60%。此外，Hornykiewicz 还阐明了黑质致密带与纹状体之间的功能连接通路，并推断纹状体多巴胺减少是 PD 患者出现运动症状的主要原因。1961 年，Hornykiewicz 与奥地利老年科医生 Walther Birkmayer 一起进行了首次左旋多巴临床研究的尝试。该研究纳入了 20 例 PD 和脑炎后帕金森综合征的患者，接受静脉注射 L-dopa 治疗，剂量为 50~150mg。结果显示对这些卧床或不能行动的患者的运动功能具有显著改善作用。随后，他们又尝

试在更大的患者群中复制这一研究结果，纳入了 200 例 PD 患者，接受 25mg 左旋多巴静脉注射治疗。但遗憾的是，仅有 20% 的患者显示症状改善，这可能是由于 L-dopa 剂量不足所致。此后的 5 年多，欧洲和美国的很多研究者也相继尝试了小剂量 L-dopa 治疗 PD，或是因为给药剂量偏小，或是因为同时合并使用维生素 B6 使得 L-dopa 的疗效不显著，而且恶心和呕吐的不良反应限制了其临床应用，以至于多巴胺治疗 PD 一度遭受质疑。1964 年，加拿大神经药理学家 Patrick McGeer 和神经病学家 Ludmila Zeldowicz 首次进行了高剂量 D, L-dopa 的临床研究。研究纳入了 6 例 PD 患者和 3 例脑炎后帕金森综合征患者，起始治疗剂量为 250mg/d，并逐渐加量至 5g/d。仅有 2 例患者显示部分疗效。McGeer 等的研究结果曾一度使学术界几乎放弃了 L-dopa 用于治疗 PD 的研究。

直到 1967 年美国的药理学家 George Cotzias 在《新英格兰医学杂志》上发表了高剂量 D, L-dopa 治疗 PD，使得整个医学界为之震惊，并给 PD 治疗带来了突破。Cotzias 用高剂量 D, L-dopa 治疗 16 例 PD 患者。这些患者均住院治疗数月（33~347d 不等），D, L-dopa 从低剂量开始，从而避免了食欲不振、恶心、呕吐等胃肠道反应，随后剂量逐渐增加至 3~12g/d，有 8 例患者肌强直和震颤完全缓解或显著改善，2 例患者症状轻度改善。但是 D, L-dopa 治疗出现了骨髓抑制的副作用，4 例患者出现了粒细胞减少，4 例患者骨穿检查发现骨髓细胞内出现空泡。2 年之后，他们在 28 例 PD 患者中又尝试了 L-dopa 治疗，起始剂量是 100mg/ 次，一天 3 次；根据患者耐受情况，每隔 2~4d 增加 200~300mg；如果临床观察到疗效则停止加药，最大剂量不超过 8g/d，这些患者的平均治疗剂量为 5.8g/d（4.2~7.5g/d）。研究结果显示 10 例患者有戏剧性的改善，10 例患者有显著的改善，4 例患者有轻度的改善，4 例患者有中度的改善，均未出现骨髓并发症。这些临床研究将 L-dopa 推向了 PD 研究的前沿，尽管这些研究并没有完全消除学术界的争议。

1969 年，来自哥伦比亚大学的 Melvin Yahr 等人进行了 L-dopa 的首项前瞻性双盲临床研究。研究纳入了 56 例 PD 患者，3 例脑炎后帕金森综合征患者。患者每天服用 L-dopa 3~5 次，起始剂量为 750~1000mg/d，最大剂量不超过 8g/d，2/3 的患者显示其症状得到显著或完全改善。此后，许多开放性临床试验也证实了高剂量 L-dopa 能改善 PD 患者症状。因此在 1970 年，尽管缺乏今天这么严格的随机对照临床试验，L-dopa 作为 PD 治疗药物很快获得美国食品药品监督管理局（Food and Drug Administration，FDA）批准。

然而 L-dopa 最终能够商业化生产得益于美国化学家 William Knowles。在测试 D, L-dopa 不同构型的对映体磷酸化的过程中，Knowles 等生产出一种催化剂，这种催化剂能在氢化反应结束时生产出几乎 100% 纯度的 L-dopa，这种化学反应被称为不对称氢化反应或镜像催化。该酶的发现使工业化生产 L-dopa 成为可能。可溶性氢化催化反应是一个催化过程的新领域，这种氢化反应目前已广泛用于药物产业的工业合成中，包括抗生素、抗感染药物及心脏病药物。考虑到这项工作对人类的贡献，2001 年瑞典皇家科学院向 William Knowles 颁发了诺贝尔化学奖。在 Knowles 等人研究成果的基础上，L-dopa 的商业化生产进程得以顺利进行。1970 年，罗氏公司研发的 L-dopa 在美国获批上市，拉开了之后的数十年 L-dopa 作为抗 PD 治疗金标准的序幕。

■ 三、其他多巴胺能药物和非多巴胺能药物的发展

随着 L-dopa 应用的日益广泛，又出现了与 L-dopa 相关的运动并发症，如"开-关"现象、症状波动、肌张力障碍等，迫使人们继续寻找 PD 新的治疗方法，包括多巴脱羧酶抑制剂、持续左旋多巴灌注、复方左旋多巴控释片及水溶片、多巴胺受体激动剂、单胺氧化酶 B 抑制剂、儿茶酚氧位甲基转移酶抑制剂等。

早在 20 世纪 60 年代初期，罗氏制药公司就开始了多巴脱羧酶抑制剂苄丝肼（RO4-4602）的试验研究。1967 年，Bartholinni 等发现抑制外周多巴脱羧酶可增加脑内儿茶酚胺浓度。Birkmayer 等将苄丝肼与 L-dopa 合用治疗 PD，观察到可增强 L-dopa 疗效，这一作用得到 Siegfried 和 Tissot 等的证实。1969 年，Cotzias 等报道了将卡比多巴（MK485）与 L-dopa 合用治疗 PD 可减少 L-dopa 用量，并减轻恶心、食欲下降等副作用。随后，Yahr 和 Calne 分别在两项临床试验中观察到类似效果。这些研究表明多巴脱羧酶抑制剂可增强 L-dopa 疗效，减少其用量，减轻其副作用。1975 年，默沙东制药公司的卡比多巴/左旋多巴（商品名 Sinemet）和罗氏制药公司的苄丝肼/左旋多巴（商品名 Madopar）上市，复方 L-dopa 逐渐取代 L-dopa，这是 PD 治疗史上的又一个飞跃。20 世纪 80 年代中后期开始，复方 L-dopa 新剂型被用于 PD 治疗。有研究者观察到复方 L-dopa 溶液或水溶片口服可快速改善 PD 患者清晨或傍晚的关期症状，改善症状波动。长效复方 L-dopa 控释片有助于减轻剂末现象，增加"开"的时间，改善夜间症状控制效果及清晨肌张力障碍，但起效慢，生物利用度低，有时加重

异动症。随着科学的发展，近年来不断出现新的左旋多巴制剂，如左旋多巴 –
卡比多巴肠溶凝胶（LCIG）、长效口服胶囊剂 Rytary（IPX066）、特殊液体剂
型 ND0612、干粉气雾剂吸入制剂 CVT–301 等。

　　多巴胺受体（dopamine receptor，DR）激动剂 20 世纪 70 年代开始被正式
引入 PD 治疗，目的是希望它能克服 L–dopa 长期应用后的运动并发症问题，因
为它直接作用于突触后受体，不像 L–dopa 那样需多巴胺神经元转化才能发挥作
用，理论上可能较 L–dopa 有更好的效果。第一个被尝试的 DR 激动剂是阿扑吗啡，
其研究历史可追溯到 19 世纪。Weill 在 1884 年将其应用于治疗 Sydenham 舞蹈
病并取得疗效后，曾建议用于 PD 治疗。1951 年，Schwab 等观察到注射阿扑吗
啡可快速改善 PD 症状，但持续时间很短。1965 年，Ernst 指出阿扑吗啡在结构
上与多巴胺类似，提示具有 DR 激动剂的作用。Cotzias 等先后于 1970 和 1976
年观察了阿扑吗啡注射和口服对症状波动的治疗效果，虽然疗效较显著，但毒
副作用及给药不便限制了其应用。

　　其他 DR 激动剂大多为麦角类衍生物，第一个合成性麦角类 DR 激动剂是
溴隐亭。20 世纪 60 年代，化学家和药理学家为了寻找一种抑制催乳素分泌的
药物合成了溴隐亭，1967 年在人体试用。Fuxe 和 Hokfelt 在 1970 年发现溴隐亭
可降低下丘脑和黑质 – 纹状体多巴胺周转率，1973 年 Corrodi 等证明了其 DR 激
动剂的效应。1974 年 Calne 等报告在一项包括已接受 L–dopa 治疗的 20 名患者
的双盲研究中，溴隐亭显示有效。此后，溴隐亭成为第一个应用于 PD 治疗的
DR 激动剂。20 世纪 80 年代陆续研制了的其他麦角类 DR 激动剂，如培高利特
（pergolide）、麦角乙脲（lisuride）、卡麦角林（cabergoline），90 年代末研发
出了非麦角类 DR 激动剂，如普拉克索（pramipexole）、吡贝地尔（piribedil，
泰舒达）、罗匹尼罗（ropinirole）、罗替戈汀（rotigotine）。与 L–dopa 相比，
DR 激动剂具有更长的半衰期，可给予更持续的多巴胺能刺激。

　　单胺氧化酶（monoamine oxidase，MAO）抑制剂开始用于 PD 也是为了增强
L–dopa 疗效，改善症状波动。MAO 在 20 世纪 30 年代由 Balschko 发现，有 A
和 B 两种亚型。20 世纪 50~60 年代非选择性 MAO 抑制剂曾被用于抗抑郁及辅
助 L–dopa 治疗 PD，但因引起严重高血压等副作用被淘汰。70 年代第一个选择
性不可逆 MAO–B 抑制剂司来吉兰（丙炔苯丙胺，selegiline，deprenyl，jumex）
研制成功，随即被用于 PD 治疗。研究显示该药与 L–dopa 合用可增强其疗效，
单用也有较弱的症状改善效果。新型 MAO–B 抑制剂雷沙吉兰（rasagiline）作用

较司来吉兰强 10~15 倍，且副作用少。

儿茶酚氧位甲基转移酶（catechol-O-methyl transferase，COMT）抑制剂在 20 世纪 90 年代后期开始在临床应用，作为增效剂与 L-dopa 合用，用于改善中晚期患者的症状波动并减少左旋多巴用量。目前有恩托卡朋（entacapone）和托卡朋（tolcapone），托卡朋可能疗效稍优，但因被报道可导致肝衰竭，于 1998 年被中止在欧洲销售，在美国被限制使用。COMT 抑制剂与 L-dopa 合用，改变了 L-dopa 的药代动力学，延长 L-dopa 的半衰期和清除半衰期，增加血浆浓度曲线下面积，脑内多巴胺受体能得到更为持续的多巴胺能刺激，使 PD 的药物治疗特别是运动波动的治疗上了一个新台阶。

第二节　帕金森病药物治疗基本原理

■ 一、多巴胺替代疗法

正常情况下，中脑的多巴胺神经元摄取血液中的酪氨酸，在酪氨酸羟化酶的作用下生成多巴，再经多巴脱羧酶的作用产生多巴胺（dopa，DA），在突触囊泡中储存，在神经发出冲动时释放，作用于突触后膜上的 DA 受体而发挥其生物学作用。PD 病人纹状体 DA 减少的原因有：①黑质 DA 的合成减少。② DA 的分解加速。黑质的合成减少除因黑质 DA 能神经元死亡外，还与残存的黑质神经元中的酪氨酸羟化酶（tyrosine hydroxylase，TH）活性降低有关。TH 使酪氨酸不能羟化成 DA 的前体 L-dopa。针对 PD 黑质 DA 的缺乏，可予补充外源性 DA，但是 DA 不能通过血脑屏障，其前体 L-dopa 可通过血脑屏障，并经多巴脱羧酶的作用转化为 DA，因此，用外源性 DA 的前体 L-dopa 治疗 PD 是现今治疗该病首选的疗法。DA 受体激动剂可通过刺激 DA 受体加强 L-dopa 治疗效果。

脑内 DA 的分解由单胺氧化酶（monoamine oxidase，MAO）和儿茶酚氧位甲基转移酶（catechol-O-methyl transferase，COMT）两个酶催化下进行的，最终代谢为高香草酸（homovanillic acid，HVA）。此外，L-dopa 在外周还可被 COMT 转化成 3-O- 甲基多巴（3-O-methyl dopa，3-OMD）。MAO 分为 A 和 B

两型，A 型主要存在于神经元中，MAO-B 则存在于神经元及胶质细胞中。在 PD 患者脑中，随着神经元的大量丧失，神经胶质细胞大量增生，故 MAO-B 的活性亦大量增高，这就加速了 DA 的分解。因此，MAO-B 抑制剂、COMT 抑制剂可以通过阻止 DA 的分解代谢以加强其疗效。

■ 二、多巴胺能突触及多巴胺能受体的作用

目前已发现的 DA 受体有 5 种亚型，即 D_1~D_5。根据不同受体亚型与激动剂结合后信号转导机制的差异，这些受体亚型可分为两大类：D_1 类受体和 D_2 类受体。D_1 类受体与 Gs 蛋白偶联，受到刺激后使腺苷酸环化酶活性升高，这类受体包括 D_1 和 D_5 两种亚型；D_2 类受体与 Gi 蛋白偶联，受刺激后不改变腺苷酸环化酶活性或使其活性降低，它包括 D_2、D_3、D_4 三种亚型。不同亚型的 DA 受体在脑内的分布情况是：D_1、D_2、D_3 主要分布在尾状核和伏隔核，D_3、D_4、D_5 主要分布于边缘叶及前额叶皮质。

DA 受体广泛分布于中枢神经系统多巴胺能通路，其中主要是黑质纹状体系统。与 PD 最有关的是 D_1 与 D_2 受体。D_1 分布于纹状体非胆碱能中间神经元的胞体上，是突触后受体，D_2 则位于黑质纹状体多巴胺能神经元的胞体和突触前膜末梢，它既是突触前，也是突触后受体。PD 患者因黑质变性，DA 产生不足，引起 D_1 和 D_2 受体功能异常，导致纹状体至基底节环路的直接、间接通路的传导失常。因此，DA 受体激动剂可模拟或刺激残存的 DA 受体的作用，以纠正 D_1 与 D_2 受体功能的缺陷，以治疗 PD。除了 D_1 和 D_2 受体外，D_3 受体可能与精神活动有关，还可能与运动功能的调节有关。因此，针对 D_3 受体的拟多巴胺制剂对 PD 患者的某些精神症状及运动症状可能起到一定的治疗作用。但从另一个角度看，对 D_3 受体不适当的刺激也可能产生精神方面的副作用。

■ 三、胆碱能神经递质的作用

乙酰胆碱（acetylcholine，Ach）也是中枢神经系统重要的神经递质之一，在基底节中有着重要的生理活性。Ach 对纹状体神经元有兴奋作用，而 DA 对这类神经元主要为抑制作用，这一对互相拮抗的神经递质在正常时处于动态平衡中。PD 发病时因黑质 DA 能神经元变性，纹状体 DA 递质减少，抑制性的

DA 功能减弱，使纹状体失去抑制作用，而 Ach 含量却无变化，于是兴奋性 Ach 功能相对过强。因此，临床上给予抗胆碱能药物，通过阻滞毒蕈碱样受体（M 受体），减弱纹状体胆碱能中间神经元的活性，抑制 Ach 的兴奋，使纹状体内 DA-Ach 的功能重获平衡而使症状缓解。但是，抗胆碱能药物会加重无名质区投射纤维至海马及皮质的 Meynert 基底核处的胆碱能神经元已减弱的功能，使 PD 的认知功能更进一步减退。此外，老年人易激发青光眼发作、便秘加重及排尿困难等，都应加以注意。

■ 四、兴奋性谷氨酸及谷氨酸受体的作用

谷氨酸是中枢神经系统重要的兴奋性氨基酸神经递质，至少通过 4 种谷氨酸受体而起作用：N- 甲基 -D- 天门冬氨酸（NMDA）受体、α- 氨基 -3- 羟基 -5- 甲基 -4- 异恶唑 - 丙酸（AMPA）受体、海人藻酸受体及 metabotrophic 受体。这些受体以不同密度分布于基底节不同的神经核。已知谷氨酸为皮质纹状体和丘脑底核 - 苍白球传入通路的神经递质。PD 患者中脑 DA 能神经元的变性，必伴有纹状体兴奋性氨基酸传递的增强，且经丘脑底核传递至苍白球内侧 - 黑质网状部（Gpi-SNr）复合体。在正常人的间接通路，皮质纹状体的谷氨酸释放是受 DA 的 D_2 受体抑制的。而在 PD 患者因黑质 DA 的合成不足，使其对间接通路的纹状体神经元的抑制被解除，故皮质纹状体谷氨酸过多释放，过度兴奋，引起间接通路中纹状体到苍白球外侧部（Gpe）的抑制作用特别加强，导致 GPe 神经元受到过分抑制。因 GPe 作用过弱，使丘脑底核神经元的受抑制减弱，于是 SPi-SNr 复合体及其至丘脑通路的作用就过度加强（抑制被解除）。因此用谷氨酸受体拮抗剂会改善 PD 的症状。从分子水平来说，谷氨酸过多释放激活谷氨酸受体，导致神经元水肿，Na^+、Cl^- 摄入增加，Ca^{2+} 通道开放，细胞内 Ca^{2+} 超负荷，产生活性氧簇（如超氧阴离子、过氧化氢等），细胞的能量供应和代谢物运输障碍，最终导致细胞死亡。另一方面，PD 患者的谷胺酰胺能系统超活性，正常浓度的谷氨酸就能使细胞死亡。而几乎所有的谷氨酸受体亚型均介导了兴奋毒性的黑质细胞死亡。NMDA 受体对 Ca^{2+} 有高渗透性，故起着重要作用。任何 NMDA 受体拮抗剂因能与 NMDA 受体结合，阻断上述过程，阻止神经元的死亡，故而具有神经保护作用。近年来研究显示，金刚烷胺是一非竞争性 NMDA 受体拮抗剂，可阻止 NMDA 受体介导的神经毒性，发挥神经保护作用。

■ 五、腺苷 A2A 受体及受体拮抗剂

纹状体传出神经元上分布很多受体，在神经元的功能调节及与外界的联系中起着非常重要的作用，其中腺苷 A2A 受体在纹状体苍白球神经元上有大量的分布，与其他受体存在相互作用，而且有研究发现，在出现异动症的大鼠及 PD 患者脑内腺苷 A2A 受体 mRNA 表达增高。因此，腺苷 A2A 受体可能在 PD 及异动症的发病和发展过程中起着重要作用，亦可能成为 PD 药物治疗的新靶点。腺苷受体有 4 种亚型，即 A1、A2A、A2B、A3，其中腺苷 A2A 受体具有特异性地高表达于黑质纹状体区的特征，这提示 A2A 受体可能与黑质纹状体区运动功能调节密切相关。腺苷 A2A 受体不仅存在于纹状体苍白球 GABA 神经元上，也分布在其回返侧支末梢和 Gpe 的突触末梢。生化和电生理学研究结果显示，腺苷 A2A 受体的激活，抑制纹状体内 GABA 的传递和释放，但是增加在 GPe 中的释放。两者的生物效应均是增加对 GPe 的抑制，从而增强间接通路的活性。由于 PD 是因失去多巴胺的紧张性抑制，致间接通路活性相对增强，因此阻断腺苷 A2A 受体可能通过降低间接通路的活性，以减少对运动皮质的抑制，从而发挥对 PD 的治疗作用。

第三节　帕金森病治疗的药物

■ 一、左旋多巴

（一）左旋多巴的代谢

L-dopa 口服后经肠道上段吸收，广泛分布于全身其他组织中。口服后 1.5~2h 血浆浓度达到高峰，半衰期为 1~3h。L-dopa 的吸收与胃排空时间、胃酸的 pH 值以及小肠黏膜分解酶的接触时间有密切关系，因此餐后用药吸收缓慢，血浆高峰浓度可减少 30%。高蛋白饮食与多种氨基酸均可影响 L-dopa 的吸收。L-dopa 吸收后 95% 左右在外周脱羧成为 DA，仅 1% 左右可通过血－脑屏障进入脑内。神经元内 DA 主要经过 MAO 和 COMT 转化为 HVA，少部分转化为去甲肾上腺素或肾上腺素。口服 L-dopa 24h 后，80% 以 DA 代谢物的形式由尿中排出，极

少量由粪中排出，也可以从乳汁分泌。口服 L-dopa 后，血浆浓度维持在 5~8 nmol/mL 时可以保持较好的临床效果。

（二）复方左旋多巴

由于 DA 不能通过血 – 脑屏障，故治疗 PD 应给予 DA 前体——L-dopa，但 L-dopa 从肠道吸收后大部分在外周脱羧，其疗效甚低，而且副作用较大，这些症状是因为 DA 刺激了不受血 – 脑屏障保护的延髓最后区 DA 受体所致，目前已被复方 L-dopa 代替。复方 L-dopa 由 L-dopa 与多巴胺脱羧酶抑制剂组成，复方 L-dopa 用量减少 75%，可以达到单用 L-dopa 的作用。常用的复方 L-dopa 制剂如下。

1. 复方 L-dopa 标准片

美多芭（madopar）由 L-dopa 和苄丝肼（benserazide）按 4 ∶ 1 组成，美多芭 250mg 即 L-dopa 200 mg+ 苄丝肼 50 mg，息宁（sinemet）由 L-dopa 与卡比多巴（carbidopa）按 4 ∶ 1 组成，息宁 250mg 即 L-dopa 200 mg+ 卡比多巴 50mg，息宁 125mg 即 L-dopa 100 mg+ 卡比多巴 25 mg。复方 L-dopa 初始剂量为 62.5mg，每日 2~3 次，根据病情而逐渐增加剂量至疗效满意和不出现副作用为止，一般有效剂量为 125~250mg，每日 3 次。大部分患者低剂量复方 L-dopa 治疗（＜ 400mg/d）有效。若无效，可将剂量增加。若 L-dopa 剂量增加至 1000mg/d 时仍无效，需考虑诊断问题，可能不是 PD，而可能是帕金森叠加综合征。高蛋白饮食可影响 L-dopa 的疗效，由于高蛋白饮食后高分子中性氨基酸显著增高，影响 L-dopa 在小肠的吸收，故饭后服药，其血浆浓度较空腹服药的血浆浓度低，而且高浓度氨基酸可阻碍 L-dopa 通过血 – 脑屏障，降低药物疗效，故餐前用药比餐后用药疗效更好。一般主张餐前 1h 服药，或餐后 1.5h 服药。

2. 复方 L-dopa 控释剂

长期使用 L-dopa 的 PD 患者经常出现运动波动和异动症，其机制尚未明了，可能与 L-dopa 血浆浓度变化有关。当血浆浓度峰值超过治疗阈值，可出现不自主舞蹈样运动，而当血浆浓度谷值低于治疗阈值时，则出现僵住不动。如果患者持续静脉滴注 L-dopa，保持稳定的血浆浓度，则症状波动可以明显改善。由于静脉给药极不方便，复方 L-dopa 控释片可以保持比较稳定的有效血药浓度，有利于控制 PD 患者症状波动。

控释剂有两种类型：①息宁控释片（sinemet CR）：由 L-dopa 200mg 与卡比多巴 50 mg 组成，同时在制剂中加用单层分子基质结构，药物可不断溶解，以达到缓慢释放的效果，使 L-dopa 血浆浓度稳定。口服后 2~2.5h 达到血浆峰值浓度，作用时间维持 6~8h，但其生物利用率较低，仅为标准片息宁的 70%，故将标准片转换为控释片时，每日总剂量应增加 30% 左右。控释片作用时间长，患者服药次数减少 38%~42%，即每日 2~3 次。②美多芭 HBS（madopar hydrodynamically balanced system）：美多芭 HBS 125mg 由 L-dopa 100mg 与苄丝肼 25mg 及适量特殊赋形剂组成。口服后胶囊在胃内停留时间较长，当胶囊溶解时，其中的药物基质表面先形成水化层，通过弥散作用逐渐释放，达到小肠时在 pH 较高的环境中逐渐被吸收，血浆浓度可维持稳定的水平约 6~8h，但生物利用度降低 40%~50%，多种因素可影响药物的吸收，如药物的溶解度、胃液与肠液的 pH、药物颗粒大小与稳定性以及胃排空时间。本品不应与制酸剂同时服用，否则作用减少 45%，进餐前后服药不影响药物的吸收。

控释片适用于：①尚未出现运动波动的 PD 患者。②长期服用 L-dopa 出现运动波动时，对药效减退者疗效较好，部分患者"开"的时间可延长 11%~34%。对"开－关"现象者疗效较差，对剂峰异动症或清晨剂末少动者也有一定疗效。控释片的缺点是口服后起效慢，不能迅速改善患者的症状，故第一次服药的时间需提前 1h，或第一次用药仍用标准片，以克服起效缓慢的缺点。息宁控释片中间有刻痕，如果病情需要可分为 2 个半片服用，仍可保持缓释的特点，但若再分割成 1/4 片则破坏其单分子基质的结构，失去缓释的作用。

3. 美多芭弥散型（madopar dispersible，DM）

由 L-dopa 100mg 和苄丝肼 25mg 组成，有片剂与溶液两种类型，置于水中呈悬浮状态，便于口服，加快胃内通过的速度，迅速吸收，并达到 L-dopa 的治疗阈值浓度，使处于"关"期的 PD 患者在短时间内迅速缓解症状。适用于 PD 有吞咽障碍或置鼻饲管、清晨运动不能、"开"期延迟、下午"关"期延长、剂末肌张力障碍的患者。

4. L-dopa 的甲醇酯和乙醇酯

该水溶制剂能迅速被吸收，皮下注射后达峰值浓度可维持 150min，可使严重的"关"现象得到很快的消除，可改善运动波动，延长"开"的时间，缩短"关"的时间。对外科手术和不能口服药物时使用该制剂有很大价值。

5.其他新的左旋多巴制剂

（1）左旋多巴－卡比多巴肠溶凝胶（LCIG）：2015年1月13日美国FDA批准LCIG经胃给药用于晚期PD患者症状波动的治疗。与传统的口服左旋多巴/卡比多巴不同，LCIG是一种含有左旋多巴/卡比多巴（20mg及5mg/mL）的羧甲基纤维素钠水性凝胶，由一个便携式注射泵（CADD Duodopa泵）通过所连接的经皮穿刺内镜胃空肠造瘘软管直接泵入到靠近空肠的位置；这种治疗方法可以避免胃排空的不稳定(对药效的影响)和改善药物在小肠内的吸收。这种疗法的持续时间长达16h，可以减少运动波动，增加开期，减少异动发生，对运动波动相关的非运动症状等也有改善作用，从而提高进展期PD患者的生活质量，显著改善晚期PD患者症状波动。

（2）Rytary（IPX066）：作为一种长效口服胶囊剂，是一种左旋多巴/卡比多巴新剂型，含有即释和缓释两种作用成分，于2015年在美国批准上市，可用于治疗PD、脑炎后帕金森综合征，以及一氧化碳中毒和/（或）锰中毒引起的帕金森综合征。

（3）ND0612：是左旋多巴/卡比多巴的特殊液体剂型，作为贴皮剂型通过皮肤吸收，绕过了小肠吸收过程，减少了肠道功能障碍所导致的药物吸收不规律，可以维持稳定的L-dopa血药浓度，为LCIG提供了一种替代疗法。ND0612中，左旋多巴/卡比多巴比例及浓度为60 mg/7.5 mg/mL，分为低剂量（通过1个位点输入，0.24 mL/h，总计8h，每日左旋多巴总量为115mg）和高剂量（通过2个位点输入，0.64mL/h，总计8h，每日左旋多巴的总量为307mg）。研究表明，应用ND0612可以减少80%的口服左旋多巴摄入，减少"关"期时间和严重的异动症状。

（4）CVT-301：目前处于Ⅲ期临床试验中，是可以快速起效的左旋多巴干粉气雾剂吸入制剂，用新型技术将药物送到肺中，使左旋多巴可以快速吸收。该药物可防止患者进入完全"关"期，可以快速改善患者症状进入"开"期，从而更方便进展期PD患者使用。试验表明，吸入药物5min后即可达到治疗所需血药浓度，相比于传统口服剂型起效更快且波动更少。吸入50mg剂量后，约5min即可获得运动改善。因对该药物安全性和耐受性研究有限，目前研究中主要不良事件是头晕、咳嗽、恶心，其中咳嗽最常见；患者常在初次吸入时咳嗽，程度从轻度到中度不等，但在初次吸入之后发生的频率会降低。

（三）使用复方 L-dopa 出现的副作用或并发症

1. 副作用

可以有胃纳减少、恶心、呕吐、心律不齐、体位性低血压等，一般在用药之初，小剂量缓慢递增可以避免发生；或在每次服用复方 L-dopa 前 30min 服用周围多巴胺受体拮抗剂多潘立酮或西沙比利。若在治疗过程中患者仍有恶心、呕吐等可考虑加用卡比多巴直至剂量每日 300 mg。

2. 常见的运动并发症类型

（1）运动波动（motor fluctuation）：包括疗效减退，剂末恶化，"开－关"现象和冻结发作。

（2）异动症：包括峰值异动症（peak-dose dyskinesia）或改善—异动—改善（improvement-dyskinesia-improvement，I-D-I）。双相异动症（biphasic dyskinesia）或异动－改善－异动（dyskinesia-improvement-dyskinesia，D-I-D）。

（3）肌张力障碍（dystonia）。

3. 运动并发症的治疗

（1）疗效减退或剂末现象：每次服用 L-dopa 后所维持的有效时间逐渐缩短，且疗效也逐渐减退，可以增加每日服药次数，或者增加每次服药剂量，但剂量不宜过大，否则将出现峰值异动症。使用缓释剂也可取得疗效。如果原先仅用复方 L-dopa 治疗出现剂末现象时可加用 DR 激动剂或 COMT 抑制剂，或 MAO-B 抑制剂。

（2）"开－关"现象：与患者服药时间、药物血浆浓度无关，故无法预测"关"期发生的时间。患者在"关"（"不动"）期表现为严重的 PD 症状，持续数秒钟或数分钟，然后突然又转为"开"（"动"）期。最好避免使用控释剂。如果患者对一种 DA 激动剂疗效不明显时，更换另一种 DR 激动剂可能有效。加用 COMT 抑制剂也可改善症状。

（3）冻结：短暂的迟疑或运动行为的冻结可发生在任何动作中，起步（启动迟疑）或穿过狭小空间（如门口）时最常发生。冻结可以是不充分的 DA 能效应，也可能是过度的 DA 能效应。如果是抗 PD 不充分，可参考上述调整策略；如果是过度，则需适当减量。但大部分情况与给药无关，对复方 L-dopa 的调整没有反应。这时非药物可能有所帮助，包括感观或意念想象、暗示等。如走向地面上的一个目标；跨过放在足前面地面上的一根藤条；以行军步态首先启动僵硬的腿；数节拍或唱歌，然后试着跟着节拍走等。如果患者有明显的焦虑症状，抗焦虑治疗会有一定帮助。

（4）峰值异动症：减少复方 L-dopa 单次剂量，加用金刚烷胺。但后期患者的治疗窗较窄，减少复方 L-dopa 剂量虽然有利于异动症的控制，但患者往往不能进入"开"期，故在减少复方 L-dopa 剂量的同时，需加用 DR 激动剂。

（5）双相异动症：可以增加复方 L-dopa 每次用药剂量与服药次数，以维持比较持续性的"开"期。将复方 L-dopa 控释剂以标准片替代，同时增加 DR 激动剂或 COMT 抑制剂。

（6）肌张力障碍："关"期肌张力障碍可考虑增加 L-dopa 次数，以避免血浆水平的降低，可加用 DR 激动剂或 COMT 抑制剂。清晨足部肌张力障碍的治疗可晚间服用复方 L-dopa 控释片或 DR 激动剂或加用 COMT 抑制剂，或清晨服用复方 L-dopa 标准片，最好是美多芭弥散型。若在峰值出现肌张力障碍，处理方法与峰值异动症相同。

4.L-dopa 撤药恶性综合征

PD 患者在使用 L-dopa 治疗过程中，若出现精神症状等副作用或因其他疾病需接受外科手术治疗必须停药时，应特别注意不能将 L-dopa 突然停用，应逐步减量至停用，以免发生撤药恶性综合征（malignant syndrome）。L-dopa 撤药恶性综合征表现为 PD 症状的加重，出现明显的肌张力增高、体温升高、意识障碍、明显的血清肌酸激酶（CK）升高和自主神经功能障碍，如心率增快、呼吸急速、出汗、非阻塞性肠梗阻和血压波动。即使 L-dopa 疗效不佳时，突然撤药也容易引起恶性综合征。L-dopa 撤药恶性综合征的治疗包括静脉输液、物理降温和药物治疗。药物方面除 L-dopa 外，可给予溴隐亭和 Dantrolene 钠，都能获得一定的疗效。Dantrolene 钠是一种从细胞内释放的钙阻滞剂，作用于恶性综合征引起的肌肉收缩或强直。其他 DR 激动剂对恶性综合征的疗效均未知。恶性综合征引起弥散性血管内凝血（disseminated intravascular coagulation，DIC）的治疗仍是一个亟待解决的问题。应用药物甲磺酸萘莫司他（nafamostat merilate，一种蛋白酶抑制药）可获得一定的效果。由于肌红蛋白尿引起的急性肾衰竭可进行血液透析治疗。

■ 二、多巴胺受体激动剂

DR 激动剂是一种功能上和 DA 相似，但化学结构不同的一种药物。它能像 DA 一样激活 DR，从而起到类似 DA 一样的作用。常用的 DR 激动剂按其化学结构分为麦角碱（ergotine）类 [溴隐亭（bromocriptine）、培高利特（pergolide）、卡麦角林（carbergoline）、稠环己脲马来酸盐（lisuride）] 和非麦角碱类 [普拉克索（pramipexole）、吡贝地尔（piribedil）、罗匹尼罗（ropinirole）、阿扑吗啡（apomorphine）、罗替戈汀（rotigotine）等] 两大类。DR 激动剂对多巴胺 D_2 受体激动起主要作用。由于麦角碱类 DR 激动剂可导致心脏瓣膜病变和肺胸膜纤维化，它们大部分已经被非麦角碱类 DR 激动剂所取代。非麦角类 DR 激动剂半衰期较长，能持续保持一定的血药浓度，避免了 L-dopa 半衰期短导致 DR 产生脉冲式刺激的不良影响。一般认为 DR 激动剂宜早期应用，可改善症状，并有保护中枢 DR 作用，早期应用 DR 激动剂可延迟异动症的发生。

1. 普拉克索

普拉克索对 D_2 受体家族有高度的选择性，对肾上腺素或 5-HT 能受体的作用很小。对 D_3 受体较对 D_2、D_4 受体更具亲和力，其受体亲和力排序依次为 $D_3 > D_2 > D_4$，对 D_3 的亲和力是对 D_2 的 7 倍。由于 D_3 受体可能与精神活动有关，因此普拉克索对控制 PD 的精神并发症可能有益，可能为一种潜在的抗抑郁药物，单用或与经典的抗抑郁药合用，对伴有抑郁的 PD 患者可能更为有益。1997 年普拉克索通过美国 FDA 批准，可单独使用或与 L-dopa 联合使用，二者合用可减少 L-dopa 的剂量和副作用，减轻患者的抑郁状态，可能还对神经元有抗氧化保护作用。

普拉克索口服后能快速完全地吸收，半衰期 8~12h，其组织分布广泛，蛋白结合率低（约 15%），绝对生物利用度达 90%，约 90% 以原形经肾脏排出。男性清除率高于女性（约 30%），且随年龄增高而半衰期延长、清除率下降。故肾功能不全者慎用，对肝功能影响不大。初始剂量 0.125mg，每天 3 次（个别易产生副反应患者则为 1~2 次），每周增加 0.125mg，每日 3 次，一般有效剂量 0.5~0.75mg，每天 3 次，最大不超过 4.5mg/d。普拉克索缓释片（0.75 mg/ 片）起始剂量 0.375mg，每日 1 次，可 5~7 天增加一次剂量，一般有效剂量 0.375~0.75mg，每天 1 次，最大不超过 4.5mg/d。常见的不良反应有头痛、眩晕、疲劳、失眠、幻觉、精神错乱、异动症、肌肉痛、便秘等；与安慰剂组相比，恶心、幻觉、失眠、嗜睡、直立性低血压更多见。

2. 吡贝地尔

吡贝地尔对 D_2、D_3 受体有激动作用，胃肠吸收快，口服后 1h 达血浆峰值浓度，血药浓度下降呈双相，半衰期为 1.7h 和 6.9h，其代谢产物的 68% 由尿中、25% 由胆汁排泄。吡贝地尔 24h 约 50% 被清除，48h 全部被清除。其缓释剂可减轻血药浓度波动，单独应用或与 L-dopa 合用均可减轻 PD 的症状。此外，Truelle JL 等研究报道该药可作用于血管，提高周围血管灌流率；作用于新皮质、新边缘叶、漏斗结节以及黑质纹状体环路的 DA 能受体，能诱发觉醒脑电图，改善情绪和 PD 症状，尤其对震颤的改善显著。对应用 L-dopa 剂量不足的 PD 患者，加用本剂后全面改善率为 33%，震颤改善为 64%。

吡贝地尔起始剂量 50mg，每天 1 次，或易产生不良反应患者可改为 25mg，每日 2 次，第二周增至 50mg，每天 2 次，有效剂量 150mg/d，分 3 次口服，最大不超过 250mg/d。主要不良反应为恶心、呕吐等胃肠道反应和幻觉，对本剂过敏、循环性虚脱、急性心肌梗死者禁用。

3. 罗匹尼罗

罗匹尼罗为选择性 D_2 受体激动剂。早期 PD 患者单独应用本品可明显减轻症状，并可推迟使用 L-dopa 的时间，可与 L-dopa 制剂合用，并可减少 L-dopa 用量，尚可减轻或推迟由 L-dopa 引起的运动障碍。罗匹尼罗的半衰期约 6h，代谢产物主要从尿中排泄，起始剂量 0.25mg，每日一次。5 天后增至 0.25mg/ 次，每日 3 次。以后每 5 天增加 0.25mg，在 1 个月以上时间内达到 2 mg/ 次，每日 3 次或 4 次，餐后服用。罗匹尼罗缓释剂起始剂量为 2mg/d，以后每 5~7 天增加 1~2mg，直至每日 10~12mg。主要不良反应有恶心、呕吐、腹痛、消化不良、嗜睡、腿浮肿、运动障碍、幻觉和精神错乱。

4. 阿扑吗啡

阿扑吗啡为发现最早的 DR 激动剂之一。皮下注射阿扑吗啡与口服 L-dopa 制剂合用，可加强 L-dopa 的疗效，并减少 L-dopa 引起的副作用。阿扑吗啡是治疗 PD 的广谱 DR 激动剂，对 D_1、D_2、D_3 受体均有强烈的激动作用，可皮下注射或者皮下持续输注。阿扑吗啡 1~4mg（25~50μg/kg）皮下注射，5~10min

血浆达峰浓度。注射后约 15min 症状改善，有效时间为 60~90min。宜小剂量开始注射，逐渐调到最适剂量。盐酸阿扑吗啡（apomorphine hydrochroride）皮下持续输注：10mg/mL 盐酸阿扑吗啡用生理盐水稀释到 5mg/mL，然后用输液泵皮下持续输注，并调节到适当剂量。本品最适用于：①解除严重的"关"期，以使患者迅速转为"开"期。②运动不能性危象。③手术前后的治疗。常见的不良反应有恶心、呕吐、打哈欠张口或直立性低血压。

5. 罗替戈汀

罗替戈汀为一种硅树胶贴剂（透皮贴片），可持续稳定地释放药物并通过皮肤吸收进入血液循环，从而保持体内 24h 稳定的血药浓度，可对纹状体 DR 产生持续稳定地刺激，有效地避免运动波动和异动症的发生。罗替戈汀初始剂量 2 mg，以后每 3~5 天增加 2 mg，直至每日 12 mg 左右。除面部、黏膜、手足、有毛发生长的部位外全身皮肤均可交换敷贴。皮肤贴片每日更换，注意皮肤过敏、恶心等消化道反应。

■ 三、单胺氧化酶 B 抑制剂

单胺氧化酶是存在于线粒体内的一类参与生化转化的氧化酶类，有两类：MAO-A 和 MAO-B，酪胺、章鱼胺、DA、去甲肾上腺素和色胺均为这两类酶的底物。MAO-A 通常存在于神经元内，而 MAO-B 则分布在神经胶质细胞（星型胶质细胞，而非少突胶质细胞）内。在人类纹状体神经元内 MAO 的活性比神经胶质细胞的高 5 倍，且以 MAO-B 为主。研究发现 MAO-B 含量随年龄逐渐增加，而 MAO-A 则无显著变化。有人认为这种与年龄相关的增加可能与神经胶质细胞的增加有关。另有研究发现脑损伤过程中有 MAO-B 活性的增高，在神经系统变性疾病，尤其 PD 尤为明显。有人报道，PD 患者 MAO-B 活性比正常人高 25%，并认为与神经系统受损后胶质细胞的增生有关。

MAO-B 抑制剂主要通过以下机制起到治疗 PD 的作用：①抑制 MAO-B 活性，减少内源性或外源性 DA 降解，维持突触末梢内 DA 浓度。②抑制 MAO-B 活性，促进抗氧化酶活性，减轻氧化，降低羟自由基产生，保护 DA 能神经元。③通过抑制 DA 负反馈，使 DA 合成增加，从而增加脑内 DA 传递。④阻止突触前神经元对 6- 羟基多巴等毒素的代谢。⑤抗神经细胞凋亡。⑥抑制 5-HT 降解，增加突触前神经元内及突触间隙的 5-HT 浓度，还能抑制去甲肾上腺素的再摄取来改善 PD 引起的抑郁症状。

1. 司来吉兰

司来吉兰（selegiline）单用治疗 PD 可延迟患者使用 L-dopa、DR 激动剂的时间，改善 PD 患者的运动障碍，缓解 PD 引起的抑郁。与 L-dopa 合用，可降低 L-dopa 用量，延长 L-dopa 的作用时间，增强其作用效果，减轻 L-dopa 副作用，减少"开－关"现象。司来吉兰与 DR 激动剂合用可用于 PD 早期的联合治疗。但是司来吉兰加吡贝地尔会强化吡贝地尔的精神副作用，不推荐此两种药物联用。

司来吉兰起始剂量为 5mg，早晨服用，可增加至 10mg/d，早晨 1 次或分开 2 次服用。司来吉兰主要在肝脏代谢，其生物利用度仅 10% 左右，主要不良反应包括厌食、恶心、口干、运动障碍、幻觉和直立性低血压。另有报道服药后患者的睡眠障碍（例如失眠）发生率比用安慰剂组增加。除此之外，还可能引起血浆谷丙转氨酶和谷草转氨酶水平升高。

2. 雷沙吉兰

雷沙吉兰（rasagiline）是用于治疗 PD 的第二代选择性、不可逆性 MAO-B 抑制剂，能强效抑制 MAO-B，其 MAO-B 的抑制强度是司来吉兰的 5~10 倍。大量基础研究和临床试验均提示雷沙吉兰可能有延缓 PD 疾病进展的作用，其机制可能与其神经保护作用有关。雷沙吉兰 1mg，每天 1 次。主要不良反应有体重减轻、恶心、呕吐、平衡不稳。

3. Xadago（Safinamide，沙芬酰胺）

2017 年 3 月 17 日，美国 FDA 宣布，由 Newron Pharmaceuticals 研发的 PD 新药 Xadago（safinamide）获批上市，作为复方 L-dopa 治疗外的附加疗法，能够延长"开"期时间，并改善运动机能。值得一提的是，这也是美国在十多年来首个获批用于治疗 PD 的新化学实体（new chemical entity）。Xadago 是一种新型选择性 MAO-B 抑制剂，具有双重作用机制，除可抑制 MAO-B 外，还具有抑制谷氨酸释放的功能，理论上，这可能会产生神经保护作用。因此，该药有望成为一款同时具有多巴胺能机制和非多巴胺能机制的新颖 PD 治疗药物。Xadago 起始剂量为 50mg，每天 1 次，2 周后根据个体需要和耐受性可增加至 100mg，每天 1 次。在有中度肝功能受损时，用药剂量不要超过 50mg，每天 1 次，在有严重的肝受损患者中禁忌。在服用 Xadago 的患者中观察到的最常见的不良反应是运动功能障碍、跌倒、恶心和失眠。

需要注意的是要避免 MAO-B 抑制剂与 5-HT 再摄取抑制剂（SSRIs）、5-HT 及 NE 再摄取抑制剂（SNRIs）、三环类抗药物（TGAs）等几类药物联用，以防止 5- 羟色胺综合征的发生。5- 羟色胺综合征通常出现在用药后 24h 内，表现为精神状态改变、自主神经过度活动和神经肌肉异常的三联征，其中精神状态改变包括焦虑、躁动、错乱、激越等；自主神经过度活动包括发热、心动过速、出汗、呼吸急促、瞳孔散大等；神经肌肉异常包括震颤、反射亢进、肌强直、阵挛等。实验室检查常可见白细胞、肌酸激酶升高。如果需要使用则应该注意药物洗脱期。SSRIs 中氟西汀半衰期最长，加上其代谢产物半衰期可长达 2.5 周，因此，一般认为氟西汀停用 5~6 周后才可以使用 MAO-B 抑制剂，而西酞普兰、帕罗西汀、舍曲林等半衰期较短，需要停药后至少 2 周，司来吉兰的药物洗脱期也在 2 周左右。

■ 四、儿茶酚 - 氧位 - 甲基转移酶抑制剂（COMT 抑制剂）

COMT 使 L-dopa 氧位甲基化形成有害的 3- 氧 - 甲基多巴（3-OMD），失去 L-dopa 的有效作用。而 COMT 抑制剂可阻断 3-OMD 的形成，优化 L-dopa 的代谢过程，从而提高 L-dopa 的疗效，成为 L-dopa 治疗 PD 的重要辅助治疗药物。COMT 抑制剂的抑制作用主要是周围性的，封闭外周的 COMT，使 L-dopa 不转化为 3-OMD，则有更多的 L-dopa 入脑，在脑内脱羧产生更多的 DA，提高 L-dopa 的利用度和疗效。托卡朋和高剂量的恩他卡朋可以抑制中枢 COMT，使脑内 DA 代谢降低，从而使纹状体 DA 浓度进一步增高，使其维持时间延长。

使用 COMT 抑制剂作为 L-dopa 治疗的重要辅助作用的机制就是优化 L-dopa 的药代动力学：①不增加 L-dopa 的血浆峰浓度（Cmax）。②增加进入脑内的 L-dopa 含量。③增加浓度时间曲线下面积（AUC），提高生物利用度。④降低 L-dopa 的清除或延长 L-dopa 清除半衰期（t1/2β）。⑤减少 3-OMD 形成。⑥减少 L-dopa 用量和服药次数。⑦减少 L-dopa 峰浓度出现的异动症等不良反应。⑧改善长期 L-dopa 治疗后疗效减退及运动波动，缩短"关"的时间、增加"开"的时间。因此 COMT 抑制剂不仅对运动波动的 PD 患者能增强疗效，改善剂末现象，延长"开"的时间，缩短"关"的时间；而且对 L-dopa 治疗未出现运动波动的 PD 患者，也能增强疗效，改善运动功能和生活质量。

COMT 抑制剂托卡朋（tolcapone，tasmar）能通过血 - 脑屏障，可阻滞外周和中枢 DA 降解，口服起始剂量 100mg，每天 3 次，最大剂量 200mg，每天 3 次。每日第一剂托卡朋应与第一剂 L-dopa 同时服用，其余的剂量以约 6h 的间隔服用，不一定与 L-dopa 制剂同服，夜间不服。恩他卡朋（entacapone）不通过血 - 脑屏障，主要阻滞外周 DA 降解，必须与复方 L-dopa 同时服用，单独服用无效，口服起始剂量 100mg，每日 3~4 次，最大剂量为 200mg，每日 3~4 次。2003 年在美国批准上市的达灵复（stalevo）是左旋多巴 / 卡比多巴 / 恩他卡朋的三联复合制剂，有 3 种剂型：① Stalevo-50（levodopa/carbidopa/entacapone 的比例是 50/12.5/200mg）；② Stalevo-100（levodopa/carbidopa/entacapone 的比例是 100/25/200mg）；③ Stalevo-150（levodopa/carbidopa/entacapone 的比例是 150/37.5/200mg）。Stalevo 方便病人免服很多药片，用于 PD 患者经 L-dopa/ 卡比多巴疗法未能控制的出现或伴有"剂末"运动功能波动的治疗，可获得更为持续、有效、平稳的 DA 能刺激，有效的改善出现剂末现象患者的症状，改善非运动症状，如情绪、社会关系和沟通交流方面。

COMT 抑制剂可能的副作用分为 DA 能副作用和非 DA 能副作用。DA 能副作用主要包括异动症、恶心、呕吐、食欲减退、失眠、直立性低血压、幻觉等症状。非 DA 能副作用包括腹泻、腹痛、头痛、多汗、口干、尿色改变。应事先告知患者服药后尿色可能有改变，5%~30% 的患者尿色可能变浅或为黄色或红褐色，因为存在 COMT 抑制剂及其代谢产物之故。用托卡朋治疗时最严重的不良反应是肝衰竭。在 Ⅲ 期临床研究中，用托卡朋治疗的患者有 1%~3% 的肝转氨酶水平明显升高。有报道在约 60000 个接受托卡朋治疗的患者中，有 4 例发生急性重型肝炎。用恩他卡朋治疗者没有肝炎或其他严重肝衰竭病例的报道。托卡朋还具有潜在的、致命的神经系统不良反应，包括神经安定剂恶性综合征和横纹肌溶解，可发生血清肌酸激酶活性升高和高热，这可能与托卡朋撤药、或迅速减少托卡朋或其他抗 PD 药物的剂量有关。由于这些严重的不良反应，欧盟和加拿大暂停托卡朋的销售。在其他国家包括美国，托卡朋的使用限于有运动波动的患者和 L-dopa 治疗效果不满意或缺乏其他适当的辅助治疗者。2004 年 7 月欧洲医药评价署宣布解除对托卡朋的停售。但是使用托卡朋者应监控肝功能，禁用于有肝病或肝功能异常者。恩他卡朋一般对肝酶无明显影响，治疗期间，对肝酶的监测无需特别严格，但应注意有肝损害的患者用恩他卡朋不是适应证。

恩他卡朋也不应用于恶性神经安定剂综合征或非外伤性横纹肌溶解的患者。

五、其他药物治疗

1. 抗胆碱能药物

抗胆碱能药物常在 PD 早期使用，对震颤、强直、流涎有一定效果，但对运动迟缓疗效较差，适用于震颤突出且年龄较轻的患者。常用药物有：①苯海索（trihexyphenidyl），又名安坦（artane），1~2mg，每天 3 次。②东莨菪碱（scopolamine）0.2~0.4 mg，每日 3 次。③苯甲托品：1~3 mg，每日 1~2 次。④丙环定（开马君）：5~10mg，每日 3 次。此类药物的不良反应主要有口干、眼花、无汗、面红、恶心、失眠和不宁，严重者可引起谵妄，停药或减量后上述症状可消失。有青光眼者禁用此类药物。在老年人，有引起认知障碍、精神障碍和中暑的可能，故应慎用。

2. 金刚烷胺（Amantadine，ATD）

ATD 在 PD 中的确切作用机制还不清楚，基础药理学研究显示其有突触前和突触后作用。ATD 可促进多巴胺能神经末梢释放多巴胺并阻止其再摄取，激动多巴胺受体，改变多巴胺受体的构造，使受体固定在一高亲和性的状态。近年来的研究表明，ATD 是一非竞争性的 NMDA 受体拮抗剂，可阻止 NMDA 受体介导的神经毒性，发挥神经保护作用。ATD 能改善早期轻症患者的运动迟缓、强直和震颤，常用 100mg，每天 2 次，有效时间维持 3~8 个月，晚期患者若单服此药，几周后药效可减退，若合用 L-dopa 可维持疗效，能改善 L-dopa 长期治疗引起的运动障碍（异动症）。不良反应有恶心、失眠、头晕、幻觉、精神错乱、皮肤网状青斑及足踝水肿等。因可能引起失眠，故不宜晚上服用。剂量过大可引起抽搐，故有癫痫病史者禁用。

3. 其他非多巴胺能药物

一些新型药物正在被开发，试图提高 PD 的治疗效果，缩短"关"期时间，治疗和预防运动障碍。这些药物包括腺苷 A2A 拮抗剂、大麻素受体激动剂、5-HT 激动剂、其他神经保护剂如辅酶 Q10、肌酸、尼古丁等。

腺苷 A2A 拮抗剂可以增加左旋多巴的下游作用，并且不造成异动症，同时还可减少冻结步态的发生。目前 PD 的对症疗法会降低血压并引起嗜睡，而腺苷 A2A 拮抗剂则有助于升高血压，并有兴奋效果。咖啡因、伊曲茶碱和 tozadenant 都可以抑制腺苷 A2A 受体。目前伊曲茶碱在日本已获得监管机构的批准，用于治疗运动波动和冻结步态，但美国的相关研究尚未确定该药物的有效性。美国正在进行 tozadenant 的相关研究。

有证据表明大麻可以减少震颤的发生，但想要用它来控制震颤，除非不在意药物成瘾问题。大麻隆（nabilone）是一种大麻素受体激动剂，可能会减少运动障碍的发生，但其他大麻素受体激动剂和拮抗剂的试验结果是阴性的。

小分子 5-HT1A/1B 部分兴奋剂 eltoprazine 和血清 5-HT2A 型受体选择性反向激动剂 pimavanserin，具有高选择性而且较目前其他抗精神病药物副作用少，能够显著改善 PD 患者精神症状；选择性组胺 H_3 受体激动剂 Pitolisant 治疗发作性睡病优于安慰剂，耐受性良好，可用于解决 PD 患者过度睡眠的问题。这些药物均已完成Ⅲ期临床试验，与安慰剂相比能够改善 PD 症状、延缓进展、提高 PD 患者生活质量。

辅酶 Q10 在维持线粒体正常功能方面起到重要作用。一些研究发现 PD 患者存在线粒体功能障碍，在 2011 年的一项大规模临床研究表明辅酶 Q10 能够轻度延缓 PD 的早期进展，随后研究也发现辅酶 Q10 能够通过保护黑质 – 纹状体 DA 能系统，延缓 PD 发展进程，改善患者日常生活能力及与运动功能。

肌酸能够增加脑内磷酸肌酸水平，为脑组织提供能量。早在 2006 年的一项随机、双盲临床研究表明 PD 患者经肌酸治疗后症状并未获得改善；随后在 2008 年的试点临床试验中通过对 PD 患者使用肌酸 18 个月随访结果也是阴性的，而且 2015 年的一项随访 5 年的大规模多中心、双盲、平行组、安慰剂对照的研究也发现肌酸不能改善 PD 患者预后。因而，肌酸是否能够作为神经保护性药物应用于 PD 的治疗有待于进一步的研究。

早在 1959 年就有研究发现 PD 患者吸烟的比例高于非 PD 患者，随后通过 50 多年的流行病学研究证实了吸烟与 PD 之间存在负相关。双生子研究也发现，吸烟者较其不吸烟的兄弟姐妹患 PD 的风险低。进一步通过动物实验表明尼古丁对黑质中受损的 DA 能神经元具有保护作用；此外尼古丁还具有抗抑郁作用，能够提高认知，缓解患者注意力分散、行走困难和焦虑等症状。

第四节 帕金森病药物治疗

中华医学会神经病学分会帕金森病及运动障碍学组在 2006 年和 2009 年分别制定了第一、二版《中国帕金森病治疗指南》，规范和优化我国 PD 的治疗。随着国内外在该治疗领域治疗理念的更新和治疗方法的进步，为了更好地适应其发展以及更好地指导临床实践，该学组对上述指南进行了修改和更新，于 2014 年发布了第三版《中国帕金森病治疗指南》。

一、治疗原则

（一）综合治疗

应该对 PD 的运动症状和非运动症状采取全面综合的治疗。治疗方法和手段包括药物治疗、手术治疗、运动疗法、心理疏导及照料护理等。药物治疗为首选，且是整个治疗过程中的主要治疗手段，手术治疗则是药物治疗的一种有效补充。目前应用的治疗手段，无论是药物或手术治疗，只能改善患者的症状，并不能阻止病情的发展，更无法治愈。因此，治疗不仅要立足当前，并且需要长期管理，以达到长期获益。

（二）用药原则

用药原则应该以达到有效改善症状、提高工作能力和生活质量为目标。提倡早期诊断、早期治疗，不仅可以更好地改善症状，而且可能会达到延缓疾病进展的效果。应坚持"剂量滴定"以避免产生药物的急性副作用，力求实现"尽可能以小剂量达到满意临床效果"的用药原则，避免或降低运动并发症尤其是异动症的发生率。

治疗应遵循循证医学的证据，也应强调个体化特点，不同患者的用药选择需要综合考虑患者的疾病特点（是以震颤为主，还是以强直少动为主）和疾病严重程度、有无认知障碍、发病年龄、就业状况、有无共病、药物可能的副作用、患者的意愿、经济承受能力等因素，尽可能避免、推迟或减少药物的副作用和运动并发症。进行抗 PD 药物治疗时，特别是使用 L-dopa 时不能突然停药，以免发生撤药恶性综合征。

■ 二、药物治疗

根据临床症状严重度的不同，可以将 PD 的病程分为早期和中晚期，即将 Hoehn-Yahr 1~2.5 级定义为早期，Hoehn-Yahr 3~5 级定义为中晚期。

（一）早期帕金森病的治疗

一旦早期诊断，即应尽早开始治疗，争取掌握疾病的修饰时机，对今后 PD 的整个治疗成败起关键性作用。早期治疗可以分为非药物治疗（包括认识和了解疾病、补充营养、加强锻炼、坚定战胜疾病的信心以及社会和家人对患者的理解、关心与支持）和药物治疗。一般疾病初期多予单药治疗，但也可采用优化的小剂量多种药物（体现多靶点）的联合应用，力求达到疗效最佳、维持时间更长而运动并发症发生率最低的目标。

药物治疗包括疾病修饰治疗药物和症状性治疗药物。疾病修饰治疗药物除了可能的疾病修饰作用外，也具有改善症状的作用；症状性治疗药物除了能够明显改善疾病症状外，部分也兼有一定的疾病修饰作用。

疾病修饰治疗的目的是延缓疾病的进展。目前，临床上可能有疾病修饰作用的药物主要包括单胺氧化酶 B 型（MAO-B）抑制剂和多巴胺受体（DR）激动剂等。MAO-B 抑制剂中的司来吉兰 + 维生素 E（DATATOP）和雷沙吉兰（ADAGIO）临床试验可能具有延缓疾病进展的作用；DR 激动剂中的普拉克索 CALM-PD 研究和罗匹尼罗 REAL-PET 研究提示其可能具有疾病修饰的作用。大剂量（1200mg/d）辅酶 Q10 的临床试验也提示其可能具有疾病修饰的作用。

首选药物原则：

（1）早发型患者，在不伴有智能减退的情况下，可有如下选择：①非麦角类 DR 激动剂。② MAO-B 抑制剂。③金刚烷胺。④复方左旋多巴。⑤复方左旋多巴 + 儿茶酚 -O- 甲基转移酶（COMT）抑制剂。

首选药物并非按照以上顺序，需根据不同患者的具体情况而选择不同方案。若遵照美国、欧洲的治疗指南应首选方案①、②或⑤；若患者由于经济原因不能承受高价格的药物，则可首选方案③；若因特殊工作之需，力求显著改善运动症状，或出现认知功能减退，则可首选方案④或⑤；也可在小剂量应用方案①、②或③时，同时小剂量联合应用方案④。对于震颤明显而其他抗帕金森病药物疗效欠佳的情况下，可选用抗胆碱能药，如苯海索。

（2）晚发型或有伴智能减退的患者，一般首选复方左旋多巴治疗。随着症状的加重，疗效减退时可添加 DR 激动剂、MAO-B 抑制剂或 COMT 抑制剂治疗。尽量不应用抗胆碱能药物，尤其针对老年男性患者，因其具有较多的副作用。

（二）中晚期帕金森病的治疗

中晚期 PD，尤其是晚期 PD 的临床表现极其复杂，其中有疾病本身的进展，也有药物副作用或运动并发症的因素参与其中。对中晚期 PD 患者的治疗，一方面要继续力求改善患者的运动症状；另一方面要妥善处理一些运动并发症和非运动症状。

1. 运动并发症的治疗

运动并发症（症状波动和异动症）是 PD 中晚期常见的症状，调整药物种类、剂量及服药次数可以改善症状，手术治疗如脑深部电刺激术（DBS）亦有疗效。

（1）症状波动的治疗：症状波动主要包括剂末恶化、开-关现象。

剂末恶化的处理方法为：

①不增加服用复方左旋多巴的每日总剂量，而适当增加每日服药次数，减少每次服药剂量（以仍能有效改善运动症状为前提），或适当增加每日总剂量（原有剂量不大的情况下），每次服药剂量不变，而增加服药次数。

②由常释剂换用控释剂以延长左旋多巴的作用时间，更适宜在早期出现剂末恶化，尤其发生在夜间时为较佳选择，剂量需增加 20%~30%（美国指南认为不能缩短"关"期，为 C 级证据，而英国 NICE 指南推荐可在晚期患者中应用，但不作为首选，为 B 级证据）。

③加用长半衰期的 DR 激动剂，其中普拉克索、罗匹尼罗为 B 级证据，卡麦角林、阿扑吗啡为 C 级证据，溴隐亭不能缩短"关"期，为 C 级证据，若已用 DR 激动剂而疗效减退可尝试换用另一种 DR 激动剂。

④加用对纹状体产生持续性 DA 能刺激的 COMT 抑制剂，其中恩他卡朋为 A 级证据，托卡朋为 B 级证据。

⑤加用 MAO-B 抑制剂，其中雷沙吉兰为 A 级证据，司来吉兰为 C 级证据。

⑥避免饮食（含蛋白质）对左旋多巴吸收及通过血脑屏障的影响，宜在餐前 1h 或餐后 1.5h 服药，调整蛋白饮食可能有效。

⑦手术治疗主要为丘脑底核（STN）行 DBS 可获裨益，为 C 级证据。对开-关现象的处理较为困难，可以选用口服 DR 激动剂，或可采用微泵持续输注

左旋多巴甲酯或乙酯或 DR 激动剂（如麦角乙脲等）。

（2）异动症的治疗：异动症（AIMs）又称为运动障碍，包括剂峰异动症、双相异动症和肌张力障碍。

对剂峰异动症的处理方法为：

①减少每次复方左旋多巴的剂量。

②若患者是单用复方左旋多巴，可适当减少剂量，同时加用 DR 激动剂，或加用 COMT 抑制剂。

③用金刚烷胺（C 级证据）。

④加用非典型抗精神病药如氯氮平。

⑤若使用复方左旋多巴控释剂，则应换用常释剂，避免控释剂的累积效应。

对双相异动症（包括剂初异动症和剂末异动症）的处理方法为：

①若在使用复方左旋多巴控释剂应换用常释剂，最好换用水溶剂，可以有效缓解剂初异动症。

②加用长半衰期的 DR 激动剂或延长左旋多巴血浆清除半衰期的 COMT 抑制剂，可以缓解剂末异动症，也可能有助于改善剂初异动症。微泵持续输注 DR 激动剂或左旋多巴甲酯或乙酯可以同时改善异动症和症状波动，目前正在试验口服制剂是否能达到同样效果。其他治疗异动症的药物如作用于基底节非 DA 能的腺苷 A2A 受体拮抗剂等治疗效果的相关临床试验正在开展。对晨起肌张力障碍的处理方法为：睡前加用复方左旋多巴控释片或长效 DR 激动剂，或在起床前服用复方左旋多巴常释剂或水溶剂；对"开"期肌张力障碍的处理方法同剂峰异动症。手术治疗方式主要为 DBS，可获裨益。

2. 姿势平衡障碍的治疗

姿势平衡障碍是 PD 患者摔跤的最常见原因，易在变换体位如转身、起身和弯腰时发生，目前缺乏有效的治疗措施，调整药物剂量或添加药物偶尔奏效。主动调整身体重心、踏步走、大步走、听口令、听音乐或拍拍子行走或跨越物体（真实的或假想的）等可能有益。必要时使用助行器甚至轮椅，做好防护。

3. 非运动症状的治疗

PD 的非运动症状涉及许多类型，主要包括感觉障碍、睡眠障碍、精神障碍和自主神经功能障碍，需给予积极、相应的治疗。

（1）感觉障碍：最常见的感觉障碍主要包括嗅觉减退、疼痛或麻木、不宁腿综合征（restless legs syndrome，RLS）。嗅觉减退在 PD 患者中相当常见，且多发生在运动症状出现之前多年，但是目前尚无明确措施能够改善嗅觉障碍。疼痛或麻木在 PD 尤其在晚期 PD 患者中比较常见，可以由疾病引起，也可以是伴随骨关节病变所致，如果抗 PD 药物治疗"开期"疼痛或麻木减轻或消失，"关期"复现，则提示由 PD 所致，可以调整治疗以延长"开期"。反之，则由其他疾病或其他原因引起，可以选择相应的治疗措施。对伴有 RLS 的 PD 患者，在入睡前 2h 内选用 DR 激动剂如普拉克索治疗十分有效，或给予复方左旋多巴也可奏效。

（2）睡眠障碍：睡眠障碍主要包括失眠、快速眼动期睡眠行为异常（rapideyesmovementbehaviordisorder，RBD）、白天过度嗜睡（excessive daytime sleepiness，EDS）。失眠最常见的问题是睡眠维持困难（又称睡眠破碎）。频繁觉醒可能使得震颤在浅睡眠期再次出现，或者由于白天服用的多巴胺能药物浓度在夜间已耗尽，患者夜间运动不能而导致翻身困难，或者夜尿增多。如果与夜间的 PD 症状相关，加用左旋多巴控释剂、DR 激动剂或 COMT 抑制剂则会有效。如果正在服用司来吉兰或金刚烷胺，尤其在傍晚服用者，首先需纠正服药时间，司来吉兰需在早晨、中午服用，金刚烷胺需在下午 4 点前服用；若无明显改善，则需减量甚至停药，或选用短效的镇静安眠药。对 RBD 患者可睡前给予氯硝西泮，一般 0.5mg 就能奏效。EDS 可能与 PD 的严重程度和认知功能减退有关，也可与抗 PD 药物 DR 激动剂或左旋多巴应用有关。如果患者在每次服药后出现嗜睡，则提示药物过量，将用药减量会有助于改善 EDS；也可予左旋多巴控释剂代替常释剂，可能会有助于避免或减轻服药后嗜睡。

（3）精神障碍的治疗：最常见的精神障碍包括抑郁和（或）焦虑、幻觉、认知障碍或痴呆等。首先需要甄别患者的精神障碍是由抗 PD 药物诱发，还是由疾病本身导致。若为前者则需根据易诱发患者精神障碍的概率而依次逐减或停用如下抗 PD 药物：抗胆碱能药、金刚烷胺、MAO-B 抑制剂、DR 激动剂；若采取以上措施患者的症状仍然存在，在不明显加重 PD 的运动症状的前提下，可将复方左旋多巴逐步减量。如果药物调整效果不理想，则提示患者的精神障碍可能为疾病本身导致，就要考虑对症用药。针对幻觉和妄想的治疗，推荐选用氯氮平（clozapine）或喹硫平（quetiapine），前者的作用稍强于后者，但是氯氮平会有 1%~2% 的概率导致粒细胞缺乏症，故需监测血细胞计数。对于抑郁和（或）焦虑的治疗，可应用选择性 SSRI，也可应用 DR 激动剂，尤其是普拉克索既可以改善运动症状，同时也可改善抑郁症状。劳拉西泮（lorazepam）和地西泮缓解易激惹状态十分有效。针对认知障碍和痴呆的治疗，可应用胆碱酯酶抑制剂，如利伐斯明（rivastigmine）、多奈哌齐（donepezil）等，以及美金刚（mementine），其中利伐斯明的证据较为充分。

（4）自主神经功能障碍：最常见的自主神经功能障碍包括便秘、泌尿障碍和位置性低血压等。对于便秘，摄入足够的液体、水果、蔬菜、纤维素和乳果糖（10~20g/d）或其他温和的导泻药物能改善便秘症状，如乳果糖（lactulose）、龙荟丸、大黄片、番泻叶等；也可加用胃蠕动药，如多潘立酮、莫沙必利等。需要停用抗胆碱能药并增加运动。对泌尿障碍中的尿频、尿急和急迫性尿失禁的治疗，可采用外周抗胆碱能药，如奥昔布宁（oxybutynin）、溴丙胺太林（propantheline）、托特罗定（tolterodine）和莨菪碱（hyoscyamine）等。而对逼尿肌无反射者则给予胆碱能制剂（但需慎用，因会加重帕金森病的运动症状），若出现尿潴留，应采取间歇性清洁导尿，若由前列腺增生肥大引起，严重者必要时可行手术治疗。位置性低血压患者应增加盐和水的摄入量；睡眠时抬高头位，不要平躺；可穿弹力裤；不要快速地从卧位或坐位起立；首选 α－肾上腺素能激动剂米多君（midodrine）治疗，且疗效最佳；也可使用选择性外周多巴胺受体拮抗剂多潘立酮。

（叶钦勇　曾育琦）

第八章 DIBAZHANG
帕金森病手术及其他治疗

　　立体定向手术技术正式诞生前，PD 的手术方式采用开放性的脑皮质或白质、基底节、核团切除术以及脉络膜前动脉结扎术，但因手术造成的功能毁损严重、并发症多、疗效不确定性而逐渐被遗弃。1947 年 Spiegel 和 Wycis 正式把立体定向仪应用于脑手术而诞生了立体定向手术技术。由于其具有前所未有的准确性和微创性，才使得学者得以积极探索 PD 的手术治疗。20 世纪 50 年代初期，Cooper 等人率先开展了立体定向的苍白球 GP 毁损术，取得了缓解肌僵直的较好效果，后来 Leksell 等又将手术靶点改为苍白球腹后内侧部（PVP），解决了前者存在的对震颤和运动缓慢疗效差的问题。

　　由于现代科学技术突飞猛进的发展以及前人大量临床经验的积累，CT、MRI 定位技术、神经电生理验证技术以及智能化的射频热凝毁损技术的应用，使 PD 立体定向毁损术治疗的安全性和有效性更有保障，手术时间显著缩短、痛苦大为减轻，故患者也更易于接受。但其疗效持续时间短且属于破坏性手术，其并发症多，如偏瘫、言语以及智能障碍，手术非根治性而逐渐被淘汰。

　　目前 PD 立体定向手术治疗的另一重要进展是脑深部电刺激术（deep brain stimulation，DBS）。该技术为非毁损性治疗方法，几乎无不良反应和神经损伤，它可用于双侧治疗，或者一侧毁损一侧刺激治疗，其最主要特点为疗效能长期维持。其手术常用靶点有：①丘脑底核（STN），刺激对于肌强直、运动徐缓、震颤均有效，对于中轴症状改善明显，可以减少左旋多巴用量。②苍白球内侧部（GPi），刺激对 PD 患者症状及药物所致的多动性运动障碍有效，但对中轴症状改善较少，不能减少左旋多巴剂量。③丘脑腹中侧核（Vim），刺激能有效抑制 PD 患者的震颤，但对肌强直及运动徐缓效果欠佳。

　　脑组织移植术和基因治疗尚处于临床应用研究。

第一节　脑深部核团电刺激术

　　PD 是一种黑质－纹状体病变导致多巴胺减少引起的以肢体震颤、僵直和运动缓慢为主要特征的神经系统退行性疾病。法国 Benabid 等医生在进行丘脑毁损手术时，刺激丘脑腹中间核，发现进行低频（50Hz）刺激导致震颤幅度增大，高频（大于 100Hz）则能抑制 PD 的静止性震颤，并且其疗效是可逆的，刺激终止时抑制震颤的效果消失。根据这一发现，Benabid 于 1987 年最先引进了脑深部核团电刺激术（DBS）治疗 PD，选用的靶点为丘脑腹中间核。1990 年以后，选用的靶点改为苍白球内侧部（GPi）以及丘脑底核（STN）。因为刺激这两个核团可改善 PD 的几乎所有主要症状，该技术在近 10 年发展迅速，全国大部分地区均能有效开展。由于现代科学技术的迅猛发展，CT、MRI 定位技术以及神经电生理验证技术应用，大大地提高了手术的安全性和有效性，采用手术和药物的联合治疗，可延缓 PD 症状的发展，避免药物"蜜月期"以及长期服药所带来的严重副作用，使病人获得比较正常的生活，提高病人的生活质量。

■ 一、脑深部核团电刺激术手术原理

1. 丘脑腹中间核（Vim）核团电刺激术

　　由于 DBS 和毁损术作用于 Vim 都能减轻震颤，故认为 DBS 可能使受刺激部位失活而发挥作用，而这种失活可能是通过一种去极化阻滞的机制而发生的。有证据表明，微电极发出的单一脉冲能抑制刺激电极周围的神经元，但是持续高频刺激对神经元活动的效应仍不明了。另外，DBS 可能激活神经元，但这种激活可能通过抑制或改善节律性神经元活动来阻滞震颤性活动。

2. 丘脑底核（STN）电刺激术

　　STN 电刺激术对 PD 的治疗作用机制有以下几个方面：①电刺激直接是 STN 失活。②改变 GPi 的神经元活动来激活 STN，这种改变可能是降低、阻滞其传导或使其活动模式趋于正常化。③逆行激活 GPe，从而抑制 STN 及丘脑的网状神经元，并最终导致丘脑神经元活动的正常化。

3. 苍白球内侧部（GPi）电刺激术

Gpi 电刺激术治疗 PD 可能与丘脑电刺激术的机制相同。Gpi 电刺激引起的 PD 运动症状的改善，很可能是因为 GPi 输出减少引起的。而 GPi 输出的减少是通过去极化阻滞直接抑制或者阻滞神经元活动，或者是激活对 GPi 神经元有抑制作用的其他环路（即逆行激活 GPi）而产生。

■ 二、帕金森病的 DBS 手术治疗适应证

（1）原发性 PD 人，诊断明确，且对左旋多巴反应良好。

（2）药物疗效已明显下降或者不能耐受抗药物治疗，而出现严重的运动波动或异动症，影响生活质量。

（3）神经系统无病理体征发现，比如严重脑萎缩、老年性痴呆、严重的精神疾病。

（4）疾病影响工作、学习、生活，年龄小于 75 岁，老年患者进行收益和风险的个性化评估后可放宽到 80 岁，且具有良好合作能力。

（5）良好的社会环境、家庭环境以及自己的自信心。病人良好的自信心和合作能力对于 DBS 手术后程控尤其重要，因为病人年龄的增长与疾病的发展呈正相关，DBS 手术后的参数程控需要病人的密切配合，为达到最佳治疗效果，需要定期进行参数的调整。

（6）符合上述标准，曾经接受过其他立体定向毁损手术治疗的病人。

■ 三、帕金森病的 DBS 手术治疗禁忌证

（1）所有不适宜进行立体定向毁损手术的 PD 病人均不适宜行 DBS 手术。

（2）凝血机制异常，有些疾病必须服用抗血小板药物，且不能停止服药的病人。

（3）有明显智能障碍或严重精神症状者。

（4）一般状况差，不能控制的顽固性高血压、不能耐受麻醉、手术的患者。

（5）严重的脑萎缩或其他脑内器质性病变者，单纯性神经核团萎缩影响手术定位者。

（6）DBS 手术治疗的预后判断缺乏认识，且对治疗效果预期非常高的患者。

■ 四、帕金森病行 DBS 手术术前准备

（1）术前一天进行心理辅导，缓解患者对手术的心理负担，讲解手术过程及其需要患者配合的事情。

（2）术前备头部皮肤，禁饮、禁食 8h。

（3）术前一天停用抗 PD 药物治疗。

（4）术前 30min 可肌注阿托品 0.5mg，禁用镇静药物。

（5）常规清点并消毒立体定向仪和电生理监测刺激仪、电生理记录仪等。

（6）备好术中需使用的植入电极、延长导线及脉冲发生器。

■ 五、帕金森病 DBS 手术主要步骤

1. 安装立体定向仪器

患者取坐位或者仰卧位，头颅两侧标出姚氏线，即双侧眼外眦上 2cm 以及外耳门中点上方 3.5cm 连线，常规消毒铺巾，局麻下将立体定向仪定位框架或基环与该线平行安置与头颅，要求定向仪框架两侧的 Y 轴尽可能与 AC-PC 线在颅骨表面的投影线相平行，避免出现明显的旋转角、倾斜角、仰俯角。

2. 靶点的影像定位

将病人送入 CT 室或者 MRI 室，目前多采用 1.0 以上的 MRI 扫描，选用 SE 序列，扫描参数要求：①扫描线与框架的基线平行。②层厚 2mm，无间距。③矩阵 256×256。④ FOV 为 260~280mm。取轴位 T1 加权像，轴位及冠状位质子像、正中矢状位 T1 加权像来计算靶点 X、Y、Z 坐标值。通过手工计算法或者应用"立体定向手术计划系统"计算出靶点 X、Y、Z 坐标值、弓架左右角度及前后角度，计算出最佳的入颅点及轨迹，入路通道避免碰到血管及脑室结构。目前一些高强场、高分辨率的 MRI（T1.5 及以上）能清晰地显示神经核团的结构如 STN 以及 Gpi，可直接在 MRI 机器上进行定位。

3.电极植入

病人重新送回手术室，取平卧位或者半坐位，固定框架于手术床上，根据选用靶点 X、Y、Z 坐标值选好切口，再消毒、铺巾，局部麻醉。颅骨钻孔，其骨孔直径为 14mm，将电极固定环固定于颅骨上，把一根细套管针通过立体定向仪导入至靶点上方 10mm 处，置入微电极，先进行靶点的电生理监测，尽可能使电极穿透于神经核团，穿透核团长度应为 4~6mm。选好最佳的刺激位置，再植入永久性电极，并连接试验刺激器进行术中验证，调整参数来评价患者手术效果及副作用情况。刺激参数多为频率 120~180Hz，脉宽为 60~90μs，电压为 1~5V。试验刺激达到满意效果后关闭刺激参数，并固定永久性电极于颅骨固定环槽内，盖上固定盖固定电极，可使用 C 臂机辅助，避免电极移位。其末端电极通过皮下隧道暂时放在头皮下，缝合切口并拆除头部框架待下一步骤进行延长导线及脉冲发生器的连接。

4.脉冲发生器的植入

病人平卧位，改气管插管全麻或者局麻 + 基础麻醉，先于枕后切 4~6cm 切口，暴露颅骨，纵形磨骨槽 2~4mm 深度，再取同侧锁骨下 2cm 切一横 6~8cm 切口，深达肌层表面，向下分离皮下组织形成一足够大囊袋，可放入脉冲发生器。通过皮下隧道使永久性电极、延长导线、脉冲发生器连接牢固，最后进行电阻检测，避免电极出现短路现象。一切顺利后逐层缝合切口，手术结束。

■ 六、帕金森病 DBS 手术术中注意要点

（1）手术者必须对 DBS 刺激器的功能要有很好的了解和熟练的手术操作技巧，必须详细掌握患者术前的症状特征，如震颤频率、强度、肌张力增高的程度、肢体活动以及手的精细动作障碍情况，并了解患者最迫切解决的造成日常生活和工作困难的症状，以便术中观察患者症状改善情况，尽量使患者症状缓解，使患者满意。

（2）安装立体定向头架时，除了要保证架子稳定外，还应最大限度使头架 Y 平面与 AC-PC 基线平面保持平行，尽量减少不平行造成的左右倾斜角度和前后仰曲角，更应避免头颅在框架或基环中出现旋转角，否则会出现坐标测算的精度下降，导致手术靶点出现偏差、位移，而在术中出现调整数据，使术中出血系数增加，且手术时间延长。

（3）进行 CT 或者 MRI 术中靶点影像定位时，必须保证扫描平面与立体定向框架或基环平面保持平行关系，以避免两平面成角造成测量计算误差。这可通过将立体定向框架或基环垂直于 MRI 或者 CT 扫描床座上，并调整立体定向仪与 MRI 或者 CT 机架角度，使框架或基环与扫描平面的相互平行。

（4）术中计算靶点以及确认立体定向仪坐标时必须有另一个医务人员进行复核，植入微电极以及永久电极前后均需再次确认靶点坐标，避免出错。

防止术中出现并发症，靶点的验证应非常重视。除关注肢体的感觉、运动外，在进行微电极置入时应避免反复多次穿刺。在永久性电极植入后，观察疗效以及副作用时，应要求患者连续计数或者连续命名，并注意监测患者视力、视野情况，观察患者面部表情，是否出现异常。电刺激参数的调整原则为电压、脉宽、频率从小到大，多参数组合调整。

■ 七、帕金森病 DBS 手术术后处理及注意要点

（1）术后患者送入术后病房或者 ICU 病房，注意观察患者神志、呼吸、瞳孔变化，每 2h 测量血压、脉搏、呼吸情况，直至患者病情稳定。

（2）仰卧位或者平卧位，头部抬高 15°~30°，绝对卧床 3 天。

（3）术后 24h 内进行头颅 CT 检查排除脑内出血，若无呕吐症状，可于第二日进流质或者半流质饮食，否则应暂禁食。

（4）术前长期应用左旋多巴类制剂者，术后应继续服药，并根据患者情况可适当减少药物剂量，减少 20%~50%，应避免突然停药而使患者症状急剧恶化，甚至出现"类恶性综合征"。

（5）对翻身困难者，应协助翻身，每 2h 一次，避免出现压疮等并发症。

（6）老年患者特别是既往有"高血压"病史者，应重视患者术后血压情况，保持血压稳定，控制好高血压，尽量减少血压波动而引起脑内出血的发生。

（7）有前列腺增生的老年患者，术后易发生尿潴留，可留置尿管 2~3 天。

（8）需使用抗生素预防感染。

（9）少数患者会出现严重术后反应，如意识障碍、嗜睡、血压升高、幻听、幻觉等，及时制定处理对策。

（10）个别患者术后会出现吞咽困难，应及时置鼻饲管，予以鼻饲饮食，保证营养需要，防止误吸，便于术后康复。

■ 八、帕金森病 DBS 手术术后 DBS 程控及注意事项

（1）脉冲发生器"开机"通常在手术后 2~4 周，目的是排除电极植入后对 Vim 核团、Gpi 核团、STN 核团的物理刺激，而引起"微毁损效应"。刺激参数的调整包括：刺激电压、刺激脉宽、刺激频率、单极刺激、双极刺激、连续刺激模式、间断刺激模式、稳压刺激模式、稳流刺激模式等。多数学者认为要取得较好的刺激效果，其参数为刺激电压 2~4V，刺激脉宽 60~120μs，刺激频率为 120~180Hz。不同症状改善时间可弱为不同：①僵硬症状的改善通常在刺激后数秒发生，同样停止刺激后数秒，作用消失。②震颤症状的改善通常在刺激发生后数秒到数月发生。③运动徐缓以及运动困难症状的改善通常在刺激发生后数秒到数天后发生。④"关期"肌张力障碍症状的改善通常发生在数秒到数分钟。⑤异动症（"开期"异动症或刺激所诱发的异常运动）通常发生在数天到数月，可通过减少药量以及调整刺激参数来调节。

（2）植入 DBS 的帕金森患者，日常生活基本不受影响，大部分家用电器不影响 IPG（脉冲发生器）的功能，如电视机、电冰箱、微波炉、短波收音机等，但是仍应注意以下几点：①热疗不易直接对着 IPG 植入处。②放射治疗不宜直接对着 IPG 植入处。③外科电凝器不宜在 IPG 及连接线附近操作，要尽量使电凝器的正负极尽可能远离 IPG 植入处，推荐使用双极电凝器。④强磁场可抑制 IPG 的输出，行 MRI 检查使应将 IPG 从"开"转换到"关"状态，并使电压调整到 0 位置。⑤防盗装置和机场安检能够影响 IPG 的输出和病人的刺激效果，此时患者应出示证明，走安全通道。⑥避免从高压线下通过，高压线会出现高磁场，从而影响 IPG 工作。

■ 九、帕金森病 DBS 手术治疗应用评价

（1）DBS 手术与毁损术相比较，具有可逆性、可调节性、有效率高等特点，能同时对双侧进行手术，手术安全性高，并发症少等优点，目前已广泛应用于运动障碍性疾病的治疗，包括 PD、特发性震颤、意向性震颤等。其主要的刺激靶点有：丘脑腹中间核（Vim）、苍白球内侧部（GPi）和丘脑底核（STN）。

（2）通过十多年的临床实践，丘脑 Vim 核刺激治疗 PD 的震颤以及特发性震颤的效果已得到肯定。Benabid 报道了 100 多例丘脑 DBS 手术长期疗效观察

的随访结果，随访实践长达 8 年以上，其结果显示 85% 的病人震颤症状得到明显控制。对特发性震颤，多组研究均显示 90% 的病人能达到满意效果，约 50% 病人震颤完全消失。Vim 核团 DBS 手术治疗 PD 的静止性震颤和特发性震颤是安全有效的方法，刺激的耐受现象可通过调整刺激参数来改善并达到持久有效的治疗效果。

（3）苍白球内侧部（GPi）电刺激术的效果与电极在 GPi 内的位置有关，位置不同其刺激效果也不同，刺激苍白球腹部部分，可以减轻 PD 的肌僵直和由左旋多巴引起的多动症，而加重步态障碍和运动缓慢，而刺激苍白球背侧部可改善步态、僵直和运动徐缓，对左旋多巴引起的多动症无效。

（4）丘脑底核（STN）电刺激术治疗 PD 的效果已被多数学者证实。①STN 电刺激术可使 UPDRS 评分明显改善，改善率为 50%~60%（停药情况下）。②STN 电刺激术对所有 PD 的基本症状包括震颤、僵直、运动徐缓、异动症以及中轴症状均有明显改善。③STN 电刺激术的抗震颤效果与 Vim 电刺激术所达到的效果相当。④STN 电刺激术可减少左旋多巴药量，可减少 40%~60%。⑤STN 电刺激术可明显改善由左旋多巴诱导的异动症。⑥STN 电刺激术可改善上述症状，其使病人的日常生活能力明显提高，改善并提高病人的生活质量。⑦STN 电刺激术刺激年轻、早期病人效果较好，特别是"关期"的运动不能、强直、震颤、步态不稳、平衡障碍和"关期"肌张力障碍都有所改善。双侧的 STN 电刺激术可改善大多数手术前对左旋多巴有反应的中轴症状。

（5）脑深部核团电刺激术的并发症有：①与手术相关的并发症，主要包括颅内感染、颅内出血、癫痫发作、意识障碍、精神障碍等。②植入装置相关的并发症，主要包括电极折断、电极局部感染、皮肤溃疡、排斥反应、电极外露等。③治疗相关的并发症，包括高频刺激引起的短暂性的副作用，症状取决于刺激参数和电极位置，它可以通过调节刺激参数及刺激的触电来调整，DBS 手术引起永久性神经功能损伤相对少见。

第二节 帕金森病的基因治疗

随着分子克隆技术以及基因重组技术的发展，PD 实验动物模型的建立，使基因治疗 PD 成为可能。在中枢神经系统疾病中，PD 的病理机制较为清楚，病理变化主要集中在黑质部位，范围相对比较集中，相关基因也已克隆，已有动物模型的发病症状与纹状体区多巴胺缺乏的程度有密切关系，左旋多巴代替后能明显改善症状。移植的解剖位置清楚，便于定向注射，并不需要移植的细胞与宿主细胞建立突触联系等优势。目前神经系统疾病的基因治疗多集中于 PD，且已取得不少进展。众所周知，TH 是 DA 合成过程中的限速酶，TH 将酪氨酸羟化成左旋多巴，后者在多巴脱羟酶作用下形成 DA。

基因治疗 PD 的原理就是将外源 TH 的基因通过 ex vivo 和 in vivo 途径，导入动物或病人脑内，导入的 TH 基因经转录、翻译合成 TH，TH 再使普遍存在的酪氨酸转变为多巴，然后形成 DA，从而达到治疗目的。因此，PD 基因治疗多用 TH 基因作为目的基因，也有应用蛋白激酶 C（PKC）基因及脑源性神经营养因子（BDNF）和胶质细胞源性神经营养因子（GDNF）等神经营养因子作为目的基因治疗 PD。

■ 一、帕金森病基因治疗的选择

PD 基因治疗的关键是载体的选择：载体包括病毒载体以及非病毒载体。其中病毒载体包括：腺病毒载体、逆转运病毒载体、单纯疱疹病毒载体、腺病毒相关病毒载体，非病毒载体包括：脂质体、阳离子聚合物等。基因转染需要合适的靶细胞。理想的靶细胞包括以下几个方面：①易获得、易培养。②与宿主细胞有较好的相容性，植入后能长期存活。③能使目的基因长期稳定表达。④无致瘤性。PD 基因治疗选择的目的基因包括：TH 基因和 GDNF 基因。

1.TH 基因

PD 的直接因素是黑质、纹状体区多巴胺神经元的变性、坏死，导致脑内多巴胺含量明显下降。因此，提高纹状体区多巴胺水平，能够有效地缓解症状，达到治疗目的。酪氨酸羟化酶（TH）是儿茶酚胺类神经介质合成过程中的限速酶。TH 将酪氨酸羟化成左旋多巴，后者在多巴脱羟酶作用下合成 DA。将外源正常的 TH 基因导入纹状体后可以改善 PD 运动模型的病理行为。另外，TH 催化活性维持需要四氢生物蝶呤作为辅助因子，其合成的关键酶是 GCH。GCH 基因可作为 PD 辅助治疗基因。

2. GDNF 基因、BDNF 基因等可提高脑内神经营养因子水平

神经营养因子参与神经细胞的代谢，有保护神经细胞、促进再生、延缓衰老变性的作用。部分神经营养因子对中枢多巴胺神经元具有营养保护作用，能阻止多巴胺能神经元的变性。试验研究表明，将这些神经营养因子的基因转移到脑内，可显著减轻老鼠 PD 模型的多巴胺神经元损害。所以，这些神经营养因子基因可作为 PD 基因治疗的目的基因。

GDNF 是一种神经生长因子，1993 年 Lin 等首先从老鼠 B49 细胞株中分离纯化病克隆了其编码基因。人的 GDNF 基因定位于 5p13.1-13.3，它有 2 个外显子和一个内含子组成，转录产物编码 211 个氨基酸残基的 GDNF 前体蛋白。GDBF 具有相对特异性，是迄今发现的作用效率最大的 DA 能神经元的神经营养因子，只作用于 DA 能神经元不对中脑其他神经细胞起作用。

BDNF 是神经生长因子家族中的一员，对多巴胺能神经元有保护作用，如能特异地保护 DA 神经元免于遭受神经毒素 6-OHDA 和 MPP$^+$ 损害，对 6-OHDA 老鼠模型和 MPP$^+$ 猴子模型能改善病理作用。BDNF 有一定的抗神经移植物的凋亡作用，从而延长移植物的存活时间，延长治疗效果。

■ 二、帕金森病基因治疗的基因转移方法

1. 体内直接转基因法

体内直接转基因法是通过基因转移载体将治疗基因（目的基因）直接导入脑内纹状体区，通过与周围细胞的黏附、胞吞、渗透进入细胞内，并与细胞内的染色体整合或独立表达发挥治疗作用。该方法简便、直接、易受到体内核酸酶的降解，转染效率低，靶向性差，基因表达低。

2. 体外细胞介导转基因法

体外细胞介导转基因法是将目的基因转染至靶细胞后进行脑内纹状体区移植。该方法将基因转移技术和脑内移植技术结合，在体外可对转基因的靶细胞进行筛选、鉴定、扩增，然后移植至靶位点，因此效率高，可控性好。

3.PD 的多基因联合治疗

尽管 PD 致病基因尚未分离成功，但根据 PD 的病理生化改变，抓住其规律，

充分利用不同基因的联合协同效应、互补效应，多环节干扰，PD 的基因治疗仍可取得较好的效果。在选择 PD 基因治疗的目的基因时，把生物活性物质的基因与多巴胺合成有关的酶基因联合应用，如：PD 基因与 GDBF 基因联合转染，从不同角度纠正 PD 病理缺陷，就可以达到较好的治疗效果。

三、基因治疗的手术步骤

1. 安装立体定向仪

患者取坐位或者仰卧位，头颅两侧标出姚氏线，即双侧眼外眦上 2cm 以及外耳门中点上方 3.5cm 连线，常规消毒铺巾，局麻下将立体定向仪定位框架或基环与该线平行安置与头颅，要求定向仪框架两侧的 Y 轴尽可能与 AC–PC 线在颅骨表面的投影线相平行，避免出现明显的旋转角、倾斜角、仰俯角。

2. 靶点的影像定位

将病人送入 CT 室或者 MRI 室，目前多采用 1.0 以上的 MRI 扫描，选用 SE 序列，扫描参数要求：①扫描线与框架的基线平行。②层厚 2mm，无间距。③矩阵 256×256。④ FOV 为 260~280mm。取轴位 T1 加权像，轴位及冠状位质子像、正中矢状位 T1 加权像来计算脑内移植靶区 X、Y、Z 坐标值。通过手工计算法或者应用"立体定向手术计划系统"计算出脑内移植靶区 X、Y、Z 坐标值、弓架左右角度及前后角度，计算出最佳的入颅点及轨迹，入路通道避免碰到血管及脑室结构。

3. 移植物植入

病人重新送回手术室，取平卧位或者半坐位，固定框架于手术床上，根据选用脑内移植靶区 X、Y、Z 坐标值选好切口，再消毒、铺巾，局部麻醉。颅骨钻孔，切开硬脑膜，等待移植物植入到目标区域。

四、帕金森病基因治疗的评价

（1）PD 的基因治疗目前处于动物试验阶段，所以治疗效果的评价主要是通过分子生物学和动物行为学来进行，临床尚未得到进一步证实。

（2）基因治疗 PD 是一种全新治疗手段。由于 PD 黑质退行性便的真正原因和发病机制目前仍未清楚，大部分学者认为 PD 是遗传易感性与环境因素共同作用的结果。PD 的致病基因尚未分离成功，目前进行 PD 基因治疗只能通过发病机制中的某些外围因素确定目的基因，主要是一些与多巴胺合成有关的酶基因比如 TH 基因。因此，不可能进行真正意义上的基因治疗。另外，神经营养因子基因比如 GDBF 基因，也并非真正意义上的病因性的基因治疗，只能是对症性治疗。基因治疗 PD 是一种全新治疗手段，目前尚处于试验阶段，但其治疗尚未进入临床。

（3）TH 基因转移治疗中存在两个理论缺陷：①TH 基因不是 PD 的致病基因，因为酪氨酸羟化酶的活动下降并不是 PD 的致病关键。②TH 基因的转基因治疗是增加多巴胺的量，但其结果是不是和口服多巴类药物一样，在开始时有效，随着时间延长，多巴胺的受体敏感性下降，治疗效果逐渐变差，直至无效。这些都需要进行进一步的探讨研究。

（4）目前医学水平的提高，随着分子生物学技术突飞猛进的发展和 PD 病理改变的特殊性，基因治疗可以纠正 PD 的病理、生化异常。但目前需改进 PD 的致病基因、转基因载体，寻找理想的靶细胞。PD 的基因治疗潜力巨大，是治疗 PD 的有效方法之一。

第三节　帕金森病神经组织移植治疗

PD 的基本病理改变是黑质－纹状体多巴胺系统进行性退化变形，使纹状体的多巴胺含量明显减少，从而出现震颤、僵直、运动障碍、姿势改变等一系列临床症状。PD 的治疗手段主要是药物治疗以及立体定向神经外科手术治疗，两者均属于对症治疗，不能阻止或延缓病理过程以及疾病发展。PD 的神经组织移植开始于 20 世纪 70 年代，被认为是治疗 PD 比较有效的手术方法。但是，其受制于供体来源、伦理道德、免疫排斥以及移植物的长期存活等一系列问题的制约，使的临床应用受到明显限制。从 PD 的发病机制来说，神经组织细胞移植，可有效补充体内减少的多巴胺能神经元，是治疗 PD 的根本措施，目前基因转移技术、神经组织移植技术的发展，基因工程化细胞的完善以及神经干细胞分离、纯化的成功，都将给予神经组织移植治疗帕金森并赋予新的内容。

神经组织脑内移植治疗 PD，该手术原理是指将供体神经组织或细胞群植入宿主脑内，来代替受损或变性坏死的神经元，从而重建神经环路和分泌神经介质，达到调控神经功能和改善临床症状的目的。PD 的发病机制是黑质、纹状体区多巴胺分泌细胞功能退化有关，人们可以通过神经组织移植代替受损或变性坏死的多巴胺能神经元，从而使纹状体多巴胺能神经元的分泌水平提高，使其受损的功能得以恢复。因此，神经组织移植是治疗 PD 的最直接、最根本的手段。

神经组织移植手术已有 100 多年的历史，1890 年美国生物学家 Thompson 开展了世界上第一例神经组织异种移植，将成年猫大脑皮质组织移植到成年狗大脑皮质内。1903 年 Elizobeld Dunn 等选用未成熟的神经组织作为移植物，使移植神经组织得以成活。1905 年 Saltykow 等进行自体脑移植试验，将兔脑皮质移植至自身皮质的另一部位。1924 年 Faldino 等采用动物胚胎中脑组织移植到动物的眼球前房。1969 年 Wenzel 等进行了小脑皮质组织的移植。1974 年 Das 发现未成熟神经组织移植后化为宿主体内所在部位相同的成熟神经组织，这为神经组织的研究打下了坚实的基础。1979 年 Perlow 等首先报道了将胎鼠中脑腹侧多巴胺能神经元组织移植到 PD 老鼠模型尾状核内，能使老鼠的异常旋转减少，激发了人们对脑组织移植治疗神经退行性变疾病的兴趣。1982 年 Backlund 进行了自体肾上腺髓质脑内移植治疗 2 例 PD，术后 6 个月症状改善，它标志着神经组织移植治疗 PD 进入了临床试验研究阶段，开创了脑移植治疗 PD 临床研究的先例。近 20 年来人们对脑功能和脑内疾病的进一步认识，对移植物的选择、移植组织的成活以及临床治疗效果等都进行了相对应的探索及研究，脑组织移植治疗 PD 的临床研究和试验研究还在进一步开展中。

一、帕金森病神经组织移植治疗的手术适应证

（1）年龄在 65 岁以下，无痴呆以及严重的精神障碍。

（2）临床表现为震颤、僵直、真长 - 僵直混合型，病情处于 Ⅲ、Ⅳ 级病人。

（3）开始用抗 PD 药物有效，后期疗效下降，有严重副作用。

（4）头颅 CT 或 MR 检查无明显脑萎缩表现。

（5）躯体无严重其他脏器损害，要求双肾功能正常（仅对肾上腺髓质移植患者）。

（6）左旋多巴试验改善率在 33.3% 以上。

（7）自愿接受移植手术患者。

■ 二、帕金森病神经组织移植治疗的手术禁忌证

（1）所有不适宜进行立体定向手术的 PD 人均不适宜行神经组织移植手术。

（2）凝血机制异常，有些疾病必须服用抗血小板药物，且不能停止服药的病人。

（3）有明显智能障碍或严重精神症状者。

（4）一般状况差，不能控制的顽固性高血压、不能耐受麻醉、手术的患者。

（5）严重的脑萎缩或其他脑内器质性病变者。

（6）神经组织移植手术治疗的预后判断缺乏认识，且对治疗效果预期非常高的患者。

■ 三、移植物的选择

移植物的选择可包括肾上腺髓质、胚胎中脑组织、颈交感神经节、PC12 细胞、基因工程化的细胞和神经干细胞、骨髓基质干细胞等移植的供体组织。

1. 肾上腺髓质

它是一种富含嗜铬细胞的非神经组织，移植入脑内后，能够存活并分泌去甲肾上腺素，可异体移植或自体移植。为避免出现免疫排斥反应的发生，常采用自体移植。由于单纯自体肾上腺髓质细胞移植存活率低下，不可能完全替代宿主提供多巴胺，故人们对该移植方案的研究探索越来越少。

2. 胚胎中脑组织

胚胎中脑组织的组织抗原性小，与脑组织相容性好。胚胎中脑组织移植到脑内后，其存活时间较长，还能与宿主神经元发生突触联系，动物试验证明该方法能缓解 PD 老鼠的旋转行为。胚胎中脑组织一般选用 6~8 周引产的胎儿脑黑质组织，因为此期的中脑组织取材简易，且尚未分化和突触形成，成活成功率高。胚胎中脑组织移植治疗 PD 的近期效果尚可，中长期疗效不够理想，故该方法有待进一步完善，使其成为有效治疗 PD 的手术方法之一。该方法治疗

PD 的潜力颇大，但其取材存在争议，还需要道德伦理委员会认可。

3. 颈交感神经节

颈交感神经节含有去甲肾上腺素能神经元外，可能还含有多巴胺能神经元。动物试验和临床上均采用自体颈交感神经节移植，其移植后可改善 PD 的症状，但切除自体颈交感神经节后会产生一系列副作用，临床上采用该方法受到限制。

4. PC12 细胞

PC12 细胞是老鼠肾上腺嗜铬细胞瘤细胞，该细胞能分泌多巴胺和去甲肾上腺素等神经递质。将 PC12 细胞移植入脑内后，可补充 PD 患者纹状体内多巴胺的不足，对于 PC12 细胞进行微囊化技术处理，使其作为移植供体，其存活率高，可有效改善 PD 的症状。

5. 神经干细胞

神经干细胞的特点有：①有增殖能力。②在整个生命过程中能自我维持或自我更新。③能通过扩增祖细胞而产生大量的后代。④具有向多细胞系分化的能力。⑤损伤或疾病可刺激该细胞的分化。

根据以上特点，我们可以通过以下方法进行该手术：①诱导宿主脑内本身的神经干细胞增殖分化。②体外分离出神经干细胞，进行增殖加工，再移植到相应的病变部位。

6. 骨髓基质干细胞

骨髓基质干细胞具有多向分化潜能，可分化成神经干细胞和成熟神经细胞。由于其取材容易，且可进行大量体外扩增，在一定条件下诱导分化成神经干细胞，使其来源得到保障，进行自体移植得到广泛临床应用。骨髓基质干细胞可直接移植或者作为基因治疗的载体导入特异性递质后移植，临床意义巨大。

■ 四、帕金森病神经组织移植治疗的手术步骤

1. 安装立体定向仪

患者取坐位或者仰卧位，头颅两侧标出姚氏线，即双侧眼外眦上 2cm 以及

外耳门中点上方 3.5cm 连线，常规消毒铺巾，局麻下将立体定向仪定位框架或基环与该线平行安置与头颅，要求定向仪框架两侧的 Y 轴尽可能与 AC–PC 线在颅骨表面的投影线相平行，避免出现明显的旋转角、倾斜角、仰俯角。

2. 靶点的影像定位

将病人送入 CT 室或者 MRI 室，目前多采用 1.0 以上的 MRI 扫描，选用 SE 序列，扫描参数要求：①扫描线与框架的基线平行。②层厚 2mm，无间距。③矩阵 256×256。④ FOV 为 260~280mm。取轴位 T1 加权像，轴位及冠状位质子像、正中矢状位 T1 加权像来计算脑内移植靶区 X、Y、Z 坐标值。通过手工计算法或者应用"立体定向手术计划系统"计算出脑内移植靶区 X、Y、Z 坐标值、弓架左右角度及前后角度，计算出最佳的入颅点及轨迹，入路通道避免碰到血管及脑室结构。

3. 移植物植入

病人重新送回手术室，取平卧位或者半坐位，固定框架于手术床上，根据选用脑内移植靶区 X、Y、Z 坐标值选好切口，再消毒、铺巾，局部麻醉。颅骨钻孔，切开硬脑膜，等待移植物植入到目标区域。

五、帕金森病神经组织移植治疗术中、术后注意事项

（1）要有熟练的手术技巧，严格无菌观念和必要的显微器械。

（2）自体肾上腺移植时间应控制在 20min 以内完成。

（3）取自体肾上腺或异体胚胎中脑组织进行移植，应该是患者立体定向手术前准备完善后进行。

（4）植入物为自体肾上腺髓质，不能含有肾上腺皮质，以免影响其疗效。

（5）移植物为胚胎中脑组织，其细胞存活率应为 80% 以上。

（6）术后应用免疫抑制剂，其他同 PD 的脑深部核团电刺激术。

六、帕金森病神经组织移植治疗的评价

神经组织移植治疗 PD 的临床研究已经证实纹状体体内移植多巴胺能神经元能够成活，且能改善临床症状。还证实摄取率增加与组织病理所证实的纹状

体内多巴胺能神经元的成活相一致。

　　神经组织移植治疗 PD 的成功关键，取决于移植多巴胺能神经元细胞存活的数量，尤其与 TH 细胞数量密切相关。恢复多巴胺能神经功能，可有效改善患者的临床症状，通过提高成活率和降低排斥反应，使宿主脑内多巴胺水平和神经营养因子水平增加，成为神经组织移植治疗 PD 研究成为趋势和热点。同时，由于胚胎中脑组织移植受到道德伦理和供体来源的问题影响，人们正试图应用基因工程化细胞或者永生化的胚胎中脑细胞系以及神经干细胞等作为神经组织移植治疗 PD 的供体来源。

（林川淦）

第九章 DIJIUZHANG
帕金森病中医治疗

　　帕金森病尚无明确的中医病名，中医将其归属于"颤证"范畴，多由年老精血亏虚，脑失所养，虚风内动而成的风病类疾病。PD 典型的震颤、肌僵直临床症状也多次在《黄帝内经》等众多中医典籍中有所描述。中医药治疗 PD 在中医典籍中也早有记载。《伤寒杂病论》中直接或间接论述可用于防治颤证之方剂有葛根汤、真武汤等。宋代许叔微《普济本事方》用钩藤散、加味四白丸论治肝肾俱虚、精血不足、步履不随之颤证。元代朱丹溪《丹溪心法》中记载可用治颤证之方药有大补阴丸、犀角防风汤、续命丹、至圣保命金丹等。明代徐春甫《古今医统大全·颤振候》治颤振方药中多以参、术补虚，茯苓、半夏行痰饮。肾虚者予以青监丸治之。明代孙一奎《赤水玄珠·颤振门》中具体方有摧肝丸、钩藤散、参术汤、定心丸、秘方补心丸。目前尽管西医在 PD 发病机制的研究上有很多重大突破，但能够治疗 PD 的药物并不多，且主要是症状治疗。复方左旋多巴被认为是 PD 最重要的治疗药物，但无法阻止本病的进展，长期使用可以导致运动并发症，限制了其应用。研究显示使用复方左旋多巴 5 年后和 15 年后运动并发症的发生率分别为 40% 和 70%。针对长期使用西药的不良反应，许多患者开始寻求替代治疗。而中医是最受欢迎的替代疗法中的其中之一。近年来，我国许多医家运用中医药或中西医结合方法研究治疗本病，在改善症状、减轻西药毒副作用、阻止病情发展、提高病人生存质量等方面取得了较好疗效。

第一节　帕金森病辨证论治

　　古代医家有关 PD 的阐述多为帕金森病的病因病机及针对某个单一病机的遣方施治，并未对 PD 进行规范系统的辨证分型。直至 20 世纪 70 年代末，多数医家才将本病初步分为气滞血瘀、肝肾阴虚、气血两虚三型，认为肝肾阴虚是本病的本质；气滞血瘀型患者年龄较轻，病程较短，病情较轻，疗效较显著；

其他两型年龄大，病程长，病情较重，疗效也较差。到了 20 世纪 80 年代，关于辨证分型的文献开始丰富起来，其中获得多数医家认可的是气血两虚、血瘀风动；肝肾不足、血瘀风动；痰热风动三类证候。进入 90 年代，关于本病的辨证分型文献开始大量涌现，付仁杰等将该病分为风阳内动、髓海不足、阳气虚弱、心虚血少、痰涎壅滞 5 型；王坤山等把颤震分为气虚血瘀型、风痰阻络型、脾肾阳虚型、营卫失调型，并明确指出中年人发病多以实邪为主，日久可转为以虚为主。王永炎教授认为 PD 属脑病疑难顽症范畴，病因病机极其复杂，存在着五脏功能俱虚，顽痰死血俱在等病理表现，治疗上应以平肝熄风、活血化瘀，并兼扶正培本以缓图其功。各家的观点很不相同，多数医家分为肝肾阴虚、气血不足、气滞血瘀、痰热风动、脾胃虚弱、肝风内动几型；较少见的分型有气虚血瘀型、风痰阻络型、热扰心神型、脾肾阳虚型、营卫失调型、风阳内动型、髓海不足型、阳气虚弱型、心虚血少型、痰涎壅滞型等。此期内已明确指出中年人发病多以实邪为主，日久可转为以虚为主；老年人发病则以肝肾阴虚居多，并常夹痰、瘀，日久则虚象更为突出。

■ 一、辨证分型

（一）证型分布

辨证分型是临床治疗的基础。针对 PD 的中医分型各家的观点很不相同，出现了百家争鸣的局面，相关文献也多得数不胜数。虽然 PD 可有不同的证型，但由于 PD 本身多发于老年人的特点及其病程演变规律，各个证型在 PD 患者中必有侧重。

王文武从中国生物医学文献数据库和重庆维普中文期刊数据库共查出符合标准 1989~2006 年的文献共 49 篇。这 49 篇文献共涉及 PD 患者 2823 例，证候分布显示：共有 190 种证候，除去重复的共有 42 种不同的证候，证候出现频次最多的前 5 个依次是肝肾阴虚（36 次，占 18.95%）、气血两虚（34 次，占 17.89%）、痰热动风（17 次，占 8.95%）、气滞血瘀（13 次，占 6.84%）以及肝风内动（11 次，占 5.79%）。可见肝肾亏虚证型是 PD 患者的主要证型。

收集万方数据库中发表时间为 1998~2011 年符合标准的 PD 相关文献 189 篇，中医证型统计分析后显示：主要证型共有 10 个，出现频次总计 370 次，从高到低依次为：肝肾亏虚 67 次（18.11%）、气血不足 57 次（15.41%）、气血瘀滞 53 次（14.32%）、肾精不足 50 次（13.51%）、阴虚动风 43 次（11.62%）、痰热生风 36 次（9.73%）、风痰阻络 27 次（7.30%）、肝气郁结 13 次（3.51%）、营卫失调 13 次（3.51%）、心脾两虚 9 次（2.43%）。其中肝肾亏虚、气血不足、气血瘀滞、肾精不足、阴虚动风等 5 种证型最为常见，占总频次的 72.97%。

检索维普科技期刊全文数据库、万方数据库、中国知网，纳入中医、中西医结合治疗 PD 的随机对照临床研究类文献，对符合标准文献中的证型进行频率和聚类分析。结论显示肝肾阴虚型的频率最高，占 55.20%，肾虚血瘀占 11.20%，气血两虚占 5.20%，肝风内动占 3.40%，肝肾不足、气血亏虚占 3.40%。

有学者基于专家观点的证候类型从数据库中共筛选出符合标准的文献 126 篇，整理统计分析后结果显示肝肾阴虚证为 PD 最常见证型，瘀血阻络证和气血两虚证较常出现，瘀血生风证仅次于气血两虚证也为较常见证型。

陈宏志等采用回顾性调查的方式，采集所有纳入病案中的中医证候、四诊信息等资料进行研究，277 例临床病案涉及原始证候名称 75 个，统一规范为 43 个证候（含兼夹证候），对 43 个证候（含兼夹证候）进行分解，按频次降序排序，取频次在 2 以上的证候共计 17 个，累计频次占比达 90.61%。规范后证候 16 个，累计频次 276 次，其中，频次最多的 5 个证候，分别为：肝肾阴虚证、气血两虚证、阳气虚衰证、肝风内动证、痰热动风证。其中肝肾阴虚证最多见占 50%，气血两虚证占 14.13%，肝风内动、阳气虚衰证均为 9.06%，痰热动风证出现频次最少为 6.52%。

综上，通过既往相关文献的数据挖掘结果及临床研究调查两种方法，结果均有肝肾阴虚证、气血两虚证、阳气虚衰证、痰热动风证，由此可归纳出，肝肾阴虚证、气血两虚证、阳气虚衰证、痰热动风证是 PD 的基本证候。而肝肾阴虚证为 PD 临床最常见证型。

（二）主要证型

（1）肝肾不足证：表情呆板，肢体或头颤振日久，震颤幅度大，或肢体拘痉，活动笨拙，上肢协调不能，步态拖拉，语言謇涩，或智力减退，形体消瘦，头晕耳鸣，失眠多梦，或头痛或盗汗，急躁时颤振加重，腰膝酸软，小便频数，大便秘结，舌体瘦小，舌质暗红，舌苔少或剥苔或微黄，脉象细弦或细数。

（2）痰热动风证：神呆懒动，形体稍胖，头胸前倾，头或肢体颤振尚能自制，活动缓慢，胸脘痞满，口干或多汗，头晕或头沉，咳痰色黄，小便短赤，大便秘结或数日不行，舌质红或暗红，舌苔黄或黄腻，脉象细数或弦滑。

（3）血瘀动风证：表情呆板，面色晦暗，头摇或肢体颤振日久，震颤幅度较大，肢体拘痉，活动受限，项背前倾，言语不利，步态慌张，或智力减退或精神障碍，头晕眼花，皮脂外溢，发甲焦枯，舌质紫暗或夹瘀斑，舌苔薄白或白腻，脉象弦滑。

（4）气血两虚证：神呆懒言，面色㿠白，肢体颤振或头摇日久，震颤程度重，项背僵直或肢体拘痉，活动减少，行走不稳，气短乏力，头晕眼花，自汗，动则尤甚，皮脂外溢或口角流涎，舌体胖，边有齿痕，舌质暗淡，舌苔薄白或白腻，脉象细无力或沉细。

（5）阴阳两虚证：表情呆板，肢体或头颤振日久，项背僵直，或肢体拘痉，语言謇涩，失眠健忘，汗出畏寒，体倦肢冷，或腰酸腿痛，阳痿遗精，溲少便溏，舌质嫩红或淡暗，舌苔薄白，脉沉细。

■ 二、辨证施治

（一）肝肾阴虚证

中医认为"肝肾同源"，肾精肝血，同源互化，一盛俱盛，一虚俱虚。若肾阴亏虚耗伤肝阴，肝肾俱虚，阴不制阳致阳亢于上，化热生风，扰及筋脉发为PD。治疗上多以滋肝补肾，通络熄风为治法，常选用"滋水涵木"代表方六味地黄汤或杞菊地黄汤加减化裁，多加用熄风定颤丸补益肝肾，熄风定颤。PD患者多年高体衰，肝肾之气先衰，肝失疏泄致气滞血瘀，中焦气化不利，痰湿内聚，加之肝风夹痰蒙蔽神窍、横窜筋脉，亦发为颤证。痰浊阻络多是在肝肾阴虚的基础上发展而来的，此型患者多为虚实错杂证候，治疗宜攻补兼施，在"滋水涵木"的基础上，佐以茯苓、砂仁、木香、虎杖、石菖蒲、远志、藿香、佩兰、陈皮等药物健脾化痰、通络熄风。

赵虹等用补肾养肝方药治疗121例肝肾阴虚型PD患者，结果表明补肾养肝方药可以减慢肝肾阴虚型PD患者UPDRS评分的上升速度，改善肝肾阴虚症状，同时减少每日左旋多巴用量，有效治疗肝肾阴虚型PD。

赵国华等采用多中心、第三方中央在线网络随机、双盲双模拟、安慰剂对照设计的研究方法，对121例西医确诊为PD、中医辨证为肝肾不足证的受试者分为对照组和治疗组，观察两组非运动症状，表情呆板、皮脂外溢、口角流涎、智力减退、便秘、汗出、失眠多梦、精神障碍等 8 个指标相对于基线的变化。结果治疗组 PD 非运动症状的 8 个指标疗效满意（P < 0.01），且不良反应少。结论：龟羚帕安颗粒可改善 PD 肝肾不足证非运动症状。

杨小丽等将诊断为肝肾阴虚型 PD 的 110 例患者，随机分为两组，治疗组 56 例采用自拟解痉止颤方合用小剂量多巴丝肼片治疗，对照组 54 例采用西药多巴丝肼片常规治疗。结果表明本治法具有滋补肝肾、活血通络、涤痰解痉、熄风止颤之效，治疗 PD 有较好的临床疗效。葛晶等将 30 例患者在维持原有西药左旋多巴类制剂治疗的基础上，加服以滋补肝肾为主的中药方剂（熟地、白芍、钩藤、全蝎、丹参等）进行治疗，疗程为 3 个月。结果显示治疗后改良 Webster 总积分和 UPDRS 中日常生活活动、运动功能以及并发症积分均有改善（P < 0.05）；30 例 PD 患者治疗 3 个月后，进步 4 例，稍有进步 12 例，无效 14 例，总有效率 53.33%。

武燕选取 80 例肝肾阴虚型 PD 患者为研究对象，随机将患者分成治疗组和对照组各 40 例。结论表明补肾养肝熄风方药可帮助 PD 患者改善肝肾阴虚症状，配合西药治疗能减缓 UPDRS 评分上升速度，可作为治疗肝肾阴虚型 PD 的有效方法在临床推广使用。邸杰通过自拟滋补肝肾养血柔筋中药治疗肝肾阴虚型 PD，研究表明自拟滋补肝肾养血柔筋中药治疗肝肾阴虚型 PD 临床疗效满意，能够显著改善症状，且用药安全有效。

（二）痰热内生证

治痰当以顺为先，据痰之偏性，辨证可选导痰汤、二陈汤、温胆汤、半夏白术天麻汤等方加减化裁。医家刘纯提出"补脾胃，清中气"乃治痰之本法，医中之王道。脾为生痰之源，脾伤痰聚贯穿疾病始末，顾护脾胃、健脾化痰为其基本治则，临证当选用四君子汤、香砂六君子等随方加减。古有"治风不治痰，事倍半功"之言。痰浊郁而化热生风致颤，故治风当与治痰相合而用。依生风之特性，在健脾化痰的基础上配以天麻钩藤饮、羚角钩藤汤等方加减。同时可配伍养血、活血药如当归、桃仁、红花等以达"治风先治血，血行风自灭"之效。PD 病症复杂多变，症状不一，宜在总体治则的基础上临证加减，若震颤较重，可加珍珠母、生石决明以镇潜熄风止颤；痰热化火，扰动心神，燥扰易怒者加天竺兰、牡丹皮、郁金清心凉血除烦；胸闷脘痞、纳谷不香者，加厚朴、陈皮以理气燥湿和中；表情呆钝、智力衰退者，加石菖蒲、远志豁痰开窍、宁神益智；肌肤麻木不仁者，加地龙、金钱蛇、白花蛇、乌梢蛇等搜剔脉络瘀滞。PD 患者大多年老体弱，故以平和之药为宜。痰热火等标实明显者，不可过用苦寒之品，应中病即止。总之，消而不伐正，补而不滞邪，顾护脾胃，调畅气机，方药各司其职，则疗效显著。

何永发拟复元抗振汤（人参、龙骨、天麻、石菖蒲、白术、胆南星、木香、山茱萸等）治疗 18 例 PD 患者，服药 3 个疗程，治愈 4 例；服药 6 个疗程，好转 5 例。王毅等总结周绍华经验，主张用涤痰汤加减（法半夏、陈皮、茯苓、甘草等）治疗痰热动风型 PD。孙思胜等用天麻、（制）天南星、白附子等治疗本病，痊愈 61 例，有效 13 例，无效 3 例。张小山用导痰汤加减治疗本病痰热动风者，药物有天麻、钩藤、栀子、黄芩、生石决明、川牛膝、胆南星、法半夏、陈皮、茯苓、枳实、生地黄、白芍、生甘草等，取得较好疗效。安丽芝临床上采用清心化痰汤治疗 PD 患者 30 例，药物主要包括用黄连、竹茹、莲子心、白术、石菖蒲、远志、苏合香、胆南星、三七等，应用 Webster 评分评价治疗效果，最终总有效率为 93.00%。

（三）血瘀动风证

瘀血阻络，气血不利，脉络不通，风气内动，故肢体拘急，屈伸不利，手足震颤，步态慌张，发为颤证，多采用益气养血、熄风止颤之法。"治风先治血，血行风自灭"的临床治疗理念，可加用水蛭、地龙、全蝎等搜风剔络之品，且有逐瘀之功；肢体震颤、行动迟缓、腰脊酸痛明显者，加用乳香、没药、细辛、延胡索等舒筋活络止痛。若震颤日久，肢体筋脉拘挛、屈伸不利，上肢重者加桂枝、桑枝温经通络，下肢重者加川牛膝、木瓜、鸡血藤、伸筋草以舒筋通络活血。

隆呈祥采用破血逐瘀、熄风化痰法拟颤振平胶囊（生大黄、水蛭、虻虫、羚羊角粉等）治疗 PD 30 例，显效率 23.13%，总有效率 80.10%。朱明龙用龟甲、白芍、木瓜、天麻、龙骨、牛膝、何首乌、五味子、生熟地黄、川芎、红花治疗 PD 38 例，可以明显改善症状。

（四）气血两虚证

心脾两虚，日久气血不足，不能荣于四末，发为颤证。多以益气养血，濡养筋脉为其治法，常用人参养荣汤、归脾汤或八珍汤加减化裁。此型患者多处于 PD 的进展期，病症虚实夹杂，以正虚为主，标实之象仍存，以健脾养心、益气养血为先，佐以育阴熄风。临证应多结合兼证随证治之。因补益类药物多有黏腻碍胃，易出现腹胀痞满、纳呆不欲食、舌苔腻等现象，故可加入醒脾理气、消食化滞的木香、陈皮、香附、枳实等。

刘泰用八珍汤加减（人参、白术、茯苓、甘草、白芍、熟地黄、当归、川芎）治疗气血两虚型 PD 患者，总有效率 87.15%。刘毅等自拟止颤汤（炙黄芪、丹参、知母、白芍、钩藤、制大黄、升麻等）治疗气血两虚型 PD 患者，总有效率 81.18%。章永红用八珍汤合天麻钩藤饮加减，或用人参养荣丸治疗气血两虚型 PD 患者，总有效率 88.19%。马启明等用人参养荣汤合天麻钩藤汤加减（人参、黄芪、当归、白芍、熟地黄、白术、桂心、茯苓、炙甘草、天麻、钩藤、全蝎、羚羊角、丹参、鸡血藤）治疗 PD，疗效显著。

第二节　帕金森病分期论治

由于 PD 是一种终身疾病，其自然病程比较长，可能有几年、十几年，甚至几十年不等，病情处于一种动态变化之中，不同时期患者的体质状况不同，病因病机及临床表现随着病程的进展而发生相应的变化，所以治法方药也要随机应变。西医方面，有根据患者临床症状按照修订 Hoehn-Yahr 分级量表进行分期，有最新根据病理变化的 Braak 分期，也有简单的早期、晚期之分。虽然中医有关分期论治的文献少且分期无统一标准，但遣方用药遵循辨证论治规律，按病情轻重辨治为该病治疗提供了新思路。

■ 一、早、中、晚三期分期论治

赵国华在 2005 年发表于《中医杂志》上的《再论帕金森病的分期治疗 3 法》一文中提出了早、中、晚 3 期和原则性的相应治法：早期，已经出现了 PD 症状，但时间比较短，症状比较轻，一般不影响社交、生活和工作，改良 Hoehn-Yahr 分级在 1.0~1.5 级者；中期，PD 的症状和体征逐渐加重，已经影响到患者的日常生活和社交活动，进入需要治疗阶段。改良 Hoehn-Yahr 分级在 2.0~3.0 级者；晚期，PD 的临床症状已经严重，左旋多巴制剂的疗效不足以维持患者的日常生活，改良 Hoehn-Yahr 分级在 4.0~5.0 级者。早期：中医中药疗法。大量的研究证明了中药对抗 PD 西药的减毒增效和控制一些非运动障碍症状的作用得到一致肯定，并显示其能延缓疾病的进展。现代医学也不主张在 PD 早期就使用左旋多巴制剂。美国权威的《神经病学》第 10 版提出"多巴节省策略"（dopa-spaning straegy），即提倡应首先使用其他抗 PD 药物以延缓左旋多巴的使用，因此 PD 早期以中医中药治疗为主。中期：中西医结合疗法。随着 PD 症状的逐渐加重，患者的治疗期盼值也在不断升高。虽然中医中药有整体调整、毒副作用小、可以长期服用、不易产生耐药等优势，但因其起效慢、针对性差，尤其是在改善运动障碍方面难以迅速取效，恐难满足患者的需要，而西药左旋多巴制剂、多巴胺受体激动剂、抗胆碱能制剂在缓解震颤、强直、运动缓慢等 PD 主症方面针对性强、起效快，但这些药物的毒副作用、耐药性将带来一定的隐患是肯定的和不可避免的。PD 中期采取中西医结合疗法，可以起到扬长避短、优势互补的作用。晚期：多途径综合疗法。随着 PD 病程的延长，临床症状愈来愈重，残疾、运动症状和非运动症状严重地折磨着 PD 患者的肉体和心灵，会产生严重的心理障碍，以致形成不良的心理定势。因此，除了外科手术以外，PD 的晚期治疗应该是多途径综合治疗。

谭文澜按 PD 功能障碍程度，将病程分为早、中、晚三期。早期以痰热动风证、血瘀动风证为主，多因年老体弱、情志过激、饮食不节、劳逸不当等导致肝郁脾滞、风火痰瘀痹阻经脉、气血运行不畅、筋脉失养而发病，此时虽有本虚，但不明显，而以风、火、痰、瘀（实证）为主，功能障碍程度也较轻，日常生活和工作都不受影响，不需服抗震颤麻痹药。早期治疗既要注重祛瘀、清热、化痰、熄风止痉，更要兼顾保护肝脾肾功能，滋养肝肾，健脾益气养血，以减慢疾病向中期发展的速度，方用导痰汤合羚角钩藤汤化裁（痰热动风证）、血府逐瘀汤合天麻钩藤饮化裁（血瘀动风证），佐加党参、黄芪健脾益气养血，鳖甲、珍珠母滋阴潜阳、定惊止颤。本病中期肝脾肾三脏功能日渐亏损，脾失健运，气血生化乏源，肝肾亏虚，精血俱耗，临床上则以气血两虚、肝肾不足之证多见。此时功能障碍程度较重，需服多巴丝肼片等抗震颤麻痹药维持日常生活。肝肾阴虚者，伴腰膝酸软，头晕耳鸣，失眠多梦，舌红少苔，脉细数；若为气血两虚者，伴头晕眼花，气短乏力，舌胖大，边有齿印，苔薄白，脉沉细无力。本病中期治疗为延缓疾病进一步发展，宜在滋阴益气养血的同时兼顾补阳，方用定振丸（气血两虚证）、大定风珠（肝肾不足证），佐加阴阳双补的菟丝子、肉苁蓉，阴得阳而化生无穷，阳得阴而生生不息。晚期抗震颤麻痹药难以维持患者日常活动，患者日常生活能力严重下降，生活已部分或完全不能自理，此时肾藏精、脾藏营之功能皆衰，出现以面色无华、神疲乏力、自汗畏寒、纳呆、失眠、舌淡、脉沉细弱等阴阳两虚证候。治疗上宜阴阳双补，兼以熄风，方用地黄饮子加减。

■ 二、稳定期、波动期、进展期三期论治

马云枝按病情将 PD 分为稳定期、波动期、进展期三期进行辨治。稳定期痰浊、瘀血虽在，但血脉仍有贯通，只因先后天俱虚难以荡涤瘀浊，治从脾肾入手。治痰瘀以健脾化痰为首。因痰瘀互阻，血脉难通，瘀不去是因顽痰黏滞，痰不化则瘀血难祛，所以首先宜健脾化痰。"脾宜升则健"，故健脾在乎应用轻灵之剂以恢复脾的升散传输水谷精微之职，药用：茯苓 30g，白术 15g，砂仁 10g，白扁豆 20g，木香 6g，陈皮 10g，升麻 15g，柴胡 15g；波动期以内风之善动、顽痰之善变为特点，因肝体阴而用阳，性属刚脏，易致痰浊瘀血、痰瘀互结，夹肝风上扰脑髓，导致病情波动，故治以平肝熄风、化痰通络为主，依病情配伍育阴潜阳、养血柔肝之品，药用：羚羊角粉 1g（冲服），珍珠母 30g，生龙骨、牡蛎各 30g，天麻 10g，全蝎 10g，僵蚕 15g，白芍 15g，钩藤 20g，龟甲 20g，鳖甲 20g，川芎 10g，当归 15g；进展期常因肝脾肾三脏相互关联而皆有所累，肝、脾、肾三脏并治。本病以脾为本，肝为标，肾为根，又因"脾阳根于肾阳""肝肾同源"，故尤重视肾精的亏虚，药用：益智仁 30g，菟丝子 30g，炒杜仲 15g，桑寄生 20g，川牛膝 15g，需要注意的是，后期调补贵在守方，切忌因病情好转而停药使病情倒退而前功尽弃。

张小存同样将 PD 分稳定期、波动期、进展期三期进行论证。稳定期治疗从脾肾入手，补肾健脾化痰以治痰瘀；波动期根据内风善动、顽痰善变的特点，在平肝熄风、化痰通络的基础上，酌加天麻、生龙骨、生牡蛎、芍药、鳖甲、龟甲等具有育阴潜阳、养血柔肝之品；进展期肝脾肾三脏并治，以补肾为主，常用益智仁、菟丝子、桑寄生等补肾之品。刘方总结周文泉经验将 PD 的病程划分为早、中、晚期进行论治。早期以肝风内动为主，治以镇肝（平肝）熄风、舒筋止颤，方选镇肝熄风汤加减。中期根据病情变化特点分为两个证型进行治疗：①痰热生风证，治法：清化痰热、熄风通络，方用导痰汤化裁。②气滞血瘀证，行气活血、通络止颤，方用血府逐瘀汤化裁。晚期根据病症特点辨证为三个证型：①髓海不足证，治法：填精益髓、柔筋止颤，方用大定风珠加减。②气血两虚

证，治法：益气养血、柔筋熄风，方用大补黄芪汤加减。③肾阳虚衰证，治法：温补肾阳、熄风通络，方用地黄饮子加减。

第三节 帕金森病专方论治

专方专药的出现是现代中药药理学研究成果与中医药传统理论结合的产物，随着对 PD 发病机制的深入研究和中药药理学的不断进步，专方专药在近十年来大量涌现，因其疗效可靠、安全、可控、服用方便，逐渐被广大患者和临床医生接受，已占据治疗 PD 的主导地位。学者们多从滋补肝肾、育阴熄风、养血益气、化痰活血、通络祛瘀等方面立法遣药治疗该病。

诸多医家总结临床经验自拟治疗帕金森病的专属方药，并运用于临床，经过临床试验观察均取得了较好的疗效。由于本病病因病机较为复杂，各个医家观点不尽一致，故治疗 PD 的方法各异，但总体以滋补肝肾、补肾活血、益气养血、熄风止颤、养肝柔筋为治法拟定相应方药最为多见，但各治法方药亦互有参杂。

■ 一、滋补肝肾专方

1. 帕病 1 号方（连新富等自拟方）

药物组成：乌梅 15g，山茱萸、当归、白芍、熟地黄、葛根、川芎各 10g，石菖蒲 5g，黄连、炙甘草各 3g。每天 1 剂，水煎服，每月连服 3 周，连续 3 个月。研究方法及结果：方法：将 40 例患者随机分为 2 组，治疗组 21 例采用帕病 1 号方加多巴丝肼片治疗，对照组 19 例采用中药协定方加多巴丝肼片治疗。2 组 1 疗程均为 3 个月。观察治疗前后 PD 评定量表（UPDRS）中各项积分情况及进步率。结果：总进步率治疗组为 95.24%、对照组为 89.47%，2 组比较，差异有显著性意义（$P < 0.05$）。治疗组治疗后日常活动积分差值、总分差值改善明显，与对照组比较，差异有显著性意义（$P < 0.05$）；但精神、行为和情绪、运动功能、并发症积分差值 2 组比较，差异无显著性意义（$P > 0.05$）。此项研究表明帕病 1 号方配合多巴丝肼片治疗强直少动型 PD 可提高临床疗效。

2. 帕病 2 号方（雒晓东等自拟方）

药物组成：乌梅 20g，黄连 3g，白芍 20g，当归 10g，炮附子 10g，熟地黄 10g，何首乌 20g，川芎 10g，葛根 20g，人参 10g，石菖蒲 5g，天麻 10g，龟甲 10g，炙甘草 3g。上述中药入水浸泡 30min，取水 500mL，煎取 200mL，每日 1 剂，分 2 次服。

研究方法及结果：方法：将 60 例早期 PD 患者随机分为帕病 2 号方组、多巴丝肼片组各 30 例。帕病 2 号方组采用中药帕病 2 号方治疗，每日 1 剂，分 2 次服用；多巴丝肼片组给予多巴丝肼片治疗，每次 62.5mg，每日 2 次，逐渐增量至每次 250mg，每日 3 次。两组均治疗 3 个月后评价中医证候疗效，并于治疗前后进行中医证候评分。结果：帕病 2 号方组中医证候疗效总有效率为 89.66%，多巴丝肼片组总有效率为 17.86%，两组比较差异有统计学意义（$P < 0.01$）。帕病 2 号方组患者治疗后震颤、肢体拘挛、运动迟缓、头晕、失眠多梦、腰膝酸软、大便秘结评分均较治疗前降低（$P < 0.05$ 或 $P < 0.01$）；治疗后两组患者震颤、头晕、失眠多梦、腰膝酸软、大便秘结评分差异有统计学意义（$P < 0.05$ 或 $P < 0.01$）。本研究表明帕病 2 号方能明显改善肝肾不足型早期 PD 中医证候，在证候疗效方面明显优于多巴丝肼片。

3. 自拟补肾调肝止颤汤（黄汝成等自拟方）

药物组成：何首乌 10g，熟地黄 10g，白芍 10g，甘草 10g，龟甲 10g，当归 10g，钩藤 15g，天麻 15g，柴胡 10g，鸡血藤 15g 等。每日 1 剂，水煎服。每月连服 3 周，连续 3 个月。

研究方法及结果。方法：选取 70 例 PD 患者随机分为观察组和对照组各 35 例。对照组采用多巴丝肼片配合安慰剂治疗，观察组则使用多巴丝肼片联合自拟补肾调肝止颤汤内服，观察 2 组治疗中左旋多巴的日均摄入量、治疗后的疗效及治疗前后 PD 评定量表（UPDRS）、PD 睡眠量表（PDSS）、汉密尔顿抑郁量表（HAMD）、简短精神状态量表（MMSE）、PD 生活质量量表（PDQ-39）、中医证候积分的改善情况，记录 2 组不良反应发生情况。结果：治疗 1 个疗程后，2 组各项评分均有显著改善，但观察组改善幅度更大（$P < 0.05$）；而 1 个疗程结束后 6 个月，观察组各项指标均较疗程结束时变化不大，但对照组却发生明显变化（$P < 0.05$），而与同期观察组比较，其 UPDRS I-IV、HAMD、PDQ-39 及中医证候评分均明显较高而 PDSS、MMSE 明显较低（$P < 0.05$）。观察组

平均每日左旋多巴的摄入量显著少于对照组，而有效率 85.70% 则显著高于对照组 57.10%（$P < 0.05$）；但 2 组不良反应发生率差异无统计学意义。结论：补肾调肝止颤汤联合多巴丝肼片能够改善肝肾不足型 PD 患者运动症状和非运动症状，提高患者生活质量，减轻药物的不良反应，值得临床推广。

4. 水木和宁方（自拟方）

药物组成：生地黄 10g，熟地黄 10g，酒山茱萸 6g，黄精 10g，麦冬 10g，石斛 10g，龟甲 10g，玄参 10g，知母 10g，菊花 6g，巴戟天 10g，淫羊藿 10g，狗脊 10g，肉苁蓉 10g，怀牛膝 10g，桑寄生 10g，当归 10g，白芍 10g，桃仁 10g，红花 6g，地龙 10g，党参 10g，黄芪 10g，白术 10g，茯苓 10g，天麻 6g，炒酸枣仁 10g，远志 6g，郁金 10g，合欢皮 15g。

研究方法及结果：方法：将 60 例符合纳入标准的 PD 患者采用简单数字随机方法分为治疗组 30 例和对照组 30 例，对照组给予多巴丝肼片治疗；治疗组在对照组用药基础上服用具有滋补肝肾、活血通络作用的自拟中药方水木和宁方（配方颗粒剂），水冲服，2 天 1 剂，每天 2 次，治疗周期 3 个月。通过帕金森综合评分（UPDRS）量表、PDQ-39 生活质量量表对治疗前后两组患者进行评分比较，全面评估水木和宁方对 PD 患者生活质量的改善情况，以及中医中药治疗 PD 的优势。结果：治疗组 PDQ-39 量表及 UPDRS 量表评分提示患者生活质量总体改善情况优于对照组（$P < 0.05$），UPDRS 评分则显示对照组对精神行为和情绪方面无明显治疗作用（$P > 0.05$）。结论：治疗组患者生活质量较对照组明显提高，说明水木和宁方对于提高 PD 患者生活质量确有疗效。

5. 苁蓉舒痉颗粒（蔡晶等自拟方）

药物组成：肉苁蓉 6g，制黄精 12g，丹参 15g，赤芍 12g，牡丹皮 10g。

研究方法及结果：方法：将 86 例符合纳入标准的 PD 患者采用随机号分组的方法分为治疗组 43 例、对照组 43 例。对照组继予原有 PD 药物治疗，治疗组在原有西药治疗的基础上予补肾益髓、凉血舒痉功效的自拟方苁蓉舒痉颗粒（配方颗粒剂），水冲服，每日 1 剂，早晚分服，治疗周期为 12 周。在治疗前后分别对两组患者进行 UPDRS、PDQ-39、中医证候积分，评价苁蓉舒痉颗粒对 PD 患者生活质量的改善情况。结果：UPDRS Ⅰ、UPDRS Ⅱ、PDQ-39 评分、中医证候积分评估提示治疗组患者总体生活质量较对照组改善（$P < 0.05$）。

结论：苁蓉舒痉颗粒对 PD 患者生活质量的提高具有一定的疗效。

■ 二、养肝柔筋专方

自拟疏肝养元止颤方（古春青等自拟方）

药物组成：首乌 20g，人参 10g，柴胡 12g，香附 8g，远志 15g，益智仁 30g，山茱萸 15g，枸杞子 15g，熟地黄 12g，珍珠母 30g，代赭石 30g，生龙骨、牡蛎各 30g，白芍 15g，鸡血藤 30g。

研究方法及结果。方法：将 90 例 PD 患者采用随机、对照的方法分为治疗组和对照组两组，每组 45 例。对照组给予多巴丝肼片，治疗组在对照组治疗基础上加用自拟中药疏肝养元止颤方。两组均以 2 个月为 1 个疗程，均治疗 1 个疗程。对比两组的总体疗效、帕金森病症量表（UPDRS）评分和帕金森改良 Webster 评分、认知功能、焦虑抑郁状况，以及血清 S-100B 蛋白水平。结果：治疗组总有效率 93.40%，对照组总有效率 82.30%，治疗组疗效优于对照组，差别有统计学意义。两组患者 UPDRS 评分、Webster 评分、血清 S-100B 蛋白水平均降低，且治疗组优于对照组，差别有统计学意义。结论：采用自拟疏肝养元止颤方联合多巴丝肼片治疗 PD，能更好地改善患者的认知功能障碍、焦虑抑郁症状，调节患者精神心理状况，其作用机制可能是通过抑制神经细胞凋亡、修复神经功能损伤实现的。

■ 三、熄风止颤专方

1. 熄风定颤合剂（葛邦雨自拟方）

药物组成：当归 15g，川芎 15g，益母草 20g，生麦芽 60g，洋金花 0.6g，桑叶 15g，白蒺藜 15g。每日 3 次，每次 100mL。

研究方法及结果。方法：以单日就诊者为治疗组，以双日就诊者为对照组，各组均收集 33 例，治疗组用熄风定颤合剂治疗。对照组常规使用多巴丝肼片 0.25g，口服，每日 3 次；安坦 2mg，口服，每日 3 次。3 月为 1 个疗程。根据改良 Webster 症状评分方法评定。结果：经过 3 个月治疗，治疗组显效 9 例，有效 22 例，无效 2 例，有效率为 93.93%。对照组显效 6 例，有效 16 例，无效 9 例，有效率为 70.96%。两组有显著性差异（$P < 0.05$），说明治疗组疗效优

于对照组。

2. 抑颤汤（杨明会等自拟方）

药物组成：山茱萸、石菖蒲、仙灵脾、肉苁蓉、枸杞子、丹参、蜈蚣等组成。

研究方法及结果。方法：从PD专科门诊收集72例帕金森病患者，中西医结合组（治疗组）40例，单纯西药组（对照组）32例。治疗方法：全部患者均服用多巴丝肼片及溴隐亭。多巴丝肼片开始250mg，2次/天，逐渐增量至600mg/d；溴隐亭开始1.25mg，2次/天。治疗组在此治疗基础上同时服用抑颤汤（由山茱萸、石菖蒲、仙灵脾、肉苁蓉、枸杞子、丹参、蜈蚣等组成），每日1剂，早晚各100mL，空腹口服100mL，12周为1个疗程，1个疗程后进行疗效评价。依据帕金森病UPDRS功能评定量表对治疗效果进行评定。治疗前评定基线分，于治疗后第12周评分，与基线分对照。疗效以好转率评定：＞50%为明显改善；20%~49%为改善；1%~49%为稍有好转。结果：据帕金森病UPDRS功能评定量表评分，治疗组疗效高于对照组，西药用量较对照组减少25%~50%。结论：中西医结合治疗PD能提高疗效，减少西药用量和药物不良反应。

3. 定风除颤汤（张金培等自拟方）

药物组成：炙龟甲15g，鳖甲15g，生龙骨、牡蛎各30g，白芍30g，生地黄、熟地黄各20g，麦冬15g，当归15g，红花10g，何首乌10g，钩藤15g，全蝎5g，僵蚕10g，蝉蜕15g，甘草5g。

研究方法及结果。方法：83例适宜患者随机分为2组。对照组41例采用口服西药多巴丝肼片和泰舒达治疗，多巴丝肼片125mg，3次/天，泰舒达50mg，3次/天。治疗组42例在对照组基础上联合中药定风除颤汤（炙龟甲15g，鳖甲15g，生龙骨、牡蛎各30g，白芍30g，生地黄、熟地黄各20g，麦冬15g，当归15g，红花10g，何首乌10g，钩藤15g，全蝎5g，僵蚕10g，蝉蜕15g，甘草5g）每日1剂治疗。8周后评价效果。结果：治疗组总有效率为91.60%，对照组为73.33%，2组比较差异有统计学意义（$P < 0.05$）。结论：定风除颤汤联合西药治疗肝肾不足型颤证能明显提高疗效，减少不良反应。

4. 抗震止痉灵Ⅰ号冲剂（鲍远程等自拟方）

药物组成：何首乌、白芍、丹参、地龙、天麻、枸杞子、肉苁蓉、蕲蛇等。

研究方法及结果。方法：收集 PD 患者 30 例，所有病例均服用抗震止痉灵 I 号冲剂，每次 6g，每日 3 次，14 天为 1 个疗程。根据 Webster 评分法进行疗效评定。结果：明显进步 9 例，占 30.00%；进步 14 例，占 46.67%；稍有进步 4 例，占 13.33%；无效 3 例，占 10.00%。总有效率为 90.00%。治疗后 Webster 评分与治疗前相比有显著下降。

■ 四、其他专方专药研究

鲍晓东运用自拟的平帕汤（雷公藤、五加皮、银杏叶、罗布麻、半边莲、绞股蓝等）治疗 PD 86 例，有效率 88.33%。王建国等用乌龙汤（乌梢蛇、龙骨、天麻、钩藤、当归、川芎、白芍、熟地黄、蜈蚣、甘草）治疗本病 22 例，结果明显进步 8 例，进步 9 例，稍有进步 2 例，无效 3 例，总有效率为 86.36%。

第四节　帕金森病中药针剂治疗

在 PD 的基础实验研究中，许多研究者发现一些中药单药或是中药复方具有保护多巴胺神经元、抗氧化应激或是提高纹状体中的多巴胺含量的功能，从而起到改善 PD 症状、延缓 PD 进程的作用。在临床诊疗过程中，同样发现一些中药针剂及中药提取物联合西药治疗 PD 有一定的疗效，现择要介绍葛根素、刺五加及银杏叶提取物的临床报道。

■ 一、葛根素注射液

汤湘江等收集 30 例 PD 患者及对照组 30 例，治疗组采用葛根素静滴结合中药汤药口服及西药，即 5% 葡萄糖液（有糖尿病患者使用生理盐水）500mL+ 葛根素针 400mg 静滴，每天 1 次。10 天为 1 个疗程，停药 2 天后行第二个疗程，共治疗 1 个月。中药用自拟滋阴熄风汤加减，药用：龟甲、鹿角胶、干地黄、山茱萸、山药、杜仲、白芍、天麻、珍珠母、丹参、川芎、炙甘草等。气血不足型加黄芪、水蛭。每日服 1 剂，10 天为 1 个疗程，停药 2 天后行第二个疗程，共治疗 1 个月。对照组根据病情选用多巴丝肼片 125mg，每天 2 次，连用 1 周，然后改为多巴丝肼片 250mg，每天 2 次，连续 1 个月。也可酌情选用安坦、金刚烷胺等，并随时调整用量，对出现不良反应者予对症处理。根据中华全国医学会老年医学会《中医老年颤证诊断和疗效评定标准》（试行）中的疗效评定标准部分进行疗效评定。结果：治疗组临床总效率为 97.00%，明显高于对照组（63.00%）。结论：葛根素结合西药治疗 PD 可明显提高疗效，葛根素对 PD 有较好的治疗作用，且无不良反应。

　　李小磊选取 2014 年 2 月至 2016 年 12 月平顶山市第一人民医院收治的 PD 患者 74 例，按随机数字表法分为两组，各 37 例。给予对照组盐酸普拉克索治疗，给予观察组盐酸普拉克索 + 葛根素注射液治疗。统计对比两组患者的治疗效果及治疗前后血清 BDNF 和 Cysc 水平。结果：观察组患者的治疗总有效率（89.19%）高于对照组（67.57%），差异有统计学意义（$P < 0.05$）。治疗前，两组患者血清 BDNF 和 cy8c 水平比较，差异均无统计学意义（$P > 0.05$）；治疗后，两组血清 BDNF 水平均升高，且观察组高于对照组，两组血清 Cysc 水平均降低，且观察组低于对照组，差异均有统计学意义（$P < 0.05$）。结论盐酸普拉克索联合葛根素注射液治疗 PD 效果显著，可提高患者血清 BDNF 水平，降低血清 Cysc 水平，值得推广。

■ 二、刺五加注射液

　　况时祥等将收集的 60 例 PD 患者随机分成治疗组和对照组两组。治疗组（西药加刺五加组）30 例，对照组（单纯西药组）30 例，病情程度按改良的 Webster 评分判断，轻度（评分在 10 分以下）12 例，中度（评分在 11~20 分之间）18 例。在观察期间，对照组病例继续按以前的治疗方案服用西药，药物品种及剂量保持不变；治疗组在原有治疗基础上加用刺五加。住院病例用刺五加注射液 60mL 经稀释后静滴，每天 1 次。连用 10~15d 后改成刺五加口服液口服，每次 20mL，每天 3 次。共计疗程 3 个月。门诊病例以刺五加口服液口服，剂量及疗程同前。在治疗过程中，如症状改善显著，可逐步减停左旋多巴制剂。采用目前广泛运用的改良 Webster 症状评分法分别对治疗前及治疗后 10d、1 个月、2 个月、3 个月患者进行症状评分。结果：治疗组治疗 2 个月后 Webster 评分明显下降，与治疗前比较有极显著性差异（$P < 0.01$），3 个月后差异更显著（$P < 0.001$）。对照组治疗 3 个月后评分下降才明显，与治疗前比较有

显著性差异（$P < 0.05$）。治疗组基本治愈为 0，显著进步 7 例（均为轻度病例），进步 15 例，无效 8 例，显效率 23.30%，总有效率 73.33%；对照组基本治愈及显著进步均为 0，进步 10 例，无效 20 例，总有效率 33.33%。两组显效率及总有效率比较，均有显著性差异（x^2 检验，分别为 $P < 0.05$ 及 $P < 0.01$）。治疗组 6 例有开关现象的患者中，2 例基本消失，4 例开期明显延长，5 例剂末少动现象者症状均明显减少。对照组伴有运动波动症状者无明显变化。

■ 三、银杏叶提取物

刘学文等收集 PD 68 例，分为银杏叶提取物（EGB）组 36 例和对照组 32 例，EGB 组给予 EGB 20mL 加入生理盐水注射液 250mL 中静脉滴注，每日 1 次，连续两周。两组均给予多巴丝肼片 125~250mg，每日 2~3 次口服，根据临床症状每 5~7 天调整用药剂量，遵循缓慢和低量的原则。治疗前和治疗后 2 周根据 PD 症状进行 Webster 评分，治疗后较治疗前减少 61% 为显效，31%~60% 为中效，11%~30% 为轻度疗效，≤ 10% 为无效。总有效率 = 显效率 + 有效率。结果：2 周后 2 组疗效有显著性差异（$P < 0.05$）。EGB 组治疗前后 Webster 评分有显著性差异（$P < 0.05$）。结论 EGB 治疗 PD 有良好疗效，能缓解症状，改善生活质量。

■ 四、醒脑静注射液

吴睿等随机将 82 例 PD 伴抑郁症患者分成治疗组 42 例，对照组 40 例。2 组均给予常规应用抗 PD 药物治疗，治疗组加用醒脑静注射液 20mL（无锡济民可信山禾药业有限公司。国药准字 Z32020563），加入 5% 葡萄糖液 250mL，1 次 / 天，静滴；对照组不使用抗抑郁药物。4 周为一疗程，治疗前后用汉密尔顿抑郁量表（HAMD）进行评分。结果：治疗 4 周后，治疗组 HAMD 评分明显低于对照组（$P < 0.01$），2 组总有效率比较，差异有统计学意义（$P < 0.05$）。结论：醒脑静注射液可明显改善 PD 患者的抑郁症状。

第五节　帕金森病中成药治疗

随着社会的发展进步及民众生活习俗的改变，中成药应运而生。中成药是以中药材为原料，在中医药理论指导下，为了预防及治疗疾病的需要，按规定的处方和制剂工艺将其加工制成一定剂型的中药制品，是经国家药品监督管理部门批准的商品化的一类中药制剂。目前因为中成药性质稳定、疗效确切、毒副作用相对较小，且服用、携带、贮藏保管方便等特点已在临床广泛应用，同样在治疗 PD 中，中成药已起到了较好的疗效。

■ 一、滋补肝肾中成药

1. 龟羚帕安丸（属院内制剂）

常学辉等将 60 例患者随机分为 2 组各 30 例。2 组均给予多巴丝肼片口服治疗，每次 125mg，每天 2 次，连用 1 周；然后改为每次 125mg，每天 3 次，口服。对症处理并发症。连续治疗 3 月。治疗组在对照组治疗基础上加服龟羚帕安丸（组成：龟甲胶、羚羊角、全蝎、威灵仙、厚朴等，为院内制剂），每次 6g，每天 3 次，口服。对症处理并发症。疗程同对照组。观察比较 2 组综合疗效及帕金森综合评分（UPDRS）。疗效评价采用 UPDRS 评分标准、采用尼莫地平法，即（治疗前 UPDRS 总分 − 治疗后 UPDRS 总分）/ 治疗前 UPDRS 总分 ×100% 评定。治疗后 UPDRS 评分较治疗前减少 30% 以上为明显改善；减少 5%~29% 为改善；减少 5% 及以下为无效。结果：2 组临床疗效比较，差异有非常显著性意义（$P < 0.01$），治疗组疗效优于对照组。2 组治疗后 UPDRS 评分比较，差异有显著性意义（$P < 0.05$），治疗组降低优于对照组。结论：龟羚帕安丸配合多巴丝肼片治疗 PD，可改善临床症状，减少多巴丝肼片用量和减轻毒副反应，提高疗效。

2. 女贞养阴颗粒

胡学军等共收集 80 例 PD 患者，两组各 40 例。治疗组：西医（继续）服用多巴丝肼胶囊（或片剂）及安坦，原则上维持原有剂量与用法，病情需要时或毒副反应严重难以坚持服药时可适当调整剂量。中药服女贞养阴颗粒，每次 1 包，温开水冲服，每日 3 次。对照组：西药用法同治疗组，另给外形、包装、剂量与女贞养阴颗粒相同的安慰剂，用法同上。两组疗程均为 2 个月。治疗前后各观察生存质量 1 次，生存质量量表采用 "健康状况调整问卷"（SF-36）。由患者根据自己的感觉如实填写。结果显示治疗组患者生存质量在生理功能、躯体角色功能受限、总体健康、活力、情感角色功能受限、精神康复 6 个方面，明显改善（改善率均在 10% 以上），与对照组相比差异有显著性意义（$P < 0.01$）。同时，中西药合用后，缓解原有的毒副反应症状，从而间接地提高病人生存质量。

■ 二、熄风定颤中成药

1. 熄风定颤丸（属院内制剂）

程传浩等将 40 例肝肾阴虚型 PD 患者随机分为治疗组和对照组，治疗组按照入选患者基础用量口服多巴丝肼片，同时给予熄风定颤丸（河南中医药大学第一附属医院制剂科提供，由制首乌、龟甲、天麻、白僵蚕、石菖蒲、川芎、白芍等药物组成），每次 6g，每天 3 次，口服。观察过程中每隔 2 周，将多巴丝肼片用量统一减少 62.5mg/d。如患者症状加重则恢复为原有剂量。对照组采用多巴丝肼片，按照基础用量口服，如疗效减退可增加用量。两组疗程均为 12 周。观察两组均用国际通用统一 PD 评定量表（UPDRS）对治疗前后症状体征进行评分、治疗前及治疗期间两组患者多巴丝肼片用量。结果：治疗组治疗后 UPDRS 评分低于治疗前，具有极显著性差异（$P < 0.01$），治疗组在治疗后 UPDRS 评分低于对照组，具有非常显著性差异（$P < 0.01$）。治疗组和对照组患者在治疗前多巴丝肼片平均每日剂量无显著差异（$P > 0.05$），治疗组治疗后多巴丝肼片平均每日剂量低于治疗前，差异具有显著性（$P < 0.01$），而对照组无变化，无显著性差异（$P > 0.05$）；治疗后治疗组多巴丝肼片平均每日剂量低于对照组，具有显著性差异（$P < 0.01$）。结论：熄风定颤丸联用多巴丝肼片不但可以提高临床疗效，而且能显著减少多巴丝肼片的用量和副作用，达到减毒增效协同互补的作用。

2. 抗震止痉胶囊

鲍远程等将西医常规治疗疗效明显衰减的 PD 病人 88 例随机分为中药组（30 例）、中药加谷胱甘肽组（29 例），西药常规治疗组 29 例，另设正常对照组 20 例，中药组给予抗震止痉胶囊（药物组成：何首乌、肉苁蓉、丹参、白芍、天麻、枸杞子、萆薢、地龙、蕲蛇、黄芪、鸡血藤、当归、木瓜等）治疗。观察其疗效，并检测各组用药前后的血抗氧化酶活性。结果：中药组显效率为 56.70%，中药加谷胱甘肽组为 75.80%，西药常规治疗组为 44.80%，中药加谷胱甘肽组与中药组及西医常规治疗组比较，其显效率均有显著差异。中药组和中药加谷胱甘肽组治疗前后 Webster 评分比较均有显著性差异（$P < 0.05$，$P < 0.01$）。中药组、中药加谷胱甘肽组、西药常规治疗组治疗前抗氧化指标均较正常组有明显差异（$P < 0.05$，或 $P < 0.01$），中药加谷胱甘肽和中药组对 PD 患者血抗氧化酶活性均有增强效应（$P < 0.05$，$P < 0.01$），而西药常规治疗组血抗氧化酶活性治疗后明显下降（$P < 0.05$）。此研究表明抗震止痉胶囊合谷胱甘肽对西医常规治疗疗效明显衰减的 PD 患者具有较好的疗效。

■ 三、补肾活血中成药

1. 六味地黄丸 + 通心络胶囊

沈涌等将 60 例 PD 患者随机分为两组，治疗组 30 例在服用多巴丝肼片基础上加服通心络胶囊与六味地黄丸,通心络胶囊(石家庄以岭药业股份有限公司) 3 粒，每天 3 次；六味地黄丸（河南省宛西制药股份有限公司）8 粒，每天 3 次，对照组仅服用多巴丝肼片。所有患者在治疗前、治疗 3 个月及 6 个月后进行 PD 统一评分量表第 3 部分量表（UPDRS subscale Ⅲ）评分、比较。结果：治疗组 6 个月后与治疗前评分差异无显著性（$P > 0.05$），对照组 6 个月后与治疗前评分差异有显著性，治疗前低于治疗后（$P < 0.05$）。组间比较，两组在 6 个月后的评分差异有显著性，治疗组低于对照组（$P < 0.05$）。结论：单用固定剂量多巴丝肼片治疗 PD，患者的症状在 6 个月后仍有明显进展，而合用通心络胶囊与六味地黄丸有延缓 PD 症状进展的作用，较之单用多巴丝肼片的患者其作用明显。中西医结合治疗 PD 有延缓病情进展的作用。

2. 补肾通络胶囊

张朝贵等选择门诊和住院的西医确诊为晚期的 PD 患者 43 例，随机分为治疗组 22 例和对照组 21 例，所有患者均已接受多巴丝肼片治疗 2 年以上，出现了"开""关"现象，两组患者均根据中华医学会神经病学分会 PD 治疗指南进行治疗，选用多巴丝肼片口服，根据病情调整多巴丝肼片剂量。治疗组加服补肾通络胶囊（制首乌、龟甲、熟地、钩藤、地龙、葛根、当归、川芎、白芍、甘草等），对照组给予相同剂量安慰剂（淀粉）。两组分别在第 0、4、8、12 周时比较"开""关"时间以及在第 12 周时比较 Webster 临床症状评分变化。结果："开""关"时间比较：治疗组较对照组分别在第 4、8、12 周"开"的时间均显著延长（$P < 0.05$）；"关"的时间均明显缩短（$P < 0.05$）；Webster 评分：治疗组症状改善明显优于对照组（$P < 0.05$），临床有效率明显高于对照组（$P < 0.05$）。结论：补肾通络胶囊联合多巴丝肼片治疗晚期 PD，能明显改善长时间应用多巴丝肼片后出现的"开""关"现象及其他临床症状。

■ 四、补气养血中成药

复方活脑舒胶囊

张建春等将 60 例 PD 髓海不足型 PD-MCI 患者，随机分为治疗组和对照组各 30 例，2 组均给予多巴丝肼片治疗，在基础治疗基础上对照组口服奥拉西坦，治疗组口服复方活脑舒（每次 2 片，每天 3 次），2 组均连续用药 24 周。观察 2 组治疗前后患者蒙特利尔认知评分（MOCA）、简易精神状态检查（MMSE）、日常生活活动量表（ADL）及中医辨证评分。结果：治疗前 2 组 MOCA、MMSE、ADL 及中医辨证评分比较差异无统计学意义（$P > 0.05$）。治疗后 2 组患者的 MOCA 及 MMSE 评分高于治疗前，ADL 评分及中医辨证评分均低于治疗前，且治疗组的中医辨证评分低于对照组，差异均有统计学意义（$P < 0.05$）。但 2 组治疗后的 MOCA、MMSE 及 ADL 评分比较差异无统计学意义（$P > 0.05$）。结论：复方活脑舒能显著改善 PD-MCI 患者的 MOCA、MMSE、ADL，尤其可改善中医证候评分。

（郑超群　姚淑红）

第十章 DISHIZHANG
帕金森病心理障碍及治疗

　　帕金森病是老年人常见的一种神经系统疾病，随病情进展会出现慢性退行性躯体功能障碍，严重影响患者的生活质量。在临床中，我们发现由于患者对疾病相关知识的匮乏，对病情发展未知性的恐惧以及疾病给正常生活带来的不利影响，会造成患者表现出焦虑、抑郁及悲观等负性情绪；而这些不利情绪反过来又可以削弱患者治疗的积极性、依从性及战胜疾病的信心，严重影响患者的治疗效果。PD 患者的心理障碍问题日益受到医学界的关注，中国及美国精神医学学会明确将 PD 归为身心疾病，即由躯体疾病引起了心理障碍。随着现代医学"生物－心理－社会"模式的发展，躯体疾病和情绪障碍共病的双向联系逐渐引起大众的注意，PD 患者心理治疗开始走到前台。所以，对于 PD 的治疗应注重身心并重，在患者常规治疗中，加入心理治疗，以缓解和消除患者的负性情绪，纠正认知偏差，增加治疗信心，同时配合 PD 的健康宣教和康复治疗指导，形成综合个体化诊疗方案，最大程度发挥社会支持系统的作用，优化治疗效果。

第一节　帕金森病常见心理障碍

■ 一、帕金森病心理障碍的发生机制

　　PD 患者常伴见有心理情感障碍，包括抑郁、焦虑、情感淡漠、认知功能损伤等。对于其发生机制，目前尚无定论，常见的、认可度比较高的解释有：PD 具有中枢性特点，病变首先发生在嗅球及延髓，向上可发展至脑桥蓝斑，再到中脑黑质，主要病理改变是含色素的黑质致密部 DA 能神经元变性、缺失。多数患者起病隐匿，一旦症状出现，DA 能神经元常已丢失 50% 以上；同时可见路易小体有 α- 突触核蛋白沉积。脑组织的损伤直接导致脑功能紊乱，神经内

分泌变化、神经功能缺损，可出现认知障碍、情绪异常等；同时躯体功能受损、工作和生活能力的丧失、社会及家庭地位的改变、经济负担的加重、自理能力的下降等社会心理因素等，均可在原有的病理基础上加速心理障碍的发生。

（一）抑郁的发生机制

对于 PD 常见的心理障碍——抑郁，有研究认为其发生机制与脑内儿茶酚胺、5-羟色胺缺乏导致的额叶、皮质下神经网络功能异常有关。学者 Ring 采用 PET 对 PD 患者的脑代谢情况进行观察，发现与无抑郁症状的 PD 患者相比，PD 相关抑郁症状患者双侧前额叶、前扣带回血流量下降，而且其边缘系统多巴胺能和去甲肾上腺素能神经投射减少。以上研究均支持 PD 相关抑郁症状有其产生的结构及生物化学基础，可能与 PD 存在相似的病理生理学机制。

（二）焦虑的发生机制

有超过 40% 的 PD 患者存在焦虑症状，其发生机制尚不明确，可能与脑的解剖结构、遗传因素、神经递质代谢、炎性细胞因子及社会心理因素相关。结构与功能磁共振成像研究显示，PD 患者的焦虑情绪与大脑边缘系统有关，焦虑越重，海马、杏仁核、后扣带皮质、前额叶的体积越小。正电子发射断层扫描技术发现，PD 患者边缘系统多巴胺能和去甲肾上腺素能神经元减少、脑内神经递质改变。学者 Erro 团队研究发现，新诊断的未经治疗的 PD 患者焦虑症状评分与右侧尾状核低代谢相关，提示 PD 相关焦虑症状也可能与黑质－纹状体多巴胺能系统功能异常相关。炎性细胞因子参与了 PD 患者焦虑的发生，Wang 等的研究显示，PD 患者外周血中的肿瘤坏死因子（tumor necrosis factor TNF-α）、超敏 C 反应蛋白（high sensitivity C reactive protein，hs-CRP）、可溶性白介素 2 受体（soluble interleukin-2 receptor，SIL-2R）水平与焦虑严重程度相关。此外，PD 患者焦虑的发生可能与社会心理因素有关，如女性、年轻的患者更加不能接受自己患病的事实，可能更容易出现焦虑情绪；Hoehn-Yahr 分级高、运动功能差的患者，其日常生活能力和生活质量受到严重影响，更加担心自己的病情，因此更容易发生焦虑。PD 相关焦虑症状主要表现为广泛性焦虑、惊恐障碍、社交恐惧和不符合特定焦虑症诊断标准的焦虑症状。其中广泛性焦虑、惊恐障碍较为常见。有研究显示，焦虑症状与 PD 分期有关，但很难区分这些患者的焦虑症状是对运动症状加重的反应，还是焦虑症状和运动症状均与多巴胺递质水平降低有关。

研究表明，临床有 5.6% 的 PD 患者焦虑与抑郁症状并存。但学者提出，焦虑或抑郁可能是 PD 一个固有的症状。理论依据在于焦虑或抑郁的出现与 PD 病程进展不一定相关，有相当一部分早期患者就有焦虑或抑郁症状。另有研究发现，部分焦虑或抑郁症患者在随后的几年中会发生 PD。因此有学者提出焦虑或抑郁很可能是 PD 的先兆，并且在已诊断的 PD 患者中有一部分患者以焦虑或抑郁症状首先起病，早于颤抖、行动迟缓等。

（三）认知功能障碍的发生机制

PD 的病理改变主要包括黑质致密部多巴胺能神经元丢失、Lewy 病理改变及神经免疫反应。其中 Lewy 病理改变与认知功能障碍相关的证据最充分。Lewy 病理改变是指异常折叠后 α- 突触核蛋白变得不能溶解并聚集形成细胞内包涵体存在于细胞体（Lewy 小体）和神经元突起（Lewy 突起）。有假说认为 Lewy 病理改变是 PD 神经变性中的生物标志物，这种假说进一步推测 Lewy 小体是神经元丢失的原因。但是过去几年重要发现说明 PD 的病理比单纯 Lewy 病理改变所致的神经退行性改变更加复杂，如 α- 突触核蛋白的多种聚集类型、β- 淀粉样蛋白（Aβ）老年斑和包含 tau 蛋白的神经纤维缠结等。有研究表明，除相关程度最大的 Lewy 病理改变外，tau 蛋白沉积、Aβ 老年斑可能也与 PD 认知功能减退程度相关。另外，血供不足、皮质萎缩、代谢减慢、蛋白沉积、神经元丢失、递质改变、小胶质细胞激活及线粒体功能缺陷等其他机制可能也参与了 PD 认知功能减退的病理生理过程，但仍需要相关领域研究证实。

这些病理改变累及广泛区域，包括额叶 – 纹状体、中皮质、上行胆碱能、额顶叶、中颞叶和去甲肾上腺素能等脑网络系统，这些区域的多巴胺、乙酰胆碱、去甲肾上腺素等神经递质紊乱，直接影响 PD 患者认知功能，导致认知功能障碍的发生。

（四）情感淡漠的发生机制

与 PD 相关抑郁症状的机制不同，情感淡漠多与认知功能障碍有关。有研究发现，PD 患者情感淡漠与前额叶执行能力相关，但 MRI 研究未发现情感淡漠评分与额颞叶萎缩存在明确的关联性。PD 患者情感淡漠可能与脑内多巴胺能水平降低有关，但 Duiardin 等发现，非多巴胺能神经环路可能也参与情感淡漠的病理生理学过程。Robert 等经临床观察发现，PD 情感淡漠患者右侧额下回、额中回、楔叶、岛叶葡萄糖代谢降低。但迄今为止，有关 PD 患者情感淡漠的发病机制仍未阐明。Pederson 等研究发现 14% 的 PD 患者在发病后 4 年出现情感淡漠，37% 在观察期间无情感淡漠，随访发现，情感淡漠的 PD 患者更易进展至痴呆。提示情感淡漠可能是 PD 神经病理损害进程广泛和进展的信号，表明运动症状及认知功能障碍进展迅速。

■ 二、帕金森病心理活动的特点

PD 是一种缓慢进展的过程，患者的心理活动随病情波动。疾病早期，患者有一定的劳动能力，生活能够自理，震颤也不显著，患者自己往往不太介意，心理上也没有太大的顾虑。随着病情的进展，劳动能力逐渐丧失，生活自理能力显著下降，患者逐渐变得精神、情绪低落，出现焦虑、抑郁等情绪，终日忧心忡忡，唉声叹气，兴趣索然，对工作、学习、家庭、前途丧失信心，常有自责和自卑观念，认为自己丧失了劳动能力已变成废人。随着病情加重，患者变得表情呆滞、精神冷漠，呈"面具脸"，语调单一，谈吐断续，与人沟通能力下降，有些患者了解到本病最终的不良结局，更会产生恐惧或绝望心理。到疾病后期阶段，患者生活完全不能自理，可产生悲观厌世的心理。

■ 三、帕金森病心理障碍常见类型的临床表现

（一）帕金森病抑郁障碍

1.PD 抑郁障碍表现

抑郁在 PD 非运动症状中发生率较高，给患者带来情绪困扰的同时，还可能加重功能残疾，加速认知功能恶化，降低生活质量、提高远期死亡率。

PD 的抑郁障碍可以见于 PD 病程的任何时期，发病率呈双峰现象，两个高峰分别出现在疾病初期和疾病晚期。疾病初期抑郁障碍多因应激性生活事件诱发，随着病情加重，抗 PD 药物的不良反应逐渐显现，脑内结构及神经营养因子发生改变，多巴胺、5- 羟色胺、去甲肾上腺素等神经递质含量波动，可促使抑郁进一步加重。同时，PD 作为一类慢性躯体疾病，它和老年人自身的心理特征会相互影响，也是 PD 抑郁障碍高发的重要因素。此外，患者的人格特点、社会状况、可获得的外界支持及已习得的防御机制均可能会影响他们对 PD 的

反应。

患有 PD 的老年人，随着躯体疾病的进展，其社会功能、家庭责任能力甚至个人生活自理能力会受到影响，容易出现沮丧、焦虑情绪、抑郁情绪，诱发无望、无用、无助的念头，可产生自杀行为，同时 PD 会引起躯体不适，在不了解疾病特点的基础上，进一步加重疑病观念。而且躯体不适、疑病观念等带来的症状，又易使他们加重抑郁症状，影响到 PD 的治疗和康复，出现恶性循环。

PD 相关抑郁障碍表现的症状程度不一，但多为轻至中度抑郁，表现为持久性情绪低落、注意力不集中、工作和生活兴趣丧失、睡眠障碍、冷漠、悲观、缺乏幽默感、自杀念头、焦虑、敏感，但自责、自罪和自杀行为则相对少见。PD 相关抑郁症状可呈反应性或波动性（剂末现象的表现之一），更多为内源性，伴严重认知功能障碍、女性、早发 PD 及 PD 诊断前即有抑郁症状病史者更容易出现抑郁症状。由于 PD 患者存在的面部表情减少、疲劳感等症状易与抑郁症状相互重叠，因此在选择更适用于 PD 的抑郁量表时存在疑问。常用的有：汉密尔顿抑郁量表（HAMD，17 项）对 PD 相关抑郁症状的评价有较好的效果，评分＞13 分者考虑为抑郁症状；Beck 抑郁量表（BDI）对 PD 相关抑郁症状的评价效果良好，评分＞13 分考虑为抑郁症状。这两种量表均可以用于 PD 相关抑郁症状的筛选及严重程度评价。starkstein 等应用《美国精神障碍诊断与统计手册》第 4 版（DSM-Ⅳ）抑郁症诊断标准对 PD 患者进行评价，提示其可以直接用于 PD 相关抑郁症状的诊断。

PD 疾病本身和抑郁倾向会发生相互作用，互相影响。有学者经长期研究，对原发性 PD 伴发抑郁患者病情提出以下观点：① PD 运动症状评分较轻，H-Y 分期评分 I-Ⅲ 期，在安静放松与紧张焦虑两种状态下运动症状评分有较大差别。②抑郁焦虑表现明显，相关专业评分较高，表现为抑郁心境、躯体化焦虑、强迫、精力下降、自卑感、绝望感、精神运动迟滞、食欲性欲减退、睡眠较差。③越早发生 PD 患者抑郁状态的出现或确诊更早，抑郁焦虑症状使用多巴胺能药物治疗相对有效，而一般的抗抑郁药物存在导致震颤加重的风险。

2. 鉴别诊断

需要注意的是，原发性抑郁的临床特点与 PD 抑郁障碍表现有所不同，后者是以淡漠、反应迟钝、注意力困难、欣快感减少、焦虑及易激惹为突出表现，有典型的无自杀行动的自杀念头，自我责备及挫败感均重于原发性抑郁。也有人认为帕金森抑郁障碍患者的内源性抑郁症状较轻，如忧伤感、欣快感减少、自责自罪感等，精力降低较轻，但部分症状较重，如焦虑、认知减退、易激惹、注意力难以集中、无自杀行为的自杀意念，有报道称自杀行为可发生在深部脑刺激术后撤药或减药过快的患者。抑郁症状存在于 PD 病程的每一阶段，且可能为 PD 的前驱症状。而原发性抑郁症的"躯体化"虽有躯体疾病表现，但缺乏 PD 特征性的运动症状等客观证据支持。

（二）帕金森病焦虑障碍

1. PD 焦虑障碍临床特点及易感因素

数据显示，有逾40%的 PD 患者出现焦虑障碍。主要表现为广泛性焦虑障碍、惊恐障碍和社交恐惧，以前两者更为多见，其中广泛性焦虑障碍的发生率最高。广泛性焦虑障碍在 PD 患者中多表现为长期、非特异性的焦虑感，患者表达出对自身疾病相关的担忧，包括对药物治疗和运动功能的担忧，常感到莫名其妙的恐惧、害怕、紧张和不安，常坐立不安，心神不定，搓手顿足，踱来走去，小动作增多，注意力无法集中，自己也不知道为什么如此惶恐不安，严重者觉得有某种灾难降临，甚至有濒死感；惊恐发作主要表现为发热感、出冷汗、头晕、心率加快；而社交恐惧以害怕失去控制的表现更为突出。Leentjens 等对 PD 患者焦虑症状学的研究显示，伴广泛性焦虑的 PD 患者焦虑情绪、紧张、失眠、抑郁情绪、肌肉症状、感觉症状、心血管系统症状、自主神经症状更明显；伴惊恐障碍的 PD 患者恐惧、呼吸系统症状和自主神经症状更明显，而失眠、抑郁、心血管系统症状、泌尿系统症状并不明显，甚至与非焦虑患者没有差异；伴社交恐惧的 PD 患者则存在明显的失眠、恐惧和抑郁。尽管在 PD 的各个阶段均可出现焦虑情绪，但目前尚缺乏系统的研究证实焦虑与 PD 病程的关系。

对于 PD 患者焦虑发生的危险因素，Dissanayaka 为年龄小、发病早、生活能力及运动功能差、Hoehn-Yahr 分级高、生活质量差的 PD 患者更容易发生焦虑，而病程、左旋多巴使用 剂量与焦虑无关；Leentjens 研究显示，女性 PD 患者焦虑检出率更高。提示对于有上述临床特征的 PD 患者，临床工作者更应重视其情绪问题。PD 的运动症状可能与焦虑有关，有研究报道左旋多巴制剂通过改善 PD 患者的运动症状，从而改善与运动症状相关的焦虑情绪。PD 患者的焦虑与其他非运动症状之间的关系尚不明确，其易与其他非运动症状重叠出现是造成 PD 患者焦虑情绪漏诊的原因之一。有研究显示，抑郁、排尿障碍、疼痛、睡眠障碍是影响 PD 患者焦虑最主要的非运动症状，提示改善 PD 患者非运动症状可能有助于缓解其焦虑症状。

2. PD 焦虑障碍诊断依据

关于 PD 患者焦虑的诊断依据，目前较为公认的是：同时符合 PD 和焦虑的诊断。国内 PD 患者焦虑的诊断可参考：①符合英国帕金森病协会脑库或中国帕金森病诊断标准的原发性 PD。②符合《中国精神障碍分类与诊断标准（第 3 版）》（Chinese Classification and Diagnostic Criteria of Mental Disease, third edition, CCMD-3）广泛性焦虑障碍、惊恐障碍、社交恐惧症或强迫症诊断标准（四者具备其一即可）。临床通常使用量表评定 PD 患者的焦虑情绪，常用的有帕金森病焦虑量表（Parkinson's Anxiety Scale, PAS），老年焦虑量表（Geriatric Anxiety Inventory, GAI），汉密尔顿焦虑量表（Hamilton Anxiety Scale, HAMA），贝克焦虑量表（Beck Anxiety Inventory, BAI），医院焦虑抑郁量表（Hospital Anxiety and Depression Scale, HADS）等。由于焦虑情绪与 PD 的运动症状及多种非运动症状相互重叠，无法完全区分清楚，故适用于 PD 患者焦虑明确公认的评定量表尚未达成一致，还有待深入研究。

（三）帕金森病认知障碍

1. PD 认知障碍临床特点

PD 认知功能障碍起病隐匿，是 PD 常见非运动症状，包括 PD 轻度认知损害和 PD 痴呆，以执行功能障碍较为突出，亦可见视空间能力、记忆力、注意力和言语功能等认知域损害。

（1）执行功能：执行功能指有效启动并完成有目的活动的能力，是控制从目标形成、动机形成直至成功完成的行为的认知过程。一系列标准化的测试可以用来检测 PD 患者的执行功能，包括韦氏卡片分类测验（Wisconsin Card Sorting Test, WCST）、连线测验（Trial Making Test, TMT）、词语流畅性（word fluency, WF）等。Kudlicka 等人在一项 meta 分析中发现早期、非痴呆、未行药物治疗的 PD 患者执行功能不同维度如语音流畅性、语意流畅性、语言交替流畅性、数字广度—逆向、韦氏卡片分类测验、连线测验等明显受损。

（2）视空间能力：视空间能力是指通过视觉信号对物体距离、形状、大小、方位等空间特性的知觉。PD 患者视空间障碍如伸手拿物困难、物体运动速度与正常不符、辨距不良、空间抽象综合能力下降等。测评视空间功能的方法有线段方向判定试验（Judgment of Line Orinetation，JOLO）、画钟测验（Clock Drawing Test，CDT）以及格林宁格视空间推理智力测验（the subtest Visuospatial Reasoning of the Groningen Intelligence Test，GIT）等。

（3）注意力：注意力指人的心理活动指向和集中于某种事物的能力。研究发现新诊断的 PD 患者的注意力在诊断后的 3 年内显著下降。评价注意力的方法有连线测验 B（Trail Making Test–part B，TMT–B）和数字广度测验（forward and back‑warddigit span，DIGSP–FW/BW）等。

（4）记忆力：PD 患者的再认、回忆和顺行性记忆都有损害，随病程有增加趋势。主要表现为瞬时记忆和短时记忆受损，长时记忆相对保留，而且记忆受损可以促进执行功能受损。常用的记忆评价方法有 Rey 听觉语言学习测验（Rey Auditory Verbal Learning Test，RAVLT）、Rivermead 行为记忆测验—逻辑记忆（Rivermead Behavioural Memory Test–Logical Memory subtest，RBMT–LM）等。

（5）语言功能：PD 语言障碍主要表现为语言流畅性下降、语音障碍、语义障碍、自发语言障碍、复述障碍、阅读理解障碍和命名障碍。语言功能评价方法有波士顿命名测验（Boston Naming Test，BNT）、等级命名（Graded Naming Test，GNT）。

2. PD 认知功能障碍诊断标准

目前诊断主要参照 2012 年国际运动障碍协会制定的 PD–MCI 诊断标准，包括简易评价和全面评价，简易评价临床常用，全面评价复杂耗时主要用于科研。

目前认为，PD 认知功能障碍的预测因素包括男性、高龄、低受教育程度、严重运动症状、基线认知功能较差和白天过度嗜睡（EDS），而与震颤严重程度无关联性。此外，PD 认知功能障碍除考虑与原发病相关外，还应排除药物对认知功能和行为的不良反应。

3. 鉴别诊断

PD 痴呆与路易体痴呆具有共同的生物学特性，典型病理改变均可见 α–syn，临床表现存在重叠，故二者鉴别诊断较为困难。目前主要依据运动症状与认知功能障碍的时间关系制定"一年规则（one year rule）"，即运动症状出现前后 1 年内发生认知功能障碍，诊断为路易体痴呆，反之则诊断为帕金森病痴呆，但"一年规则"具有主观性。与二者区别相比，二者之间的联系更加广泛：路易体痴呆患者认知功能障碍与运动症状在时间上密切相关，而 PD 患者也常于疾病早期出现认知功能障碍；临床表现均为精神症状、自主神经功能障碍、快速眼动睡眠期行为障碍（RBD）、认知功能波动和对抗精神药敏感等；神经心理学测验均可见注意障碍、执行功能障碍、视空间能力障碍、言语障碍、记忆障碍和行为改变。然而，二者的确存在细微差别，路易体痴呆患者的幻觉和对抗精神药的敏感性较帕金森病痴呆患者更明显，帕金森样症状相对轻微；而帕金森病痴呆患者的运动症状则表现为更多的不对称性。目前更倾向于不必要对二者进行严格区分。

第二节　帕金森病常见心理障碍的治疗

PD 心理障碍的干预，作为治疗中重要一环，需要以患者为中心，社会、家庭、医院多方协作，共同努力。PD 的治疗过程是复杂且漫长的，面对患者工作、生活自理能力日渐衰减的客观状况，临床治疗医生、心理治疗师、护理人员以及家庭社会人士要精心考量，通力合作，全面权衡并不断调整方案以控制和改善患者的躯体功能状态，延缓病情进展，而患者要接受并逐步适应疾病带给自己的痛苦和不便。

■ 一、常用心理治疗的方法

PD 伴见心理障碍的患者在常规抗 PD 药物治疗的基础上，可有针对性的选取以下方法予以心理治疗。

（一）认知行为疗法

认知行为疗法是一组通过改变思维和行为的方法来改变不良认知，达到消除不良情绪和行为的短程的心理治疗方法。该方法适用于文化水平比较高、自我认知能力及领悟能力较强患者的早期治疗。

在心理治疗师的指导下，由患者的主治医生对患 PD 者采用个别辅导的形式，每次 45min，每周 2 次，持续 6 周，每例患者治疗 9h。具体措施如下。

（1）与患者建立良好的咨患关系，向患者详细介绍有关 PD 的发病诱因、临床症状、治疗措施等知识，给予耐心启发、诱导，鼓励其叙述对疾病的看法、自己的认知等内心真实感受。

（2）与患者共同协商，确定咨询目标。认知行为疗法认为错误的认知和观念是导致情绪和行为的根源。因此，要让PD患者发现并纠正错误观念及其赖以形成的认知过程，使患者改变到对生病及对PD本身正确的认知方式上来。

（3）确定问题：提问和自我审查。医师提出某些特定问题，把患者的注意力引导向与他的情绪和行为密切相关的方面。如："得了PD就相当于判了死刑吗？"然后，鼓励患者说出自己的想法，并引导患者对他自己的这些看法进行细致的体验和反省，如："确诊PD后，情绪消沉，你想到了什么？"等等。

（4）检验表层错误观念：建议、演示和模仿。所谓表层的错误观念或边缘性错误观念，就是指求助者对自己的不适应行为的一种直接、具体的解释。如PD患者经常把自己低沉、消极行为解释为自己没用，什么也做不了了。我们可以建议他进行某一项活动，这一活动与他对自己问题的解释有关。如：我们建议PD患者去做一些力所能及的事情，并让他意识到，自己并非一无是处，拖累别人，其实，他也可以帮助到他人。

（5）纠正核心错误观念。比如PD患者经常说"我毫无用处，拖累家人"，这个错误观念并不对应具体的事件和行为，也难以通过具体的情境加以检验，医师可以通过"灾变祛除""重新归因""认知重建"等技术进行纠正。

（6）进一步改变认知：行为矫正技术。认知理论认为，认知过程决定着行为产生，同时行为的改变也可以引起认知的改变。医师可以通过设计特殊的行为模式或情境，帮助PD患者产生一些通常被他所忽视的情绪体验，这种体验对于认知改变具有重要的意义。如PD抑郁障碍的患者，他很少有愉悦的情绪体验，仅仅通过语言使他获得积极情绪是不够的。如果医师设计一些特殊的情境，只要PD患者有积极的表现，就马上予以强化，并督促他反省获得强化后的情绪体验，这样，使患者获得愉快的情绪，并鼓励他做出更多的主动性行为。

（7）巩固新观念：认知复习。将前些步骤学到的东西、新方法，应用到日常生活中。

认知行为疗法：由于个体认知储备不同，认知功能改变也不尽相同。认知行为疗法可以提高认知储备，在神经保护和修复方面的获益。目前关于PD认知功能障碍患者认知行为疗法的相关研究仍不够完善，随着对疾病认识的深入，亟待相关研究进一步探索。

（二）放松训练

放松训练又称为"松弛训练"，是一种通过训练有意识地控制自身的心理生理活动、降低唤醒水平、改善机体紊乱功能的心理咨询与治疗方法。放松疗法是一种求助者完全可以掌握的解决紧张焦虑等情绪困扰及躯体症状的方法，这种方法简便易行，实用有效，较少受时间、地点、经费等条件限制，还可以提高患者改善症状的速度。该方法贯穿于 PD 患者治疗的始终，也可以作为其他疗法的辅助治疗手段。

它的原理是通过改变行为，进而改变心情、态度和情绪。放松训练配合呼吸调适，让 PD 患者的意识可以把"随意肌肉"控制下来，再间接地使主观体验松弛下来，建立轻松的心情状态。因此医师应训练患者，通过呼吸放松法、肌肉放松法或想象放松法使其能随意地把自己的全身肌肉放松，以便随时保持心情轻松的状态，从而缓解紧张、焦虑的情绪。

针对 PD 患者的放松动作可以缓慢伸展四肢，不可剧烈伸展，注意伸展时深吸气。若担心站不稳可以找一个安静的地点，调暗灯光，身体尽可能舒服地仰卧。闭上眼睛，开始深而缓慢地呼吸，同时配合伸展动作。腹部在吸气时鼓起，并想象气向上到达了头顶，在呼气时腹部放松，并想象气从头顶顺流而下，经过背部到达脚底，放松全身肌肉。也可以多欣赏聆听旋律优美、节律舒适的轻音乐，如此反复练习 10~20 min/ 次。

（三）音乐疗法

音乐疗法可以单独或与放松疗法配合使用。音乐疗法对于心理和行为障碍相关的神经系统疾病是很有效的，且没有副作用，还能促进神经功能的恢复，对 PD 患者全程均适宜。从神经化学方面讲，音乐可以激活边缘系统、海马系统等，这些系统功能异常可以导致抑郁情绪；从心理层面看，音乐可以参与一些社会心理功能，增加交流和社会 凝聚力，能使感情转移。由于很多 PD 患者存在焦虑抑郁情绪，对什么都没兴趣，感觉不快乐，老是想哭泣，变得内向、不爱说话等，情绪越来越差，甚至有人想到自杀。这样的患者除了要使用药物治疗外，还需要自我调节，比如听音乐，研究表明特殊的音乐能明显增加脑内多巴胺和其他的神经递质，快乐的音乐可以增加左侧杏仁核的多巴胺和神经递质。所以当 PD 患者听到愉快的音乐时，他们的整体症状会有所改善。精神压力得到缓解，大脑和身体放松，舒缓的音乐还可以帮助患者获得良好的睡眠，愉快的音乐可以改善抑郁焦虑情绪。医师可根据患者不同情况选取有针对性的音乐，听音乐时间建议为每日晨 9：00 前，及晚睡前，每次听 30min，持续 4 周。

此外，音乐对 PD 患者的步态也有帮助。患者典型的步态是运动迟缓、走路拖地、小碎步，身体前倾、摆臂运动减少，有些患者走路时会突然失去了抬脚的能力，双脚好像冻住了一样，在原地持续待几秒钟或者几分钟不能走路。国外有研究显示，用有节奏的听觉刺激（RAS）对 PD 患者进行 3 周的音乐治疗，可以改善患者的步态、速度、节奏。

（四）生物反馈疗法

生物反馈疗法是通过现代电子仪器，将个体在通常情况下不能意识到的体内生理功能予以描记，并转换为数据、图形或声、光等反馈信号，让求助者根据反馈信号的变化在医师的指导下有意识地通过呼吸、冥想等方法，了解并学习调节自己体内不随意的内脏机能及其他躯体功能，达到防治疾病的目的。对于 PD 同时伴有紧张、焦虑、恐惧等神经症的患者，可以选择使用。

采取实施单人单机操作，患者进入治疗室后，将治疗室光线逐渐调暗，保持整洁、安静，控制室温为 18~25℃，房间要有一定的隔音效果。指导患者取仰卧位，将枕头适度调节，在颈部稍微垫起来，以放松颈部肌肉。将双臂自然平放于身体两侧，将预置电极安放于患者前臂肱二头肌皮肤上，以接受肌电值，然后播放录音指导语，在治疗师指导下开展肌肉放松训练，通过声反馈和光反馈来感觉肌肉放松状态，等肌电下降后，随时调整肌电预置水平，控制时间为 40min，每周进行 5 次治疗，治疗周期均为 15 天。

脑电生物反馈不同于常规药物治疗，它属于物理疗法的一种，是引导患者学习正确的操作性条件反射，对抗病态性条件反射，从而纠正和矫正不良行为和习惯，消除病体症状，达到治疗疾病的目的，对多种与社会心理应激有关的心身疾病都有较好的疗效。作为一种可以使患者全身心放松的治疗方法，不论是精神上还是躯体上，其核心观点认为全身心的放松所引起的患者的心理状态的改变可以对抗疾病以及外界刺激所引起的心理状态的改变，全身心的放松状态可降低患者交感神经的兴奋性，从而有效的缓解患者的病情。在治疗时首先让患者学会如何做到全身心的放松，然后根据反馈回来的信息进行进一步的引导训练，脑电生物反馈治疗能充分调动患者的主观能动性，使其树立起正确的疾病观，增强对抗疾病的信心，增强其控制和调节机体及心理变化的能力，大大增强疾病治疗的效果。

生物反馈疗法用来治疗 PD 患者，可以提高帕金森病患者的生活质量，有助于提高患者配合治疗的积极性和主动性，并改善患者的心理状况，减轻焦虑、抑郁病症的影响。

■ 二、西药治疗

根据患者出现情绪障碍种类的不同，可在原治疗 PD 药物基础上加用西药治疗，如 PD 伴见抑郁障碍的患者，可予以 5- 羟色胺再摄取抑制剂治疗，常用的有帕罗西汀、氟西汀等；PD 见紧张、焦虑、失眠的患者，加用阿普唑仑、曲唑酮等。

■ 三、中医治疗

对于 PD 的治疗，传统中医学从整体观念出发，充分考虑患者的心理变化特征，及时纠偏救弊，发挥积极心理对疾病康复的助推作用。中医心理学中的劝说开导、暗示转移、顺情从欲、移情易性、激情疗法、修身养性等具体方法可以适当灵活运用，在 PD 的治疗和护理中发挥辅助作用，这对提高患者及其家属的生活质量将大有裨益。如：顺情从欲法是指顺从病人的某些意愿，满足其一定欲望，改善其不良情绪状态，而达到医治疾病的疗法。如对于 PD 患者，家人可顺从病人意愿，对其所提要求，积极满足，让其心情愉悦，调动患者内在康复能力，促使疾病向好的方向发展。

为医者要善于将心身统一观灵活运用于 PD 的治疗，改善患者以及患者家属的生存质量并促进患者恢复健康。采用何种心理治疗方式应因人而异，灵活施治，以求最佳治疗效果。

■ 四、心理护理

目前对 PD 治疗尚以减轻患者临床症状，提高生存生活质量为主。文献报道，作为一种慢性、退行性躯体功能障碍，对 PD 患者的护理尤为重要。特别对 PD 患者有效实施心理护理，可改善患者情绪、心境，明显提高患者的生活质量。

护理人员可以针对患者的发病原因和自身个性特点，帮助患者正确认识自身和疾病的特点，让患者在心理上逐渐接受、认同，增强自我调节能力，通过健康教育，引导患者认识自身性格缺陷，并加以改正，学会以积极、乐观的态度面对治疗、工作及生活。通过转变注意力、诱导发泄、正面教育等措施，消除患者自卑心理。

（1）护理人员每天与患者进行沟通及交流，理解病人的生理和心理状态，详细评估病情，换位思考，认识到患者抑郁、焦虑、悲观、紧张等负面情绪，并有针对性地进行心理辅导，例如认真聆听患者的倾诉，并给予适当的建议，鼓励患者说出自己的担忧，通过友好的交谈、和蔼诚恳的态度、乐观开朗的心态等安慰和鼓励患者，并教育家属尽可能保持乐观、沉着、冷静的心态，配合医护人员对患者给予鼓励和帮助，使患者能感受到医护人员的关爱。

（2）根据患者的抑郁程度对患者进行宣教，讲解 PD 的主要发病情况，PD 是中老年较为常见的一种神经退行性疾病，让患者了解自己的病情，告诉患者主要的治疗方案，嘱患者坚持正确的用药，配合医护人员的治疗。

（3）根据 PD 运动减少的症状，主动帮助患者进行肢体锻炼，使四肢的关节进行尽可能大范围的运动，以防止肌肉的萎缩和关节的僵硬，若患者存在行走等运动障碍，应主动搀扶患者，拄拐杖行走，若病人下蹲困难，应为其准备便盆，若患者穿衣、进食障碍，应主动帮助患者克服困难，同时参与患者的文娱活动，例如根据患者的爱好与患者一起下棋、打牌、唱歌等，并经常鼓励患者，使其保持乐观的心态。

（4）由于 PD 患者常表现为少语，护理人员应加强与患者的沟通，使患者的言语功能得到锻炼与恢复，可和患者交流一些轻松愉快的话题，并交换双方的观点，始终保持和蔼可亲的态度，耐心回答患者的问题，加强双方的信任。

（5）应注意预防各种并发症，适时调节病房的温度和湿度，根据气候的变化指导患者衣服的增减，预防上呼吸道感染的发生，同时对于卧床的患者，应经常改变体位，并主动帮助病人进行肢体活动、按摩，主动教育患者家属正确的拍背方法，促进痰液的咳出。

（6）可定期组织 PD 患者针对疾病、治疗情况进行讨论，在患者讨论过程中护理人员可列举类似疾病治愈的案例，在条件允许的情况下可请疾病向愈人员向患者讲解治疗体会及过程，并鼓励患者应积极地面对疾病治疗；使患者对治疗的心得进行彼此分享，相互激励以增强患者治疗疾病的自信心。

（7）详细记录出院患者的联系方式，便于护理人员通过院外随访掌握患者的病情，为患者出院后针对自身身体状况存在的疑惑进行解决，叮嘱患者应坚持功能锻炼及治疗。

五、家庭、社会支持系统应积极参与帕金森病心理治疗

目前 PD 的手术治疗和药物治疗，对于 PD 的部分症状有缓解作用但不能根治，因此，患者家属面临着长期而复杂繁重的医疗辅助和生活护理的艰巨任务。面对 PD 患者的治疗问题时，往往会将注意力集中在 PD 患者身上，而 PD 患者家属在护理过程中，往往会出现严重的躯体化、人际敏感等心理问题。有研究表明 PD 患者家属存在严重的焦虑、抑郁情绪等状况，容易在家庭中出现激惹、责怪病人，使病人增加痛苦，不利于病人治疗和康复。所以，对家属情绪波动不能小觑，家庭、社会支持系统在 PD 患者的心身康复起着非常重要的作用。

许多 PD 患者的亲属，从情感上来说，对 PD 患者十分关心和照顾，很愿意对患者施以帮助，但在实践上比较普遍的情况是，患者家属往往不知如何处理恰当，常感到无助、忧虑、伤心、自责、疑惑或想逃避，对 PD 相关问题有许多疑问，很难找到可以倾诉，或者比较方便得到给予支持和获得咨询的专业人员。这样，也必然会影响他们对患者的直接帮助能力和效果。所以，专业人员，如医生、护士、心理工作者一方面要尽可能为家属提供充足的信息支持，另一方面要依靠各种组织、团体，给予患者及家属情感支持及物质帮助，鼓励患者家属勇敢地接纳这些社会支持。具体而言，对家属的健康教育包括：

（1）对患者家属进行健康宣教：将疾病的常用护理措施向家属介绍，对家属的积极性及主观能动性进行充分的调动，告知家属应不断鼓励患者，使其感受到来自家属及好友的支持，对改善其治疗期间的心态具有重要意义。

（2）要叮嘱家属多陪患者聊天，让患者感受到自己是有人陪伴、有人支持的，自己不是独自一个人面对疾病，让患者感觉到家庭的爱，意识到自己有价值感、存在感。

（3）教育家属一旦发现患者的异常心理状态，要及时疏导患者的负面情绪，必要时和主管医师及时沟通。

（4）要督促患者家属多带患者去接触病房外面的环境，住院期间去医院院内能够接触到树木、花草、鸟类等顽强的生命力，出院后到附近的公园活动，

促使患者重拾对生活的信心。

总之，在 PD 诊治的实际生活中，应当重视与患者家属的交流，研究家属的心理状态。家属是病人最重要的看护者和社会支持来源，家属的心理健康状态，不仅影响其自身的身心健康，同时也会影响到患者的情绪和康复。因此，应针对 PD 患者家属的心理问题进行积极研究和有效的心理干预，提高对于 PD 患者家属的社会支持度，从而有利于病人的康复。

此外，全社会也要提高对 PD 患者的关注度，在一些公共场所为 PD 患者提供人性化的服务。社会支持系统的助力能够减轻应激对患者健康的不利影响，同时社会支持系统及时给予的良性干预，有利于患者以平常心面对疾病且从容、乐观面对生活危机，对疾病的预后起到了重要的作用。社会支持作为一个可利用的外部资源，越来越受到身心医学的重视。

（李璟怡）

第十一章 DISHIYIZHANG

帕金森病药食辨治

　　帕金森病多见于老年人，病机主要是风阳内动，脾虚痰盛，瘀血夹风，髓海不足，气血亏虚等。年迈或久病肾亏，使其肝肾阴虚，精血俱耗，以致水不涵木，风阳内动，筋脉失养，故颤动；或是肺脾肾亏虚，而致痰浊内生，夹风阻于四肢，则肢体颤动；或是髓海不足，气血亏虚，血行不畅日久成瘀，瘀阻脉道，筋脉失养而致颤动。老年人阴精亏虚，气血滞涩，有形之精血，更不得速生，因本病的疗程较长，患者必须长期补充足够营养，坚持治疗，方可收到预期效果。如何饮食调护，可以起到事半功倍的效果，便是本章节讨论的重点。

第一节　药膳基本理论

　　中医药膳是既能补充机体营养，又能防病治病与养生作用的膳食。在慢性疾病的治疗、养护和调理中，使用药膳是一个不错的选择。药膳是充分利用中药的性能功效，把食物的营养性及其兼具的性能功效有机地结合起来，进行烹饪制作，并按照中国人的饮食习惯服食，是一种独具中国特色的膳食品。药膳的组方，是以中医药学的基本理论为指导的，注重整体调节，强调扶正与祛邪相结合，平衡阴阳，从而达到治与养的双重功效。可谓取药物之性，用食物之味，食借药力，药助食威，相辅相成。

　　与中药一样，药食也有四气五味之分。四气是指药食具有寒、热、温、凉的4种不同特性。寒凉类药食具有滋阴、清热、泻火、解毒等作用，适用于温热性质的病证，如苦瓜、西瓜、石膏、马齿苋、鱼腥草等；温热类药食具有温散寒邪、温通经络、温阳化湿、温化痰饮等作用，适用于阴寒性质的病证，如生姜、胡椒、韭菜、狗肉、鹿茸、桂圆等。另外，还有平性的药食，性质平和，更适合养生防病，如山药、薏苡仁、莲子等。五味是指辛、甘、酸、苦、咸五种。辛味具有发散、行气、行血等作用，如生姜、辣椒散寒，木香行气，川芎行血等；甘味具有补益、和中、缓急等作用，如人参、母鸡补气，饴糖补中缓急等；

酸味具有酸收、固涩等作用，如山茱萸涩精敛汗；苦味具有泻火、泄热、燥湿等作用，如苦瓜、黄连清热泻火，苍术燥湿等；咸味具有软坚散结、滋润补肾等作用，如淡菜、鸭肉等补肾，鳖甲、牡蛎、海带软坚散结等。

中药讲究配伍，药膳也不例外，除了要遵循"君臣佐使"的配伍原则，还应考虑药物与食物的主次关系，合理搭配。因此熟知各种食物的性能特点，区分食性，选择与疾病及体质相宜的食品与有关药物相合是必不可少的。由于性能的不同，那么在搭配上就有协同或克制作用，有的相互协同，适宜配合；有的相互克制，不宜合用。"十八反""十九畏"中的药物不宜配伍使用。药物之间，食物之间以及药食之间具有相畏、相恶及相反作用者，不宜配合使用。比如人参不宜与白萝卜同服，牛乳忌酸味食品，葱忌蜂蜜，鳖肉忌苋菜，螃蟹忌柿子等。另外还应遵循中医辨证理论，"热者寒之""寒者热之""虚则补之""实则泻之"等治法理论。如热证疾病，多选用寒凉类食物与药物相配；寒证疾病，多选用温热类食物与药物相配。邪气盛者，必须以通泻之物祛邪为主；正气虚者宜补养之品扶正。

第二节　药膳前期加工处理、烹饪

■ 一、药膳前期加工处理

药膳制作前，首先是辨证选料。对用膳者进行辨证分析，制订药膳治法和调养方法。烹调制作，应讲究火候，既要充分地烹饪出有效成分，又要避免药物有效成分的流失。比如含有挥发油成分的芳香类中药，大多不宜武火久制，一般在药膳将成时加入，盖紧锅盖，稍煮片刻即可。若烹饪过久，则容易丧失药效。

药膳制作的口味主张清淡，不宜味浓香烈。烹饪时添加的调料和调味品也有性味之分。辣椒、胡椒、肉桂、八角、生姜等辛温香辣调味品，可用于制作温阳类药膳，但制作益阴养血类药膳时则不宜添加这类调味品。

药膳中药原料，有鲜品及干品之分，鲜品多用于菜肴制作，而干品多用于除菜肴类制作之外的药膳。

　　中药鲜品原料一般按选料、洗净、去壳、去核、刮皮、切制等程序进行前期加工处理。选料方面应以新鲜质量上乘，色泽鲜润的原料。对于夹有泥沙的原料，应先洗净泥沙杂物方能进一步加工。有些带壳带核的原料则需先去壳去核以便熟烂出味。中药干品多为炮制好的中药饮片或成品。对于干品，要进行洗净、浸泡。有的药膳制作，不直接加入干品，而是先行煎煮中药后取汁备用，制作时再加入药汁。

　　食物鲜品一般按选料、洗净、去除杂毛、硬壳、表皮等，漂制、潬制、切制、榨汁等程序进行加工。干品则按净选、浸泡、切制、碾碎等程序进行。

■ 二、药膳制作方法

（一）菜肴类药膳的制作方法

　　菜肴类药膳，一般分为热菜类和凉菜类。

　　热菜制作常用炖、煮、烧、蒸、熬、炒、卤、焖。

　　炖：将药食原料一并放入砂锅内，加入清水后用武火煮沸除去浮沫后，加入姜、酒、葱、盐等调料，再改用文火慢炖 1~3h，待到熟烂即可。主要用于烹制动物类肉食，制作滋补类药膳。

　　煮：将药食原料一并放入锅内，加入清水、汤汁、调料后，武火煮沸后文火煮熟。适用于体小质软的食物烹制药膳。

　　烧：食物原料先经煸、煎、炸等处理后进行调味着色，然后加入清水，大火烧滚后用文火烧焖至食物熟烂。

　　蒸：将药食原料放入容器中，加清水或汤汁、调料，放置蒸笼内用火蒸熟。

　　熬：将药食原料一并放入锅中，加入清水，先用武火烧开，加入调料，再用文火慢熬至食物熟烂。熬法费时长，主要适用于熬制含胶质重和不易熟烂的食物。

　　炒是先将油锅烧热后倒入切制好的药膳原料，用武火快速翻炒至熟。

　　卤：将切制好的药食原料放入卤汁中，用中火烹煮，使食物渗入卤汁和药味，直至熟烂。

　　焖：将切制好的药食原料，用油炝成半成品后，置于锅内，加入姜、葱、盐等调味品和适量汤汁或清水，盖紧锅盖，用小火焖至熟烂。

　　凉菜类药膳制作常用拌、炝、腌、冻等法。

拌：将药膳原料的生料或已凉后的熟料加工切制成一定形状，再加入调味品拌和制成。

炝：将原料切成所需形状，加热处理后，加入调味料后拌匀，或再加热花椒炝成药膳。

腌：将原料浸入调味卤汁中，或加调味品拌匀，腌制一定时间以排除原料内部的水分，使原料入味。

冻：将含胶质较多的原料，加热煮制，熟烂后加入调味品再煮，保留较多的汤汁，离火待其冷冻后食用。

（二）药粥的制作方法

药粥是以米谷类食物为主，适当选配中药和食物，同煮成粥。粥法不仅制作简便，而且易于消化，是年老体衰和病后食少常用的药膳。常见的制作是将米谷和药食同煮成粥，以粥代餐。另一种制作方法是待米谷煮烂将成粥再将药物放入同煮至熟烂粥稠。

（三）药酒的制作方法

民间多用浸泡的方法，以白酒、黄酒作为基料，根据病情和养生强体的需要，选择适当的药物和食物配制浸泡而成。药物方面，多选干品，食物方面以蛇类等动物食品居多。

（四）药茶的制作方法

药茶多采用干品药物饮片，改刀切小或碾制成粗末，分袋包装，或与茶叶相配，置于杯中，用沸水冲泡，盖闷 15min 左右即可代茶饮

（五）药膳糕点制作方法

药膳糕点是一种以面粉、米粉、豆粉等米谷食物与药物配制的保健治疗食品。制作时按一定比例选配药物，分别碾制成细嫩的米粉和药粉，将米粉（或面粉、豆粉）与药粉和匀，加水搓制，再按面点制作方法，加工成食品，烘烤成品。

第三节　辨证施膳

PD 的辨证多种多样，其配合的药食疗法也有很多。这里收集整理了适合

PD 5 种证型的粥品、菜品、药酒、药茶，供医护人员、患者及其家属选择使用。

■ 一、风阳内动证——潜阳熄风，滋补肝肾

辨证内容与治法：

主症：头摇肢颤，不能自主。

兼次症：眩晕头胀，面红，口干舌燥，急躁易怒，心情紧张时颤抖加重。

舌脉：舌质红，苔黄，脉弦或弦数。

治法：潜阳熄风，滋补肝肾。

施膳要点：以平肝阳、熄肝风药食为主，配伍养阴或清肝之品组成药膳。常用药食有天麻、钩藤、菊花、决明子、芹菜、淡菜、猪脑、猪瘦肉等。

本类药膳多属寒凉之性，气虚、痰湿所致的头晕不适宜。

■ 二、脾虚痰阻——健脾化痰，固精益肾

辨证内容与治法：

主症：肢体颤振，咳吐痰液，或形体肥胖。

兼次症：肢体麻木，头晕目眩，胸闷泛恶，呕吐痰涎。

舌脉：舌体胖大，有齿痕，舌质红或淡红，苔厚腻或白，或黄，脉弦滑。

治法：健脾化痰，固精益肾。

施膳要点：以健脾理气化痰药食为主，配伍补肾固气之品组成药膳。常用的药食有陈皮、白术、砂仁、胡萝卜、豆蔻、扁豆、牛肚、猪肚、薏苡仁等。

本类药膳药食多数平和，但有部分药物有耗气之弊，不宜久服，以免耗损正气。

■ 三、髓海不足——填精益髓，补益肝肾

辨证内容与治法：

主症：头摇肢体颤动，善忘，甚则痴呆。

兼次症：头晕目眩，耳鸣，记忆力差，或溲便不利，瘛瘲颠倒，言语失序。

舌脉：舌质淡红，舌体胖大，苔薄白，脉沉弱或弦。

治法：填精益髓，补益肝肾。

施膳要点：以填精益髓、滋养肝肾的药食为主组成药膳。常用的药食有枸杞子、天麻、生地黄、熟地黄、菟丝子、猪腰子、羊肾、猪脑等。

本类药膳以滋养肝肾为主要作用，若有表邪不解则不宜适用。

■ 四、气血亏虚——益气健脾，养血补肾

辨证内容与治法：

主症：头摇肢颤，乏力。

兼次症：头晕眼花，心悸而烦，乏力，动则短气懒言，纳呆，自汗出，甚至畏寒肢冷，溲便失常。

舌脉：舌质胖大，舌质淡，苔薄，脉沉细无力。

治法：益气健脾，养血补肾。

施膳要点：以补气、补血药食组成本类药膳。常见的药食有海参、大枣、黄芪、人参、党参、当归、乌鸡等。

应注意以下方面：①虚证不宜骤补，用量不宜过重。②审时进补，顺应阴阳。春夏不宜大进温补，可宜缓补、清补；冬季可温补。

■ 五、瘀血夹风——祛瘀通络，平肝熄风

辨证内容与治法：

主症：手足震颤，肌肉强直。

兼次症：动作减少，迟缓，肢体屈伸不利，时有头部刺痛或头部摇动。

舌脉：舌质暗红，或有瘀点瘀斑，苔薄，脉涩，或细涩，或弦涩。

治法：祛瘀通络，平肝熄风。

施膳要点：本类药膳多选择行血活血之品组成，药食常选桃仁、红花、益母草、当归、丹参、鸡血藤、红糖、鸡蛋、酒等。

本品性温热，阴虚火旺者不宜使用。

以上辨证施膳常见药膳见表 11-1。

药膳的食材虽然选择了药食两用的药材以及常用的食材，但由于 PD 患者仍是患病之人，药材和食材也仍有一定偏性，所以药膳仍需要在有相关专业知识的人员指导下使用。

第四节　兼症药膳

PD 为慢性长期性疾病，患者往往在日常生活中出现其他伴随症状或疾患，如失眠、便秘、食欲不佳、出汗、夜间多尿等。患者日常可配合药膳进行调养，以助改善症状。

■ 一、失眠——养心安神

本类药膳是以滋阴、养血与宁心安神药食为组成的。主要功效是滋阴养血，补益心血，交通心肾，适用于阴血不足，心神失养或虚火内扰心神所致的心神不安病证。常用药食有酸枣仁、柏子仁、桂圆、大枣、百合、小麦、猪心等。药膳方有养心粥、酸枣仁粥、参归炖猪心、人参莲子粥、小麦黑豆夜交藤茶等。

■ 二、纳呆——健脾和胃

PD 患者由于脾胃虚弱，运化失健，导致纳食减少；或者过食肥甘厚腻之品，损伤脾胃，不能运化水谷精微，胃不能受纳腐熟水谷导致纳呆。本类药膳是以芳香健脾、消食化积的药食组成。常用药食有：莲子肉、山药、炒麦芽、炒稻芽、茯苓、粳米、薏苡仁、猪肚等。药膳方有：莲肉淮山粳米糊、山楂粥、白术鸡内金粥、猪肚砂仁汤等。

■ 三、夜间多尿——补肾固尿

PD 患者年老肾虚失藏，精气不固，膀胱失约，则容易出现尿频，夜间多尿。在选择药食上，主要以补肾固尿之山茱萸、益智仁、桑螵蛸、芡实、莲子、猪膀胱等为主要食材，常见药膳方有金樱螵蛸粥、莲子芡实荷叶粥、四味猪脬汤、沙苑子茶等。

■ 四、便秘——润肠通便

便秘的成因很多，有虚也有实。实证多因实热积滞体内，腑气不通所致；

虚证则因年老体虚，久病或重病后出现气血阴阳不足，大肠传导无力所致。帕金森患者便秘以后者因素为多见。但是不论何种便秘，都要遵循"其下者，引而竭之"之法，实证泻热通便，虚证攻补兼施。因此通便类药膳多由泻下导滞、润肠通便之药食组成，常选火麻仁、柏子仁、松子、郁李仁、蜂蜜等。常用的药膳有柏子仁粥、紫苏麻仁粥、桑葚苁蓉汤、芝麻茶等。

■ 五、汗证——益气敛汗

PD患者多汗来源于体虚肺卫不固，或者阴虚有热。常用药食有黄芪、浮小麦、牡蛎、五味子、大枣、太子参、母鸡等。常用药膳有浮小麦粥、羊肚黄芪乌豆汤、大枣乌梅茶等。

以上兼症药膳见表11-2。请在有相关专业知识的人员指导下使用。

表 11-1 帕金森病辨证施膳表单

证型	品种	名称	食材	烹饪方法	注意事项
风阳内动	粥品	山药萸肉粥	淮山 50g，山茱萸 20g，粳米 100g	淮山、山茱萸以水共煎，去渣取汁，后将药汁与粳米同入砂锅，再加入水适量，以文火慢熬成稀粥	湿热、小便淋涩等不宜食用
		石决明粥	煅石决明 30g，粳米 100g	煅石决明打碎，入砂锅加水 200mL 左右，以武火先煎 1h，去渣取汁，加入粳米，再加水 600mL，以文火慢熬成稀粥	1. 本粥性味偏寒，故脾胃虚寒而腹泻者，不宜服用。2. 石决明质重药性不易煎出，故煮粥时应打碎先煎、久煎
		桑葚粥	桑葚 20~30g（鲜者 30~60g），糯米 50g，冰糖适量	先将桑葚去掉长柄，用水浸泡片刻，洗净后与糯米共入砂锅中，加水 400mL 左右，以文火煮至粥将熟时，加入冰糖稍煮一二沸即可	脾胃气虚，腹胀便溏者不宜服用

续表

证型	品种	名称	食材	烹饪方法	注意事项
风阳内动	菜品	虫草红枣炖甲鱼	活甲鱼1只（750~1000g），冬虫夏草10g，大枣20~30g，料酒、生姜、细葱、味精、精盐各适量	1.甲鱼置温热水中，使其排尽尿，剁去头，放入锅中煮沸，捞出剖除内脏，割开四肢，洗净。2.大枣洗干净，开水浸泡片刻；生姜、细葱洗净，姜切片，葱切节。3.甲鱼放入汤碗中，上面放冬虫夏草，大枣、姜片、葱节、料酒、精盐，隔水蒸炖，熟后拣去姜、葱，调入味精即成	脾胃虚寒、食减便溏者不宜食用
		天麻枸杞炖猪脑	猪脑1个，天麻15g，枸杞子20g，精盐、味精各适量	将天麻切成均匀薄片，枸杞子洗净，与猪脑共装入大碗中，置锅里隔水蒸炖，待其熟后，调入少许精盐、味精即成	气血虚弱者慎服
		白鸽枸杞黄精汤	白鸽1只，枸杞子24g，黄精30g，味精、精盐各适量	将白鸽宰杀后，去净毛，剖除内脏，洗净后切成小块，与枸杞子、黄精同入砂锅，加水适量，先用武火烧开，后以文火慢炖至鸽肉熟烂，加入味精，精盐调味即成	中寒泄泻、痰湿内停、气滞痞满者禁服
	药酒	二至益元酒	女贞子60g，旱莲草60g，熟地30g，桑葚子30g	将此4味药捣碎，纱布包好，浸入米酒500g，隔日摇动酒瓶1次，1个月后即可饮用。每次15g，1日2次，以慢啜为好	感冒发热者不宜服用。忌辛辣、生冷、油腻食物
		天麻健脑酒	天麻15g，黄芪10g，党参10g，制何首乌10g，五味子10g，枸杞子10g，茯苓10g	将此7味药，用细纱布袋装好，放入白酒500g中，1个月后即可饮用。每次15~30g，1日2次，以慢啜为好	实证或阴虚火旺忌服。忌辛辣、生冷、油腻食物

续表

证型	品种	名称	食材	烹饪方法	注意事项
风阳内动	药酒	养荣酒	人参 30g，黄精 50g，生地黄 50g，白术 30g，白茯苓 50g，牛膝 20g，菊花 40g，石菖蒲 30g，天门冬 40g，肉桂 20g	将原料用细纱布袋装好，放入白酒 3500g 中，置阴凉干燥处，经常摇动，经 10 日后即可澄清取饮。每次 10g，1 日 2 次，以慢啜为好	实证或阴虚火旺忌服。忌辛辣、生冷、油腻食物
	药茶	枸杞菊花茶	白菊花 10g，枸杞子 15g	将菊花、枸杞子放保温瓶中，用沸水冲泡，加盖闷 10~15min 即可	虚寒泄泻者不宜食用
		天麻药茶	天麻 3g，绿茶 2g	将天麻切成片，和绿茶一起用沸水浸泡 5min 后饮用。代茶，频频饮用，可续水冲泡 3~5 次，每日 1 剂，当日饮完	气血虚弱者慎服
		钩藤茶	钩藤 30g	将钩藤研末，开水冲泡，加盖闷 10~20min。代茶，频频饮用，可续水冲泡 3~5 次，每日 1 剂，当日饮完	脾胃虚寒者慎服
脾虚痰阻	粥品	四仁扁豆粥	薏苡仁、红小豆各20g，冬瓜仁、白扁豆各15g，苦杏仁、白豆蔻各5g，粳米150g	将所有原料洗净，凉水浸泡 1h，将浸泡好的原料倒入砂锅中煮沸，改用小火，熬制至粥稠豆烂即可	脾胃虚寒者慎服
		莲肉粥	莲肉粉 20g，粳米 50g，红糖少许	先将莲子肉晒干碾成细粉，与粳米同如入砂锅，加水用武火煮沸后，改用文火煮至黏稠为度，后放入红糖	凡有外感或实热证者不宜服

续表

证型	品种	名称	食材	烹饪方法	注意事项
脾虚痰阻	粥品	牛肚薏米粥	牛肚100~150g，薏苡仁100g，食盐适量	先将牛肚洗干净，切成细块，与薏苡仁同入砂锅，加水适量，以文火煮粥，待牛肚煮烂，粥将熟时加入少量食盐，搅匀稍煮片刻即可	脾虚无湿，大便燥结慎服
	菜品	白术陈皮鲈鱼汤	鲈鱼1条（500g左右），白术80g，陈皮12g，胡椒粉、盐各适量	鲈鱼去鳞，刮净去肠，洗净；白术、陈皮洗净后放入煲内，加水适量；猛火烧滚后放入鲈鱼，改小火煲2h；下胡椒粉、盐调味即可	阴虚内热或津液亏耗，口渴便秘者不宜食用
		红枣炖兔肉	大枣50g，鲜兔肉200g，味精、精盐各适量。	选色红、个大、肉质厚实的大枣，洗干净备用；将兔肉洗净，切成小块，与大枣一起放瓦锅内，加水炖熟即成	脾胃虚寒者不宜服
		芡实炖老鸭	芡实50g，老鸭1只，料酒、生姜、细葱、味精、精盐各适量	将鸭子宰杀后，去净毛，剁去嘴、鸭爪，剖除内脏，生姜、细葱洗净切碎。将芡实洗净放入鸭腹内，置鸭于砂锅里，加水适量，放入姜、葱、料酒，以武火烧开后，改用文火熬炖至鸭肉熟烂，调入味精、精盐即成	脾胃虚弱，外邪未清，痞胀，便溏者慎服
	药酒	薯蓣酒	薯蓣120g，防风150g，山茱萸120g，人参100g，白术120g，五味子120g，丹参100g，生姜80g，黄酒8kg	将8味药切碎，以纱布袋装好；将药袋放入干净瓶中，倒入黄酒直接浸泡，加盖密封，放于阴凉处；经常摇动，经7日后静置澄明取饮。每日早、晚各饮20~30mL，以慢啜为好	感冒时或腹胀硬满，便下臭秽等邪实中满积滞者，不宜服

续表

证型	品种	名称	食材	烹饪方法	注意事项
脾虚痰阻	药酒	白药酒	白茯苓 15g，白术 15g，山药 15g，天花粉 15g，芡实 15g，牛膝 15g，薏苡仁 15g，白豆蔻 9g，白酒 800g	将诸药加工破碎，用细纱布袋装好，扎紧口备用；将白酒倒入干净瓶中，放入药袋，加盖密封，置放于阴凉处；常摇动，经 7 日后开封，悬起药袋沥尽，再用细纱布过滤一下，贮入瓶中。每日早中晚饭前各温饮 10~20mL，以慢啜为好	感冒时不宜服
		苓术酒	白茯苓 300g，白术 500g，白酒 2kg	将上药加工破碎，装入干净瓶中，倒入白酒，加盖密封，置放于阴凉处；常摇动，经 10~15 天后开封，澄明取饮。每日早中晚饭前各温饮 10~20mL，以慢啜为好	阴虚内热或津液亏耗，口渴便秘者不宜食用
	药茶	山楂荷叶茶	鲜山楂 500g，鲜荷叶 750g	将鲜山楂、鲜荷叶洗净晒干，制成粗末，分装滤袋，每袋 20g，每次取 1 袋，沸水冲泡即可。代茶，频频饮用，可续水冲泡 3~5 次，每日 1 剂，当日饮完	脾虚无积滞者不宜食用
		太子参茶	太子参 6g，麦芽 6g，红茶 3g，红糖 30g	将前 3 味研制成末，用滤袋装好，同红糖放入杯中，沸水冲泡，加盖闷 10min。代茶，频频饮用，可续水冲泡 3~5 次，每日 1 剂，当日饮完	表实邪盛者不宜食用
		滋胃和中茶	竹茹 3g，鲜青果 10 个，川厚朴花、羚羊角各 1.5g	将青果去尖，与余药共捣为粗末，水煎代茶饮用。代茶，频频饮用，可续水冲泡 3~5 次，每日 1 剂，当日饮完	体质虚寒、脾虚腹泻者不宜服用

续表

证型	品种	名称	食材	烹饪方法	注意事项
髓海不足	粥品	天麻猪脑粥	天麻10g，粳米250g，猪脑1个	先将猪脑洗净，切成小块，与天麻、粳米同入砂锅，加水适量，先以武火煮沸，后以文火慢熬至猪脑熟透，粥稠为度	气血虚弱者慎服
		地黄枸杞粥	熟地20g，枸杞20~25g，粳米100g	先将熟地、枸杞共煎取汁，去渣后将药汁与粳米同入砂锅，再加水适量，以文火煮成稀粥	感冒期间及脾胃虚寒者均不宜用
		枸杞羊肾粥	枸杞叶100~150g，羊肉50g，羊肾1只，粳米60~80g，细葱3根，精盐适量	先新鲜羊肾剖洗干净，除去内膜，切成细片；羊肉洗净，切成细肉丁，用枸杞叶煎取药汁后去渣，然后与羊肾、羊肉、粳米同入砂锅，再加入水适量，先以武火将羊肾、羊肉煮烂，粳米开花，后再以文火熬煮，将生姜切碎，待粥将熟时，放入生姜、精盐，搅拌均匀稍煮片刻即成	阴虚火旺，潮热盗汗者不可食用
	菜品	鹌鹑枸杞汤	鹌鹑1只，枸杞子50g，味精、精盐各适量	将鹌鹑宰杀后，去掉毛爪，剖开后除去内脏，冲洗干净切成小块；将鹌鹑肉与枸杞子同入砂锅，加水适量，以武火煮汤，待肉熟后，加入精盐、味精调味即成	便秘者不宜食用
		羊肾黑豆杜仲汤	羊肾1对，黑豆60g，杜仲12g，小茴香3g，生姜10g	将羊肾剖开，除去白色脂膜，清洗干净，切成小片；黑豆洗净泥沙；将黑豆、杜仲、小茴香、生姜先入砂锅加水适量煎煮，待其烧沸后，再下入羊肾续煮，豆烂肾片熟后，饮汤食羊肾和黑豆	脾虚腹胀、肠滑泄泻者慎服

续表

证型	品种	名称	食材	烹饪方法	注意事项
髓海不足	菜品	鹿茸炖羊腰	羊红腰 1 对，鹿茸 5g，菟丝子 15g，八角 2 颗，盐、胡椒粉、料酒、生姜片、葱段、植物油各适量	鹿茸研成细末，菟丝子、八角洗净，装入纱布中封口；葱段、姜洗净。羊腰剖开，去臊膜，洗净切片，入油锅过油取出，将药袋、葱段、姜、料酒、盐同入砂锅，倒入清水，大火烧沸，撇去浮沫，改用小火，入羊腰片、鹿茸粉，炖 1h，用盐、胡椒粉调味即可	阴虚火旺者不宜食用
	药酒	巴戟菟丝酒	巴戟天 50g，菟丝子 50g，白酒 1kg	将上药加工破碎，装入干净瓶中，倒入白酒，加盖密封，置放于阴凉处；常摇动，经 10~15 天后开封，澄明取饮每日早中晚饭前各温饮 10~15mL，以慢啜为好	阴虚火旺，五心烦热，感冒者慎用
		地杞血藤酒	熟地黄 60g，枸杞子 60g，制何首乌 60g，鸡血藤 60g，当归 60g	将 5 味药制成粗末，用细纱布袋装好，放入白酒 2500g 中，密封浸泡 14 天后，滤过去渣，装入净瓶中。每次 20g，1 日 2 次，以慢啜为好	实证或外邪未解者忌服
		山萸苁蓉酒	山茱萸 30g，肉苁蓉 60g，淮山药 25g，杜仲 40g，川牛膝 30g，菟丝子 30g，熟地黄 30g，巴戟天 30g，白茯苓 30g，泽泻 30g，五味子 35g，远志 30g，白酒 2.5kg	将诸药制成粗末，用细纱布袋装好，放入白酒坛中，加盖密封，放置阴凉干燥处。每日摇动数次，浸泡 15~20 天后，即可开封澄明取饮。每日早、中、晚各温饮 15~20mL	实证或外邪未解者忌服

续表

证型	品种	名称	食材	烹饪方法	注意事项
髓海不足	药茶	虫草茶	冬虫夏草 2g	将干燥的虫草放入杯中，加盖闷 5min 即成，可续水冲泡 3~5 次。代茶，频频饮用，可续水冲泡 3~5 次，每日 1 剂，当日饮完	有表邪者慎服
		豆麦茶	黑豆 30g，浮小麦 30g，莲子 7 个，黑枣 10g	将黑豆、浮小麦、莲子、黑枣洗净，放入砂锅中，加水煎汤，去渣取汁。代茶，频频饮用，每日 1 剂，当日饮完	实热积滞者忌服
		杜仲当归茶	杜仲、绿茶各 10g，当归 5g	将原料研成末，用滤袋装好，每袋 6g，煎汤取汁。代茶，频频饮用，可续水冲泡 3~5 次，每日 1 剂，当日饮完	阴虚火旺者慎服
气血亏虚	粥品	海参粥	海参 5~10g，粳米 100g	先以温水将海参浸泡数小时，剖洗干净，切成细片，与粳米同砂锅，加水 500~800mL，以文火煮至参烂粥稠为度	脾虚不运，外邪未尽者禁服
		红枣羊骨糯米粥	大枣 20~30 枚，羊胫骨 1 根，莲子肉 15g，糯米 50g，红糖适量	先将羊胫骨打碎，熬汤取汁，后与大枣、莲子肉、糯米同入砂锅，再加入水适量，以文火煮粥，待粥熟时，加入红糖，搅拌均匀稍煮片刻即可	湿盛腹胀者忌用
		参芪白莲粥	人参 6g（或党参 11~15g），黄芪 25g，大枣 15 枚，白莲肉 50g，粳米 50~80g	先将人参、黄芪用清水 1000mL，以文火煎取浓汁 200mL 左右，去渣后将药汁与去核之大枣、莲肉、粳米同入砂锅，再加水适量，慢熬成粥	阴虚阳亢，骨蒸潮热，火郁内实之证忌服

续表

证型	品种	名称	食材	烹饪方法	注意事项
气血亏虚	菜品	益寿鸽蛋汤	枸杞子 15g，龙眼肉 12g，制黄精 15g，冰糖 30g，鸽蛋 2 个	将枸杞子、龙眼肉、黄精洗干净，黄精切碎，同入砂锅加水约 750mL，煮沸 15min 后，再把鸽蛋打破下入锅内，同时放冰糖，稍煮片刻即成	脾胃虚弱，痰湿积饮者不宜多食
		当归枸杞鸡汤	鸡肉 250g，制首乌 15g，当归 15g，枸杞子 15g，味精、精盐各适量	将鸡肉洗净，切成小块。制首乌、当归、枸杞用纱布袋装好，扎紧备用；将药袋与鸡块同入砂锅，加水适量，先以武火烧沸，后用文火慢炖，至鸡肉熟烂，除去药袋，加入味精、精盐调味即成	湿盛中满、大便溏泄者忌服
		参药猪腰	猪腰 500g，党参 20g，当归 15g，炒山药 30g，酱油、麻油、醋、细葱、生姜、味精、白砂糖适量	将猪腰对半切开，除去腰臊和白筋，冲洗干净备用；将党参、当归、山药去渣切片研成细末；生姜、细葱洗净切碎；将猪腰、中药末放入砂锅中，加适量清水，放入葱、姜，先用武火烧开，后用文火煮熟，然后取出猪腰晾凉，切成薄片；将酱油、麻油、味精、白砂糖和醋一起调味成汁，将猪腰片蘸着汁食用	阴虚阳亢，骨蒸潮热，火郁内实之证忌服
	药酒	天门冬五精酒	枸杞子 250g，松针 300g，黄精 200g，白术 200g，天门冬 250g，糯米 1.5kg，细曲 600g	将糯米淘净蒸煮后，将枸杞子、松针、黄精、白术、天门冬药物煎汤煮汁后兑入糯米和细曲末，搅拌后密封坛中，21 日后即可饮用。1 次 10~20g，1 日 2 次，以慢啜为好	感冒时不宜服用

续表

证型	品种	名称	食材	烹饪方法	注意事项
气血亏虚	药酒	加味八珍酒	人参 10g，当归 25g，白术 25g，五加皮 60g，白芍 20g，胡桃肉 30g，云茯苓 15g，生地黄 30g，川芎 10g，大枣 30g，甘草 12g，黄酒 5kg	将大枣去核，其他药加工粗碎，共装入绢袋中，扎紧；将酒倒入坛内，放入药袋，然后置文火上煮沸，约 90min 后取下，待温后加盖密封；将药坛埋入较潮湿的干净土中，约 5 昼夜后取出，置放于阴凉干燥处，经 7 日后开封，去掉药袋，即可取饮。每日早、中、晚各温饮 10~15mL	感冒时不宜服用
		参茸酒	人参 20g，鹿茸 20g，枸杞子 30g，黄芪 30g，生地黄 25g，制何首乌 30g，麦冬 25g，茯苓 20g，白酒 2.5~3kg	以上药制成粗末，用细纱布袋装好，放入白酒坛中，加盖密封，放置阴凉干燥处。每日摇动数次，浸泡 10~15 天后，即可开封澄明取饮。每日早、中、晚各温饮 10~15mL	感冒期间及脘腹胀满，舌苔厚腻者不宜饮用
	药茶	花生红枣茶	花生米（连红皮）20~30g，大枣 20g	将以上 2 味煮汤代茶饮。代茶，频频饮用，可续水冲泡 3~5 次，每日 1 剂，当日饮完	体寒湿滞及肠滑便泄者慎服
		龙眼茶	龙眼肉 5~10 枚	将龙眼肉放入碗中，隔水蒸熟取出，再放入茶杯中，开水冲泡。代茶，频频饮用，每日 1 剂，当日饮完	腹胀或有痰火者不宜服用
瘀血夹风	粥品	当归粥	当归 15g，大枣 5 枚，粳米 50g，白砂糖适量	用温水将当归浸泡，加水 200mL 左右，煎浓汁约 100mL，去渣取汁，与粳米、大枣入砂锅，加水 300mL 左右，以文火煮至米开汤稠为度，放入白糖，稍煮一二沸	食欲不振，脘腹胀满，便溏泄泻，舌苔厚腻者，不宜服

续表

证型	品种	名称	食材	烹饪方法	注意事项
瘀血夹风	菜品	四物炖鸡汤	母鸡1只（约1.5kg），当归10g，熟地黄10g，白芍10g，川芎8g，料酒、胡椒粉、生姜、细葱、味精、精盐、清汤各适量	将鸡宰杀后，剁去脚爪，剖腹清除内脏，冲洗干净，入沸水锅中汆一下。将当归、熟地、白芍、川芎洗净，切成薄片，用纱布袋装好，扎紧口；生姜、细葱洗净，姜切片，葱切节，备用。将砂锅置武火上，掺入清汤，放入鸡，药袋烧开后，撇去浮沫，加料酒、姜、葱，改用文火炖至鸡肉烂熟，骨架松软，拣去药袋、姜、葱不用，加入精盐、味精、胡椒粉调好味即成	脾胃虚弱者不宜多食
		当归烧狗肉	狗肉1.5kg，当归30g，肉桂10g，鲜橘叶10g，料酒、酱油、菜油、味精、精盐各适量	先将狗肉洗干净，放入清水锅内煮开后，除去血水腥味，切成方块，橘叶洗净捆成把备用；将炒锅置武火上，下菜油烧至七成热时，放入狗肉煸炒，煸干水分后，烹入料酒继续炒片刻，加酱、精盐炒均匀后，加清水、当归、肉桂、橘叶烧开，再一并倒入砂锅内，以文火煨至狗肉熟烂，拣去桔叶、当归、肉桂，调入味精即成	湿盛中满、大便溏泄者忌用
		狗脊酒	狗脊25g，丹参25g，黄芪25g，制附片18g，川牛膝25g，独活25g，川芎20g，草薢25g，白酒1.5kg	将上药加工破碎，用细纱布装好，扎紧装入酒坛中，倒入白酒，加盖密封，置放于阴凉处；常摇动，经10~15天后开封，澄明取饮。每日早中晚饭前各温饮10~20mL，以慢啜为好	肾虚有热，小便不利，或短赤，口苦舌燥者慎服

续表

证型	品种	名称	食材	烹饪方法	注意事项
瘀血夹风	菜品	杜仲独活酒	杜仲25g，独活15g，当归15g，川芎15g，干地黄15g，丹参20g	将以上诸味制成粗末，放入绢袋中，浸泡低度白酒1kg中，酒坛密封，7日后即可饮用。每次20~30g，每日2次，以慢啜为好	阴虚火旺者慎服
	药茶	首乌丹参蜜糖饮	制首乌15g，丹参15g，蜂蜜25g	先将制首乌、丹参洗干净，同入砂锅加水适量熬煎汤汁，然后去渣留取药汁，蜂蜜调入搅拌均匀服食	大便溏泄及有湿痰者慎服；忌铁器
		川芎核桃茶	绿茶9g，核桃仁15g，川芎2g	上3味入茶壶以沸水冲泡。代茶，频频饮用，可续水冲泡3~5次，每日1剂，当日饮完	痰火积热或阴虚火旺者忌服
		香附川芎茶	香附、川芎、茶叶各3g	将上述药加水适量，煎煮后去渣。代茶饮用，每日1次	痰火积热或阴虚火旺者忌服

表 11-2 帕金森病兼症施膳表单

证型	品种	名称	食材	烹饪方法	注意事项
失眠	粥品	养心粥	党参20g，麦冬10g，茯神10g，大枣10枚，粳米100~150g，红糖适量	将党参、麦冬、茯神、大枣共煎，取汁，后将药汁与粳米同入砂锅，再加水适量，以文火煮熬，待粥将熟时，加入红糖，搅拌均匀稍煮片刻即可	凡一切实证、热证忌用
		酸枣仁粥	酸枣仁30~45g，粳米50g，红糖适量	将酸枣仁捣碎，用细纱布袋包好，加水浓煎取汁备用；将粳米入砂锅加水文火煮粥，待米半生半熟时，加药汁搅拌均匀，慢熬成粥，待粥熟时，加入红糖，稍煮片刻即可	内有痰火及湿滞饮停者忌用；热食，适量

续表

证型	品种	名称	食材	烹饪方法	注意事项
失眠	粥品	龙眼肉粥	龙眼肉 20g,大枣 10 枚,粳米 100g,白糖适量	分别将龙眼肉、大枣、粳米洗净,放入砂锅内,加水适量,先以武火煮沸,再以文火煮至粥熟,加入糖调味即成	内有痰火及湿滞饮停者忌用;热食,适量,用量过大可致中满气壅
	菜品	参归炖猪心	党参 40g,当归 20g,猪心 1 个,味精、精盐各适量	将猪心剖开去除油脂,洗干净;将当归、党参、猪心放入砂锅内,加水适量。文火炖至熟烂,加入味精、精盐调好味即可	内有痰火及湿滞饮停者忌用
		人参莲子汤	白人参 10g,莲子肉(去心)20g,冰糖 30g	将白人参、莲子肉放在碗内,加干净水适量泡发,再加入冰糖。将盛药物的碗置锅内,隔水蒸 1h 左右。喝汤吃莲子肉	感冒期间及脘腹胀满,舌苔厚腻者不宜饮用
		小麦红枣猪脑汤	猪脑 1 具,小麦 30g,大枣 10 个,白糖、黄酒适量	洗净小麦放入锅内,加入清水,小火煮半小时;将洗净的猪脑、大枣与黄酒一并放入锅中同煮,煮沸后加入白糖再小火煮半小时即可	湿盛腹胀者忌用
	药茶	葡萄干枸杞子茶	葡萄干 30g,枸杞子 15g	将葡萄干、枸杞子洗净,同放入杯中,用沸水冲泡,加盖闷 15min 即成。代茶饮,可续水冲泡 3~5 次	阴虚内热、胃肠实热或痰热内蕴者慎服
		小麦百合茶	小麦 50g,生龙骨 30g,百合、生地、大枣(去核)各 10g,甘草 5g	生龙骨入锅加入清水,先武火煮沸,再转文火续煮 15~20min,然后将洗净的小麦、百合、大枣、甘草入锅同煮,1h 后离火,去渣取汁,代茶饮	脾虚有寒者不宜服用
		小麦黑豆夜交藤汤	小麦 60g,黑豆 30g,夜交藤 20g	将小麦用纱布袋装好,黑豆、夜交藤洗净,三种同入砂锅,加水适量,煮取浓汁服用	脾虚腹胀,肠滑泄泻者慎用

续表

证型	品种	名称	食材	烹饪方法	注意事项
纳呆	粥品	莲肉淮山粳米糊	莲子肉（去心）250g，淮山药250g，粳米250g，茯苓250g，白砂糖适量	先将莲肉、淮山、茯苓、粳米，分别烘干研为细末，搅拌均匀备用。每次取50g，加水适量，煮熟为糊，调入适量白砂糖即成	实热积滞大便燥结者忌服
		栗子粥	栗子粉30g，糯米50g，食盐适量	先将栗子去壳切成片晒干，磨成细粉，将栗子粉与糯米同入砂锅，加水500mL左右，以文火煮粥，待粥将熟时，加入少量食盐，搅拌均匀稍煮片刻即成	脾胃积滞者慎服
		茯苓山药粥	茯苓15g，山药15g，粳米50g	将茯苓、山药研为细末，与粳米一同放入砂锅内，加入适量冷水，煮成稀粥	湿盛中满或有实邪、积滞或便秘者不宜食用
	菜品	牛肚枳壳砂仁汤	牛肚250g，炒枳壳12g，砂仁5g，味精、精盐各适量	牛肚刮洗干净，切块；砂仁捣碎，与枳壳一起用细纱布袋装好，扎紧备用；将药袋与牛肚片同入砂锅，加水适量，先以武火烧开，后用文火慢炖至肚片熟烂，捞出药袋不用，加入精盐、味精调味即成	阴虚有热者禁服
		红枣煨肘	猪肘1kg，红枣200g，冰糖150g，酱油、生姜、细葱、料酒、味精、精盐、清汤各适量	将猪肘除去残毛，刮洗干净，入开水中氽一下，去血腥味；将生姜、细葱、红枣分别洗干净，姜、葱切碎；将冰糖入锅溶化，炒成深黄色糖汁；将猪肘子放入砂锅，加入清汤适量，以武火烧开后，撇去浮沫，放入姜、葱、冰糖汁，加料酒、红枣、精盐，用文火慢炖至肘子熟烂，捞出药袋不用，加入味精，淋上酱油调味即成	湿盛苔腻、脘腹胀满者忌用

续表

证型	品种	名称	食材	烹饪方法	注意事项
纳呆	菜品	胡萝卜淮山鸡内金汤	胡萝卜250g，淮山药30g，鸡内金15g，红糖适量	将胡萝卜洗净，切成小块；鸡内金洗净备用；将胡萝卜与山药、鸡内金同入砂锅，加水适量熬汤，约半小时后，加入适量红糖，稍煮片刻即成	脾虚无积者慎用
	药茶	橘茹饮	橘皮、竹茹、柿饼各30g，生姜3g，白糖适量	将橘皮、竹茹、柿饼、生姜置于砂锅内，煮沸后文火再煮20min，去渣取汁，白糖调味即可代茶频饮	当温服之
		神曲丁香茶	神曲15g，丁香1.5g	将二药同入杯中，用沸水冲服，加盖，约20min即成。温热代茶饮	胃阴虚者不宜
		健脾茶	橘皮10g，炒山楂3g，生麦芽、荷叶各15g	取橘皮、荷叶切丝，与炒山楂、生麦芽同置锅内，加水适量，武火煮沸后文火煮半小时，过滤取汁去渣即成。代茶频饮	不可长期食用
夜间多尿	粥品	金樱螵蛸粥	金樱子15g，桑螵蛸15g，粳米100g	将金樱子、桑螵蛸去净灰渣，以水共煎，去渣取汁，后将药汁与粳米同入砂锅，再加水适量，文火共煎成粥	素有湿热不宜慎服
		莲子芡实荷叶粥	莲子肉60g，芡实60g，糯米50g，鲜荷叶1张，冰糖适量	先将荷叶洗净，切细，以水煎取浓汁约150mL，去渣后与莲子肉、芡实同入砂锅，再加入清水适量，以文火煮，待粥将熟时，加入冰糖，搅拌均匀稍煮片刻即可	食滞不化者慎用

续表

证型	品种	名称	食材	烹饪方法	注意事项
夜间多尿	粥品	益智仁粥	益智仁 5g，糯米 50g，食盐适量	先将益智仁研成细末备用；将糯米入砂锅，再加入清水 450mL 左右，以文火煮，待粥将熟时，加入益智仁粉末，加入食盐，搅拌均匀稍煮片刻即可	邪毒未清者慎用
	菜品	酒炒鸡肠	鸡肠 1~2 具，白酒、精盐、味精各适量	将鸡肠内壁翻至外面，或者剪开，用盐水搓揉后清洗干净，切成小段，油炒将熟，加入适量白酒再稍炒片刻，调入精盐、味精即成	实证、邪毒未清者慎用
		三黑猪脬汤	黑补骨脂 30g，黑芝麻 15g，黑豆 30g，猪膀胱 1 个，精盐、味精各适量	将补骨脂、黑芝麻、黑豆用冷水浸泡 2~3h 后，沥干；将猪膀胱洗净，然后将以上 3 味药物装入猪膀胱中，用线缝合好，放置砂锅里文火清炖至熟，加入少许精盐、味精调味即成	皮肤疮毒、湿疹者忌服
		四味猪脬汤	益智仁 30g，淮山药 30g，芡实 30g，莲子肉 30g，猪膀胱 1 个，精盐、味精各适量	益智仁加水煎煮，去渣取汁，以药汁把芡实、山药、莲子肉浸泡约 90min；将猪膀胱洗净，然后将以上 3 味药物装入猪膀胱中，用线缝合好，放置砂锅里先用武火烧开后改为文火慢炖至熟，加入少许精盐、味精调味即成	食滞不化者慎服
	药茶	沙苑子茶	沙苑子 10g	将沙苑子洗净后捣碎，用开水冲泡代茶饮	相火偏旺之遗精，膀胱湿热之淋浊禁服

续表

证型	品种	名称	食材	烹饪方法	注意事项
便秘	粥品	柏子仁粥	柏子仁 10~15g，粳米 100g，蜂蜜适量	柏子仁去壳，捣烂，与粳米同入砂锅，加水 600~800mL，以文火煮粥，待粥将熟时，将蜂蜜调入，搅拌均匀稍煮片刻即可	便溏、腹泻、痰多或呕吐者忌服
		松子仁粥	松子仁 30g，粳米 50g，蜂蜜适量	先将松子仁捣烂，与粳米同入砂锅，加水 400mL，以文火煮粥，待粥将熟时，将蜂蜜调入，搅拌均匀稍煮片刻即可	咳嗽痰多者不宜食用
		紫苏麻仁粥	紫苏子 10~15g，麻子仁 10~20g，粳米 80g	先将紫苏子、麻子仁捣烂，然后加水慢熬，滤去药汁去渣，再与粳米同入砂锅，加水适量，以文火煮粥即可	方中麻子仁虽为甘平之品，但服用不可过量
	菜品	桑葚苁蓉汤	桑葚子 30g，肉苁蓉 20g，黑芝麻 15g，炒枳壳 10g	将桑葚子、黑芝麻洗净，与肉苁蓉、枳壳同入砂锅，加水适量煎汤饮服	实热便结者禁用
	药茶	决明苁蓉茶	决明子、肉苁蓉各 10g，蜂蜜适量	将决明子炒熟研为细末，与肉苁蓉共以开水冲泡，滤液，加入蜂蜜。频频代茶饮	不宜长期食用
		芝麻茶	黑芝麻 500g	将芝麻炒香研成细末，加淡盐水适量调成稀糊。每日 2 次，每次约 30g，以红茶水冲服	下元不固而见便溏者，以及皮肤疮毒、湿疹、瘙痒等忌用
		蔗汁蜂蜜饮	新鲜甘蔗 300g，蜂蜜 30g	将鲜甘蔗洗净，削去外皮，切碎捣烂，取汁，加蜂蜜调匀即成。日服 1 次	甘蔗要黑皮甘蔗，脾胃虚寒者慎用

续表

证型	品种	名称	食材	烹饪方法	注意事项
汗证	粥品	浮小麦粥	浮小麦粉 20g，糯米 50g	先将浮小麦去除杂质，漂洗后晒干，炒后研为细粉备用；将糯米入砂锅，加水 450mL，以文火煮粥，待粥将熟时，将浮小麦粉调入粥中，搅拌均匀稍煮片刻即可	虚脱汗出者忌用
	菜品	羊肚黄芪乌豆汤	羊肚 1 个，黄芪 30g，黑豆 50g，精盐、味精各适量	先将羊肚用盐水刷干净内壁附着物，再用清水冲洗干净，切成小片将羊肚片与黄芪、黑豆同入砂锅，加水适量，先用武火烧沸，后以文火慢慢炖煮，待羊肚片熟后，加入味精、精盐调味即成，分次饮汤食羊肚	外感时邪或有素热证禁服
		牛肉北芪浮小麦汤	鲜牛肉 250g，北黄芪 30g，浮小麦 30g，淮山 15g，生姜 10g，大枣 10 枚，精盐、味精适量	先将牛肉洗净，切成小块，其余药物捡去杂质洗净；将牛肉与诸药同入砂锅，加水适量，先用武火烧沸，后改为文火慢炖，至牛肉熟烂后，加入味精、精盐调味即成	外感时邪或有素热证禁服
		麻鸡敛汗汤	麻黄根、牡蛎、肉苁蓉各 30g，净母鸡 1 只，食盐、味精适量	将鸡宰杀，去毛、头、足及内脏，洗净，与麻黄根同入砂锅，加水适量；文火煮至鸡烂，去鸡骨、药渣，再加洗净的肉苁蓉、牡蛎，续煮至熟；添加食盐、味精调味	本方药性偏温，阴虚盗汗及亡阳之大汗淋漓，均非本方所宜

续表

证型	品种	名称	食材	烹饪方法	注意事项
	药茶	大枣乌梅汤	大枣 20g，乌梅 20g，冰糖适量	将大枣、乌梅洗净，入砂锅加水适量，文火煎取浓汁，兑入冰糖溶化即成	外有表邪或内有实热积滞者不宜服用
		白术叶茶	白术叶 5~8g	将白术叶揉碎为末，开水冲泡。频频代茶饮	阴虚内热者不宜食用
		参麦茶	太子参 10g，浮小麦 15g	将 2 味药放入保温杯中，用开水冲泡代茶饮	不宜作为虚脱重证的主方

（陈松怡　陈淑娇）

第十二章 DISHIERZHANG
帕金森病的康复

帕金森病由于病理生理的因素可导致一系列功能障碍，并呈进行性发展，还会出现不同程度的并发症，给家庭和社会带来沉重的负担。因此，在帕金森病药物治疗的同时早期介入康复治疗，可改善患者的功能障碍水平，延缓病情发展，提高患者的日常生活能力及生活质量。

第一节　帕金森病主要功能障碍

PD 起病隐袭，进展缓慢，初发症状以震颤最多，症状常从一侧上肢开始，逐渐扩展至同侧下肢、对侧上肢及下肢，四肢症状常不对称，即呈"N"字形进展。

■ 一、运动功能障碍

1. 静止性震颤所致功能障碍

震颤是本病最常见的首发症状，多自一侧上肢远端开始，拇指和食指呈"搓丸样"震颤，节律 4~6 次 / 秒，安静或休息状态下出现或明显，随意运动时减轻或停止，精神紧张时加剧，入睡后消失。随病情发展，大约几个月到数年后震颤逐渐波及同侧下肢及对侧上、下肢，最后可出现下颌、唇、舌及颈部的震颤。部分患者尤其是高龄老人可不出现震颤。患者可出现随意运动受限、手指精细活动能力下降。

2. 肌强直所致功能障碍

本病所引起的肌强直是由于锥体外系受损伤致。强直多自一侧上肢的近端开始，逐渐蔓延至远端、对侧及全身，多表现为伸肌和屈肌张力同时增高。由于肢体及躯干的屈肌群和伸肌群均受累，被动运动时阻力增高程度始终一致，故称之为"铅管样肌强直"（leadpipe rigidity），若合并有肢体震颤则表现为"齿轮样肌强直"（cogwheel rigidity）。由于这些肌肉的强直，常出现特殊的姿态，头部前倾，躯干俯屈，上肢肘关节屈曲，前臂内收，腕关节伸直（路标现象），指间关节伸直，拇指对掌（猿手），髋关节和膝关节略弯曲。肌强直限制了患者的活动程度，早期出现明显的笨拙，患者心理上有残疾感，后期患者全身肌肉僵硬成为主要的问题。

3. 动作迟缓

由于随意运动的减少以及运动幅度的减少，导致患者动作启动困难，随意动作缓慢，各种主动运动减少。如面部肌肉强直，表情肌活动减少，双眼凝视，瞬目减少，而呈现"面具脸"（masked face）；由于手及前臂肌肉的强直，手部精细活动障碍，书写时越写越小，尤其是在行末时写得特别小，呈"写字过小征"（micrographia），且由于手指精细动作变慢，握拳、松拳动作不协调，扣纽扣、系鞋带等困难，从而严重影响患者的日常生活。

4. 姿势步态异常

步行障碍是 PD 患者最突出的表现。早期表现为下肢拖曳、上肢自动摆臂减少，随病情进展出现双上肢伴随动作较少或消失，行走时步幅缩短、步伐变慢，起步困难。有时患者表现为突然不能抬起双脚，好像双脚被粘在地上一样，称为"冻结"（freezing）现象，多见于转弯、通过狭窄的通道或要到达目的地时。患者一旦启动后即以极小的步伐前冲，不能及时停步或转弯，称为"慌张步态"（festinating gait）。晚期，患者由卧位、坐位起立困难，从而严重影响患者的日常生活能力。

二、高级脑功能障碍

PD 患者精神症状发生率亦较高，精神活动缺乏，性格顽固，常抑郁、幻视、妄想，思维迟钝或易激动。认知功能障碍主要表现在记忆力及注意力下降，信息处理过程能力低下，记忆障碍主要是顺序关系的短期记忆障碍，后期常表现为痴呆、孤独、与他人接触少的倾向。高级脑功能障碍是影响康复治疗效果的重要不利因素。

■ 三、构音障碍

因口、咽和腭肌运动障碍，患者吞咽活动减少，发声缓慢、不协调，语调变低，发音吃力，甚至吐词不清，部分伴有鼻音化构音和语速的变化，可伴有流涎和吞咽困难。

■ 四、自主神经功能障碍

自主神经功能紊乱较多见，主要表现为多汗、流涎、顽固性便秘、体位性低血压，面部皮脂腺分泌过多等。

■ 五、继发性功能障碍

主要是由于少动及肌强直继发引起的功能障碍，包括肌肉萎缩、关节挛缩、驼背畸形、骨质疏松、心肺功能下降、周围循环障碍、压疮等。其中，周围循环障碍可表现为轻至中度的足及踝部水肿，睡眠后可消失；营养状态不良常表现为无力、疲劳；心肺功能下降表现为心排血量减少及心动过速，由于肋间肌强直及驼背畸形使胸廓扩张受限，导致肺活量明显降低，运动时呼吸急促。这样的患者有呼吸系统并发症的危险，如肺炎，这是致死因素之一。

第二节　帕金森病康复评定

在对 PD 患者进行康复治疗前，必须对患者的全身状况进行综合全面评估，首先是确定患者现有的各种功能状况；其次是阐明功能障碍的原因；最后是确定康复治疗目标及制订个体化康复方案。

■ 一、运动功能评定

1. 肌力评定

通常采用徒手肌力测定（manual muscle testing，MMT）来判断肌肉的力量。

PD 患者多伴有肌张力增高，MMT 不能敏感地察觉肌力的下降，可采用等速测试或等长测试的方法评估肌力。

2. 肌张力评定

大多采用 Ashworth 痉挛量表或改良 Ashworth 痉挛量表。

3. 关节活动度评定

由于肌肉强直、关节活动减少,关节及周围组织粘连,PD 患者关节活动受限。因此做关节活动度评价，需要评定主动关节活动度和被动关节活动度。测量所使用的仪器设备通常为：通用量角器、电子量角器、指关节测量器等。

4. 平衡功能评定

由于 PD 患者基底神经核多巴胺分泌细胞的枯衰，其平衡和姿势控制能力退化，并伴进行性运动功能减退。原发性 PD 患者的平衡功能，尤其是站立平衡是其康复评价中的关键。康复评定中常用的方法包括主观评定和客观评定两个方面。主观评定以观察和量表为主，客观评定主要是指平衡测试仪评定。

（1）简易评定法：可通过观察患者静态平衡和动态平衡来评估。静态平衡法，如 Romberg 检查法、强化 Romberg 检查法；动态平衡法指坐、站立时移动身体，在不同条件下行走，如足跟碰足趾、足跟行走、足尖行走、走直线、走标记物、侧方走、倒退走、走圆圈等。

（2）量表评定法：由于不需要专门的设备，评定简单，应用方便，临床应用广泛。目前信度和效度较好的量表主要有 Berg 平衡量表（Berg balance scale）、Tinnetti 量表、Brunel 平衡量表以及"站起－走"计时测试等。

（3）平衡测试仪：是近年来国际上发展较快的一种定量评定平衡能力的仪器，可精确地测量不同状态下人体重心位置、移动的面积和形态，以此评定平衡功能障碍或病变的部位和程度。

5. 姿势评定

观察患者静态、动态的姿势变化。根据动作模式姿势反射的检查，评定其是否能完成正确的姿势反射。患者自然站立,观察患者头、颈、躯干、四肢的姿势，是否存在头部前倾、躯干俯屈、肩内收、肘关节屈曲、腕关节伸直、前臂内收、髋关节和膝关节弯曲的情况。推动患者，是否有向一侧或向后跌的倾向，或整个身体坐下。可利用平衡仪及三维动作分析系统进行姿势的分析。

6．步行能力评定

PD 患者步幅变小是其步态异常的主要原因，小步、拖曳步态是 PD 的特征性异常步态。临床通常采用定性分析和定量分析法。

（1）定性分析：主要通过目测患者的步态做出判断，其准确性或可靠性与评定人员技术水平和临床经验有直接关系。一般采用自然或习惯步态，来回步行数次，治疗师通过前面、侧面和后面进行反复观察。需要注意全身姿势和步态是否协调，包括步行节律是否均匀，双上肢摆臂是否协调，重心转移是否稳定、流畅、对称，诸关节姿态与角度、患者神态与表情是否自然，以及辅助装置（矫形器、助行器）的作用是否起效等。

（2）定量分析：是借助器械或专门设备对步态进行运动学和动力学的分析，数据较定性分析更为准确。包括足印法、动力学分析等。

足印法是步态分析最早期和简易的方法之一。检测时在患者足底涂上墨汁，患者走过铺上白纸的步行通道（一般为 4~6m），留下足迹，通过测量便可以得到相关数据。也可以在黑色通道上均匀撒上白色粉末，让患者赤足通过通道，留下足迹。

动力学分析法是通过对步行时足底作用力和反作用力的强度、方向和时间进行分析的一种方法，以此发现步态异常的原因。如，利用测力平台分析患者身体运动时的垂直力和剪力，并与运动学参数结合分析内力，或通过表面肌电图反映运动中肌肉的活动模式。

二、言语功能评定

PD 的言语障碍是一种运动减少型构音障碍，表现为音调单一、音量减弱、声音嘶哑、发声吃力、不协调、言语清晰度下降等，部分伴有鼻音化构音和语速的变化。Frenchay 构音障碍评定法是国际上常用的构音器官功能检查法，我国张清丽、汪洁等依据汉语特点，对 Frenchay 构音障碍评定法进行了修改。该评定法包括 M 反射、呼吸、唇、颌、软腭、喉、舌、言语 8 个大项和 29 个分项，每个分项按损伤严重程度分为 a~e 五级，a 为正常，e 为严重损伤，根据 a 级所占的比例评定构音障碍的程度。

■ 三、吞咽功能评定

1. 洼田饮水试验

洼田饮水试验是最常用的吞咽功能评估试验之一。对意识清楚、认知正常，能够按医生指令完成动作的患者可以进行此试验。方法是让患者取坐位，嘱患者将 30mL 温水一口咽下，观察并记录饮水情况，根据表 12-1 进行评定。

表 12-1　饮水吞咽功能评定

得分	患者的情况
1 分	可一口喝完，不超过 5s 的时间，无呛咳、停顿
2 分	可一口喝完，但超过 5s 的时间；或是分两次喝完，无呛咳、停顿
3 分	能一次喝完，但有呛咳
4 分	分两次以上喝完，且有呛咳
5 分	常发生呛咳，难以全部喝完

说明：1 分为正常；2 分为可疑有吞咽障碍；3 分及 3 分以上则确定有吞咽障碍。

2. 藤岛一郎吞咽障碍分级（表 12-2）

表 12-2　藤岛一郎吞咽障碍评价标准

分级	患者的情况
1 级	吞咽困难或不能，适于训练
2 级	大量的误咽，咽下困难或不能
3 级	改变条件后误咽减少
4 级	可少量进食
5 级	单餐进食，部分营养可经口摄取
6 级	三餐都可经口进食摄取营养
7 级	可咽下食物，三餐都可摄取
8 级	除了特别难以吞咽的食物外，三餐都可经口摄取
9 级	可以咽下普通食物，需要临床观察和指导
10 级	正常摄食吞咽能力

此外，还可以进行 4 级划分。重度：1~3 级，不能经口进食；中度：4~6 级，经口进食和辅助营养；轻度：7~9 级，能经口进食；正常：10 级，摄食吞咽能力正常。该标准既可作为初期评价，也可作为目标评价。

3．才藤吞咽障碍 7 级评价法

7 级：正常范围。摄食咽下没有困难。这种程度不需治疗。

6 级：轻度问题。摄食咽下有轻度问题，摄食时有必要改变食物的形态，如因咀嚼不充分需要吃软食，但是口腔残留的很少，无误咽。这种程度不一定要进行咽下训练。

5 级：口腔问题。主要是吞咽口腔期的中度或重度障碍，需要改善咀嚼的形态，吃饭的时间延长，口腔内残留食物增多。摄食吞咽时，需要他人的提示或者监视，无误咽。这种程度是吞咽训练的适应证。

4 级：机会误咽。用一般的方法摄食吞咽有误咽，经过调整姿势或一口量的调整和咽下代偿后，可以充分的防止误咽。咽下造影亦无误咽，仅有多量咽部残留，水和营养主要经口腔摄取，有时吃饭需要选择调整食物，有时需要间歇性的静脉补充营养。这种程度需要积极地进行咽下训练。

3 级：水的误咽。有水的误咽，使用误咽防止法也不能控制，改变食物形态有一定的效果，吃饭只能咽下食物，但摄取的能量不充分。多数情况下需要静脉补充营养，全身长期的营养管理需要考虑胃造瘘，如果能采取适当的摄食咽下方法，同样可以保证水分和营养的供给。这种程度还有可能进行直接咽下训练。

2 级：食物误咽。有误咽，改变食物的形态没有效果，水和营养基本上由静脉供给，长期管理应进行积极的胃造瘘。单纯的静脉营养可以保证患者的生命稳定性。这种程度者任何时候均可进行间接训练，但直接训练需要在专门机构进行。

1 级：唾液误咽。连唾液都产生误咽，有必要进行持续的静脉营养，由于误咽难以保证患者的生命稳定性。并发症的发生率很高，不能试行直接训练。

这种评价方法尽管也有不完善的地方，但由于它不需要复杂的检查手段，使评价的方法更加简单，而且该评价把吞咽障碍的症状和相对应的治疗措施结合起来，对临床指导的价值更大。

4．辅助检查

为正确评价吞咽功能，了解是否存在误咽可能及误咽发生的时期，必须借助影像学检查、内窥镜、超声波等手段。

（1）录像吞咽造影法（videofluoroscope swallow study，VFSS/ VF）：是目前最可信的误咽评价检查方法。它是借助 X 线及录像设备，利用含钡食物记录患者咽和食管在吞咽活动时的情况。将钡剂调成流质或半流质，在坐位及30°~60°半坐位对患者进行吞咽检查。检查对观察吞咽反射、软腭、舌骨、舌根的活动、喉头的上抬和闭锁、咽壁的蠕动、梨状隐窝及会厌上凹的残留物非常有用，对确定有否误咽，更是不可或缺。一般常把呛咳看作是发生误咽的表现，但是有些老年、危重患者，其喉头、气管的感觉功能低下，即使发生误咽亦不会出现呛咳，有 30%~40% 的患者无呛咳，所以仅仅依靠临床观察是难以作出正确评价的。通过 VF 检查，还可以鉴别吞咽障碍是器质性还是功能性，确切掌握吞咽障碍与患者体位、食物形态的相应关系，可显示咽部的快速活动及食管的蠕动、收缩的程度和速度以及钡剂流动的量、方向，梨状隐窝及会厌谷的残留物等细节，对功能和动力性病变的诊断有重要的价值。

（2）纤维内镜吞咽功能检查（flexible endoscopic examination of swallowing，FEES）：是通过纤维内镜直接观察吞咽时咽部的活动，了解下咽和喉部吞咽时解剖结构的变化，确定咽部吞咽及吞咽中的感觉功能是否正常，有无明显的误吸等。

（3）吞咽压检测：是将装有压力传感器的测压管经鼻腔插入口咽部，以测定吞咽时口咽内压力或（和）口咽活动的快慢。但由于食管上括约肌结构不对称，咽部的快速运动，故此法可能更适用于监控吞咽障碍的康复。

（4）肌电图（electromyography，EMG）：对吞咽障碍患者进行口咽部肌电图检查时，可以将表面电极置于颏下肌群，包括下颌舌骨肌、颏舌骨肌和舌骨下肌等，记录患者在吞咽水和唾液时的肌肉活动，评估吞咽时肌力的强弱及肌肉活动持续时间。此外，表面电极 EMG 还可用于吞咽障碍的生物反馈治疗。

（5）超声波检查：进行超声波检查时，将探头放在喉咽部肌肉周围，观察与吞咽有关的骨及软骨的轮廓和声影。由于导致吞咽障碍和误吸的主要因素为喉部上提及内收活动障碍，而超声波检查能显示喉部运动功能减弱细节，因此也可用于吞咽障碍的评估。

■ 四、认知心理功能评定

常用的智力测验量表有韦氏智力量表（wechsler adult intelligence scale，WAIS）和简明精神状态量表（mini-mentalstateexamination，MMSE）；情绪评定分为抑郁和焦虑的评定，常用的抑郁评定量表有汉密尔顿抑郁量表（hamilton depression scale，HAMD）、Beck 抑郁问卷（beck depression inventory，BDI）和抑郁状态问卷（depression status inventory，DSI）等；常用的焦虑评定量表有焦虑自评量表（self-rating anxiety scale，SAS）、汉密尔顿焦虑量表（hamilton anxiety scale，HAMA）。

1．韦氏智力量表

韦氏智力量表是当今国际心理学界广泛使用，信度、效度较好的量表。我国学者修订韦氏成人智力量表（WAIS-RC）适用于 16 岁以上成人，包括语言量表（verbal scale，VS）和操作量表（performance scale，PS）两部分，共 11 个分测验。

2．简明精神状态量表（MMSE）

该量表内容覆盖定向力、记忆力、注意力、计算力、语言能力和视空间能力，简单、易操作，强调在检查全面的基础上尽可能短小以利于筛检使用。因此，此表主要用于痴呆的筛查。

3．汉密尔顿抑郁量表

该量表的测试内容有 24 个项目，大部分按无、轻度、中度、重度、很重 5 级评为 0~4 分；少数项目按无、轻中度、重度 3 级评为 0~2 分。

4．汉密尔顿焦虑量表

该量表用于测量焦虑症以及患者的焦虑程度，是当今用得最广泛的焦虑量表之一。

■ 五、日常生活活动能力评定

常用评定量表为 Barthel 指数（barthel index，BI）和功能独立性评定（functiona lindependence measure，FIM）量表。

■ 六、综合评定

1. 韦氏帕金森病评定量表（Webster's Parkinson disease evaluation form）

此表是由 Webster 于 1968 年首次提出，而后经过改良，是经典的帕金森病评定方法。它以 9 项记分评级，每项分为 4 级，正常 0 分，轻度不正常 1 分，中度不正常 2 分，重度不正常 3 分，总分为每项累加分。0~9 分为轻度受损，10~18 分为中度残损，19~27 分严重进展阶段（表 12-3）。

表 12-3　韦氏帕金森病评定量表

临床表现	生活能力	记分
手动作	不受影响	0
	精细动作减慢、取物、扣纽扣、书写不灵活	1
	动作中度减慢、单侧或双侧各动作中度障碍、书写明显受影响，有"小字症"	2
	动作严重减慢、不能书写、扣纽扣、取物显著困难	3
强直	未出现	0
	颈、肩部有强直、激发症阳性，单侧或双侧腿有静止性强直	1
	颈、肩部中度强直，不服药时有静止性强直	2
	颈、肩部严重强直，服药仍有静止性强直	3
姿势	正常，头部前屈，< 10cm	0
	脊柱开始出现强直，头前屈达 12cm	1
	臀部开始屈曲，头前屈达 15cm，双侧手上抬，但低于腰部	2
	头前屈＞ 15cm，单侧、双侧手上抬高于腰部，手显著屈曲，指关节伸直、膝开始屈曲	3
上肢协调	双侧摆动自如	0
	一侧摆动幅度减少	1
	一侧不能摆动	2
	双侧不能摆动	3
步态	跨步正常	0
	步幅 44~75cm 转弯慢，分几步才能完成，一侧足跟开始重踏	1

续表

临床表现	生活能力	记分
步态	步幅 15~30cm，两侧足跟开始重踏	2
	步幅 < 7.5cm，出现顿挫步，靠足尖走路转弯慢	3
震颤	未见	0
	震颤幅度 < 2.5cm，见于静止时头部、肢体，行走或指鼻时有震颤	1
	震颤幅度 < 10cm，明显不固定，手仍能保持一定控制力	2
	震颤幅度 > 10cm，经常存在，醒时即有，不能进食和书写	3
面容	表情丰富，无瞪眼	0
	表情有些刻板，口常闭，开始有焦虑、抑郁	1
	表情中度刻板，情绪动作时现，激动阈值显著增高，流涎，口唇有时分开，张开 > 0.6 cm	2
	面具脸，口唇张开 > 0.6cm，有严重流涎	3
言语	清晰、易懂、响亮	0
	轻度嘶哑、音调平、音量可、能听懂	1
	中度嘶哑、单调音量小、乏力呐吃、口吃不易听懂	2
	重度嘶哑、音量小、呐吃、口吃严重、很难听懂	3
生活自理能力	能完全自理	0
	能独立自理，但穿衣速度明显减慢	1
	能部分自理，需部分帮助	2
	完全依赖照顾，不能自己穿衣进食、洗刷，起立行走，只能卧床或坐轮椅	3

2．Yahr 分期评定法

此法是目前国际上较通用的 PD 病情程度分级评定量表，它根据功能障碍水平和能力障碍水平进行综合评定，可根据不同程度制订相应的康复方案（表 12-4）。

表 12-4　Yahr 分期评定法

分期	日常生活能力	分级	临床表现
一期	正常生活无需帮助	I	仅一侧障碍
		II	两侧肢体或躯干障碍，但无平衡障碍
二期	日常生活需部分帮助	III	出现姿势反射障碍的早期症状，身体功能稍受限，仍能从事某种程度工作，日常生活有轻中度障碍
		IV	病情全面发展，功能障碍严重，虽能勉强行走、站立，日常生活有重度障碍
三期	需全面帮助	V	障碍严重，不能穿衣、进食、站立、行走，无人帮助则卧床，或在轮椅上生活

3. 帕金森统一评分量表（Unified Parkinson disease rating scale，UPDRS）

此表属于 PD 的专用评定量表之一，常用作评估患者的疾病进展、对药物反应和康复治疗疗效。该量表包括 6 个分量表，第 1 分量表用于判断 PD 患者的精神活动和情感障碍；第 2 分量表用于判断 PD 患者的日常生活能力；第 3 分量表用于判断 PD 患者的运动功能；第 4 分量表用于判断 PD 患者治疗的并发症；第 5 分量表用于判断 PD 患者病程中的疾病发展程度；第 6 分量表用于判断 PD 患者在"开"时相和"关"时相的活动功能。每部分分为 5 级指数，从 0~4 级。0 级是正常，4 级是最严重。通过该量表的评判可对患者的运动、日常生活能力、病程发展程度、治疗后的状态、治疗的副作用和并发症等方面作出客观的评判。

第三节　帕金森病康复治疗

康复治疗在 PD 的综合治疗中占有重要的地位。虽然药物治疗和康复治疗不能改变 PD 患者的最终结局，但在通过药物缓解症状的同时进行康复治疗，对于改善患者的运动能力、减少意外损伤、提高患者的生活质量具有重要的临床意义。PD 康复治疗应遵循"方式分级选择、难度宜简不宜繁、运动量宜小不宜大、运动时间宜短不宜长"的原则。

■ 一、康复目标

1. 长期目标

预防和减少继发性损伤和功能障碍的发生；教会患者应用代偿策略；维持最大限度的功能水平；帮助患者和家属调整心理状态；提高生活质量。

2. 短期目标

促进所有关节的充分运动，预防挛缩；促进运动的启动过程，改善运动的速度、灵巧性及协调能力；增强姿势、平衡反应及安全意识；改善步行能力；进行扩胸训练，增大肺活量；维持和改善耐力；教会患者和家属节省体能技术；改善或维持患者日常生活自理能力；帮助患者对功能障碍进行心理调适和生活模式的调整。

■ 二、康复治疗

（一）运动疗法

帕金森病的康复治疗以运动疗法为主，针对 PD 的运动障碍以及由此产生的继发性功能障碍，如肌萎缩、心肺功能降低、脊柱畸形、周围循环障碍、压疮、直立性低血压等采取相应治疗及预防措施。

1. 关节活动范围训练

目的是维持和改善全身各关节的活动范围，防止关节及其周围组织粘连和挛缩。主要针对颈、肩、肘、腕、指、髋、膝、躯干，在患者耐受范围内采取主动与被动活动各关节，同时配合短缩肌肉和肌腱持续牵伸，预防和改善受限的关节。胸廓采用关节松动训练可以维持或改善胸壁、躯干的活动度，进一步改善患者的呼吸功能。通过对 PD 患者四肢、肩胛、躯干、骨盆采取神经肌肉本体促进技术（proprioceptive neuromuscular facilitation，PNF）进行治疗，可以改善患者关节活动度，加强近端关节的控制，提高步行功能。

2. 松弛训练

训练开始时动作要缓慢，运动时要有节律，从被动运动到主动运动；从小范围运动逐渐进行到全关节范围运动；柔缓的来回摇动和有节律的运动促使全身肌肉松弛，从而改善患者的运动模式，尤其是躯干的旋转能力。

（1）坐位的松弛运动：①左、右同向缓慢、有节奏地晃动双下肢，同时用一只手向对侧身体侧方的容器内递送物体。②左、右同向缓慢、有节奏地晃动双下肢，同时缓慢、反方向地转动双肩。

（2）仰卧位的松弛运动：①仰卧屈髋、屈膝，双手十指交叉置于胸前，头缓慢向左侧转动，双下肢向右侧转动。然后再做相反动作，重复以上运动。②仰卧屈髋、屈膝，双肩外展 45°，肘屈曲 90°，左上肢做外旋运动和左肩向外转动，右上肢做内旋运动和右肩向内转动。然后再做相反动作，重复以上运动。③仰卧屈髋、屈膝，两侧肩外展 90°，肘屈曲，左上肢做外旋运动，带动头缓慢地向左侧转动，而双膝向右侧转动，然后右上肢做外旋运动，带动头缓慢地向右侧转动，而双膝向左侧转动。重复以上运动。

以上动作每天训练，每次 3 组，每组 10 次。

3. 肌力训练

PD 患者近心端肌群可能更容易在早期受累，而且受累程度较远心端为重。肌力训练的重点是胸肌、腹肌、腰背肌及股四头肌等近心端大肌群，同时配合躯干屈肌、腘绳肌和跟腱的牵伸，以形成更好的姿态并维持肌肉长度的平衡，这样对于改善姿势、步态、吞咽、言语及保证患者活动安全非常重要。临床常用的训练方法有：徒手训练法、功率自行车、弹力带、哑铃等。

4. 平衡训练

PD 患者肌强直，姿势异常，重心转移困难，常常导致无法保持某体位下的平衡，易跌倒。因此，治疗师需要训练患者坐、站、行中的平衡功能，当重心发生偏移时，能够做出正确的姿势调整。

（1）坐位平衡训练：①患者取坐位，治疗师调整患者身体姿势，先做头部运动保持平衡，患者可向上、向左、向右旋转。②患者将双上肢交叉平举，躯干直立，治疗师在前方引导患者向不同方向运动或让患者向不同方向伸手去抓取物品。③治疗师在后方压迫一侧骨盆，患者被动躯干旋转，或令患者抵抗治疗师的阻力旋转。

（2）站立位平衡训练：①在平行杠内保持站立或平衡（静态和动态），同时重心转移，抛球练习。②患者站立时双足分开 25~30cm，重心向左右、前后移动，或单腿支撑平衡训练。训练中可以让患者先在软垫上进行站立训练过渡到硬质地面训练，由静态平衡过渡到动态平衡训练。③平衡板站立训练。④站立位躯干左右旋转训练等。

（3）虚拟现实平衡游戏训练：虚拟现实（virtual reality，VR）技术已广泛应用于康复临床。虚拟现实游戏可提供动静态结合姿势控制活动，对 PD 患者的躯干控制、重心转移等进行训练，可调整 PD 患者躯干节段性对线，有效改善四肢的协调能力，改善踝关节控制。同时游戏中的视觉反馈可以让患者在视觉跟踪的基础上，获知自身在空间里的定位及运动方位，从而协调身体位置。

5. 步行功能训练

主要纠正患者摆臂减少，步行拖曳、步伐变慢，起步困难等功能，提高患者步行的协调性、灵活性，保证安全性。

（1）上下肢协调性训练：①步行训练前，训练患者站立时双目向前看，身体站直，保持良好的起步姿势；支撑相初期足跟先着地，再全脚掌着地，后期小腿三头肌正确用力并控制踝关节；摆动相踝关节尽量背屈，跨步要慢，上肢协调大幅度摆动，上下肢保持协同一致，也可作左右转向、前后迈步、侧方迈步的训练等。②站立位，治疗师双手分别拉住患者双手，或治疗师手持两根体操棒，让患者持另一端，在治疗师引导下患者建立正确的步行节奏和姿态。

（2）步行控制训练：包括：①步行节律训练，利用音乐节律或鼓点节奏、喊口令等有节奏的训练方式，促使患者加快步行启动和速度。教会患者适当的足跟到足趾行走模式，配合双臂摆动。治疗师在患者步行时，有节奏地喊口令或击掌，让患者按照一定的节律向前迈步，可以缓解"冻结"现象。②利用视觉诱导法，用有色布条或物品在地面等距离处做好鲜明标志，患者利用视觉调整步幅和迈步动作。

（3）重心控制训练：①患者正立位，治疗师纠正不良姿势，让患者体会躯干挺直立正的感觉。治疗师左右、前后轻推患者，患者在稳定支撑面上体会下肢承重的变化。②跨越障碍物练习，利用障碍物进行大步行走，注意重心在两足之间的转移。

（4）转身训练：患者转身时，采取较大弧度的圈而非原地旋转，避免失去平衡及姿势稳定性，从而减少跌倒的风险。借助语言和视觉提示指导患者有意识地迈大步，可以帮助患者克服冻结现象和慌张步态。

其他具体练习还应包括做有氧活动以提高耐力，强化背伸肌和腹部肌肉力量从而使站立姿势更笔直，并牵伸躯干。

6. 呼吸训练

帕金森病患者主动运动减少，持续肌张力增高，姿势异常，腹肌减弱，胸廓活动度下降，多呈现腹式的缺乏胸廓运动的浅呼吸，继而诱发肺活量降低、限制性呼吸障碍。具体训练方法有：①胸廓运动。②呼吸训练，教会患者深呼吸训练，深吸气后，可屏住呼吸，使气体充斥整个胸腔，达到增大胸腔的目的。鼓励患者最大限度地延长呼气时间，尽可能长时间地发"f"或者"s"，通过延长呼气时间，增加呼吸肌活动度从而增加呼吸容量、声门下气流压和声强。

7. 面部动作训练

针对 PD 患者表情肌动作减少，如有意识地做皱眉、鼓腮、噘嘴、露齿、吹哨、睁眼闭眼、抬眉等口面部动作，辅以大声讲话、朗读或唱歌，每一个音尽量发准确，加上呼吸训练可有效改善"面具脸"和语言功能。

8. 帕金森病康复体操

包括面肌训练、头颈部屈伸旋转训练、躯干屈伸旋转训练、四肢训练、站立位训练、步行训练等，是目前 PD 临床行之有效的辅助治疗手段。

（二）作业疗法

PD 患者肢体功能障碍严重影响患者的日常生活能力以及生活质量。应根据患者功能状况水平结果，进行日常生活活动的指导。疾病的早期，主要通过维持粗大或精细协调活动、肌力、身体姿势和心理状态，实现日常生活活动自理，尽可能保留原有的习惯、兴趣和爱好，与家人、社会正常交往。后期随着病情的发展，患者的活动能力逐渐受限，应积极采取节省体能技术，减少患者的疲劳和功能损害，最大限度地维持其原有的功能和活动能力，加强日常活动的安全性防护。

1. 穿脱衣服

鼓励患者自行完成穿衣、系鞋带、扣纽扣、拉拉链等日常活动。治疗中，要指导患者选择安全、省力、舒适的体位（一般为坐位）和技巧完成穿脱衣服。

应选择易穿脱、重量轻、保暖、舒适的衣物；选择穿脱方便、舒适、鞋底有弹性、摩擦力大的鞋，以增加步行的稳定性。

2.个人卫生

尽可能保留患者的卫生修饰习惯。患者抓握牙刷、梳子困难时，可通过加粗手柄的方式达到方便抓握的目的，或使用电动牙刷，在浴室铺防滑垫，安装扶手，选择安全、舒适的沐浴方式等。

3.如厕

包括转移入厕、脱裤、坐下、站起、局部清洁、整理衣裤、冲洗等过程。由于患者用药后易便秘，鼓励患者每天饮水量应不少于 3000mL。坐站困难者，可在坐便器四周安装扶手，卫生纸、冲厕开关尽量置于患者易于获取处。

4.进食

PD 患者进食速度一般会减慢，但只要能完成应鼓励其自行进食，进食困难者，应选择易咀嚼、吞咽的温热食物，少量多次。应教会患者减少震颤影响的适应性技术，如在上肢不靠身体的情况下使用双手端茶杯；以肘部为活动轴，完成将勺子从盘子至放入口中的动作。必要时，可选择适宜的餐具并配合必要的辅助器具。

5.移动和转移

（1）坐椅转移：坐椅选择适合患者身体放松、进食、伏案工作的高度，底座坚实，靠背牢靠，扶手高低适中。坐椅转移困难者可稍前倾，便于患者站起。可进行坐站转换练习：患者背对椅子，双手支撑坐椅扶手支撑身体向后坐下；将臀部移至坐椅前缘，上身向前移（使鼻尖超过足尖），两足稍分开其中一足后移，膝屈曲向前，双手支撑推压扶手站起。

（2）床上转移：床的高度、硬度要适中，不影响平卧时身体转动。①翻身：头先转向一侧，然后屈腿，用足支撑床面，同时对侧手跨过躯干用力抓住床缘，随之骨盆转动，完成翻身。②从卧位转移到坐位：一手抓住床缘，双下肢移向同侧床边，双小腿自然垂于床边，同侧肘用力撑起身体，另一只手用力拉住床边保持身体稳定坐起。③从坐位至卧位，要完成的动作与②相反即可，还可抬高床头或在床上方系一根绳子供患者牵拉，以提高患者的起床能力。

6. 家务活动

尽量按照患者原有的生活习惯合理安排和计划家务活动，保证室内温暖、舒适，去除任何可能绊倒患者的障碍物（如地毯、脚垫等）。指导患者采用简单、容易操作、省力的方法完成各种活动，例如借助辅助装置和设施帮助患者完成日常活动；对环境和家具进行适当改造；使用系扣器、穿袜器、取物器、腿支撑架等。同时对患者家属进行康复指导，使其与患者之间的配合更密切，尽量做到在给予最小帮助的情况下让患者自理。

（三）物理因子疗法

（1）低频经颅磁刺激（repetitive transcranial magnetic stimulation，rTMS）：是通过时变磁场在颅内产生感应电流，刺激皮质神经元和（或）神经纤维从而达到治疗作用的一种技术。PD 患者中枢运动传导时间缩短，通过低频经颅磁刺激可以延长中枢运动传导时间从而改善临床症状。

（2）温热疗法：热疗可以缓解 PD 患者肌强直的症状，包括蜡疗、红外线治疗、短波疗法、蒸汽熏蒸疗法等。温水浴和漩涡浴对缓解肌强直也有一定疗效。

（3）功能性电刺激：通过刺激支配肌肉的神经使肌肉收缩，可以帮助患者完成某些功能，如手的抓握、步行、吞咽等。

（四）构音训练

患者由于面部肌肉强直，发音肌群出现发音不协调，表现为言语功能障碍。常规言语治疗包括面肌训练，唇舌运动、发声、音量、韵律、语速、呼吸控制等方面的训练。治疗前，先放松颈部肌群，基础训练方法包括放松训练、构音运动训练、发音训练、呼吸训练、环境补偿、节奏训练、克服鼻音化训练等。具体方法有：鼓腮训练、舌唇运动、唱歌训练和励 – 协夫曼言语治疗（Lee Silverman voice treatment，LSVT）技术等。

LSVT 技术始于 20 世纪 80 年代末，主要是针对 PD 的言语障碍进行的康复治疗。该技术基于 PD 患者言语障碍可能存在的发病机制，治疗训练包括重复式发音训练和阶梯式发音训练，通过提高音量，增加发声运动的幅度，改善发声运动障碍的感知能力。LSVT 注重高强度的训练，同时兼顾呼吸的控制，从而达到改善长期言语交流的目的。此外，有研究表明在常规言语治疗的同时配合延迟听觉反馈仪和语音放大设备等，可提高患者言语交流能力。

（五）吞咽训练

PD 患者吞咽障碍通常是由于舌的控制力丧失和咀嚼肌运动障碍致食团推动无力，咽肌收缩延迟、口腔容纳功能减退的结果，因此，吞咽障碍多发生于口腔准备期和口腔期。具体方法有吞咽功能肌肉的训练、空吞咽练习、舌灵活性训练等，也可通过选择适宜的代偿方式提高进食的安全性。

（六）认知训练

PD 患者认知障碍的发生通常十分缓慢。早期受影响的认知功能包括注意力、记忆力、学习能力、执行功能及视觉空间功能，晚期最终进入痴呆状态。执行功能损害是 PD 最突出的认知损害。虽然患者信息处理可能变慢，但言语功能及推理能力似乎得以幸免。目前对于 PD 患者表现的认知障碍还没有成熟的康复训练方法，但尽量减少应用可引起精神错乱的药物是非常重要的预防措施。

（七）心理疗法

PD 患者中抑郁症的患病率占 40% ~50%，表现为更容易出现内疚感或自责的悲伤情绪，甚至有自杀倾向，但真正的自杀率较低。在药物治疗的基础上，患者、家人及照顾者要给予更多的心理支持，鼓励患者正确对待疾病，解除消极、悲观、抑郁、不安情绪。根据患者社会背景、文化层次、兴趣爱好不同而采取个体化的治疗措施。具体方法有：①培养患者多方面的兴趣，如阅读、唱歌、运动、书写、针织、种植花草等，转移患者注意力，加强与外界的沟通，在社会活动中实现自我价值的提升。②创造轻松安静环境：避免情绪激动、紧张、焦虑，在选用以情制情法、文娱疗法和音乐疗法时，总以轻快、幽雅为宜，用色彩疗法时选用冷色、粉红色，使精神安静。③科普宣教：采取认知疗法，让患者了解自身疾病，鼓励患者正确对待疾病，树立积极乐观的态度，配合治疗。

（八）康复工程

为防止畸形，可让患者穿戴适当的矫形器；为防止患者跌倒，为患者配备适合的步行辅助器具，注意调整助行器的高度，避免患者驼背；嘱患者睡硬板床；调整写字台高度，使患者在直腰和保持头颈部稍屈曲的体位下工作；房间地板无障碍，墙壁安装扶手等。

（九）中医康复疗法

PD 在中医上一般归于"颤振""振掉""肝风"等范畴，病理基础是肝肾阴虚，气血两虚，也是形成风、火、痰、湿、瘀的基本根源。病位在脑，病变主要脏腑在肝，并与脾、肾关系密切。病性属本虚标实。治则为滋肾益气养血，祛风通络。

1. 针灸疗法

（1）体针：治疗原则为柔肝熄风，宁神定颤。可采用泻法，虚症可加灸。主要配穴有：风阳内动者，加肝俞、三阴交；痰热风动者，加丰隆、阴陵泉；气血亏虚者，加气海、血海；髓海不足者，加悬钟、肾俞；阳气虚衰者，加大椎、关元。

（2）头针：针刺穴位选择舞蹈震颤区、运动区、足运感区。常取顶中线、顶旁 1 线、顶旁 2 线，头针常规针刺。

（3）耳针：取肝肾、皮质下、缘中、神门、枕。每次选用 3~5 穴，毫针刺法，或压丸法。

（4）穴位注射：常取天柱、大椎、曲池、阳陵泉、足三里、三阴交、风池等。每次选用 2~3 穴，选择当归注射液或丹参注射液、黄芪注射液、10% 葡萄糖注射液等，每穴注射 1~2mL。

2. 推拿

主要运用于肢体躯干强直、震颤症状，面部按摩有助于改善面部表情。

3. 传统运动疗法

如气功、太极拳等，可促进血气运行和化生，养心怡神定志，疏通经脉筋骨，有益于预防、延缓本病的发生，改善发病后患者的生活质量。

第四节　帕金森病康复教育

PD 的康复治疗是一个长期的过程，除了在专业机构内的康复治疗训练外，患者在家中继续进行自我护理与康复训练是必不可少的。同时，患者家属应给予充分的心理支持与鼓励，使患者拥有良好的心境和家庭的理解与支持以延缓病程进展。

（一）日常护理

患者因震颤和不自主运动，出汗多，易造成皮肤刺激，导致皮肤破损和继发感染，故应勤洗勤换，保持皮肤卫生；晚期卧床的患者要按时翻身，做好皮肤护理，预防压疮。四肢活动不灵时，加床栏，使用拐杖预防跌倒。

（二）心理指导

随着功能障碍逐渐加重，影响日常生活自理能力，多数患者受忧郁和焦虑等精神方面等困扰。因此，家属应注意尊重患者，鼓励其表达以及倾听他们的心理感受，最大程度地满足其心理和精神上的需求，提供良好的亲情氛围，减轻他们的心理压力。

（三）安全护理

指导病人避免登高和操作高速运转的机器，不要单独使用煤气、热水及锐利器械，防止意外受伤，避免让病人进食带刺的食物和使用易碎的器皿；外出时需要人陪伴，尤其是精神智能障碍者其衣服口袋内要放置写有病人姓名、住址和联系电话的"安全卡片"或佩戴手腕识别卡，以防走失。

（四）饮食指导

低盐、低脂、适量优质蛋白的易消化饮食，如鱼类、芝麻等；多食用高纤维、新鲜蔬菜及水果，如芹菜、香蕉等；选择易咀嚼的食物，如面条、稀粥等；尽量避免刺激性食物，如辣椒，并戒烟戒酒。

（五）康复训练指导

鼓励患者维持和培养兴趣爱好，坚持适当的运动和体育锻炼，做力所能及的家务等，可以延缓身体功能障碍的发生和发展，从而延长寿命，提高生活质量，病人应树立信心，坚持主动运动，如散步打太极拳等，保持关节活动的最大范围，加强日常生活作训练，进食、穿脱衣服等应尽量自理，卧床病人应协助被动活动关节和按摩肢体，预防关节僵硬和肢体挛缩。

（六）自我修饰指导

指导病人进行如鼓腮、伸舌、撅嘴、龇牙、吹吸等面肌功能训练，可以改善面部表情和吞咽困难，协调发音，督促进食后及时清洁口腔，随身携带纸巾擦尽口角溢出的分泌物，注意保持个人卫生和着装整洁等，以尽量维护自我形象。

（七）照顾指导

本病为无法根治的疾病，病程可长达数十年，家庭成员身心疲惫，经济负担加重，容易产生无助感，医护人员应关心病人家属，倾听他们的感受，理解他们的处境，尽力帮他们解决困难，走出困境，以便给病人更好的家庭支持。照顾者应关心体贴病人，协助进食、服药和日常生活的照顾，督促病人遵医嘱正确服药，防止错服，漏服，细心观察，积极预防并发症和及时识别病情变化。

（八）就诊指导

定期门诊复查，动态了解血压和肝肾功能、血常规等指标，当病人出现发热、外伤、骨折和运动障碍，精神智能障碍加重时，及时就诊。

（刘芳　谢雪榕）

第十三章 DISHISANZHANG
帕金森病的护理

帕金森病是一种慢性病，患者在生理、心理、社会适应能力等方面与其他人群有不同之处，尤其是患者往往有多种疾病共存，因此，要求护理人员要树立整体护理的观念，为患者提供多层次、全方位的护理，以提高患者的生活质量，体现生命的意义和价值。

第一节　护理评估

全面收集主、客观资料对 PD 患者进行综合评估，便于护理人员随时观察病情变化，及时了解和掌握患者的功能状态，制订完善的计划和长期随访。

一、病史

（一）患病及治疗

（1）患病经过：起病形式、主要症状和体征、病因或诱因、伴随症状及相互关联、特点与发生时间、有无外伤、压疮、感染等。

（2）检查及治疗经过：既往检查、治疗经过及效果、治疗用药情况、有无不良反应。

（3）既往史：有无头部外伤、脑肿瘤、手术史；有无相关感染病史；有无高血压、糖尿病、心脏病、高脂血症、甲状腺功能亢进症、风湿病、血液病、颈椎病、腰椎管狭窄等病史。

（二）目前主要不适

有无意识障碍、精神障碍、言语障碍、吞咽障碍、认知障碍、脑神经障碍（如抽搐、瘫痪、麻木、复视）、睡眠异常、营养失调及括约肌功能障碍等。

（三）心理状况

（1）疾病知识：患者对疾病的性质、过程、防治及预后知识的了解程度。

（2）心理状况：了解疾病对患者日常生活、学习和工作有何影响，患者能否面对现实、适应角色转变，有无焦虑、恐惧、抑郁、孤独、自卑等心理反应及其程度。

（四）生活史和家族史

（1）个人史：了解患者的生长发育史和主要经历，包括出生地、居住地、文化程度、性格特点、职业及工作性质，是否到过疫区，有无疫水接触史，家庭或职场是否接触化学物质，女性患者应询问月经史和生育史。

（2）生活方式：了解患者的工作、学习、生活与睡眠是否具有规律性，日常生活活动的能力及其依赖照顾程度，是否需要提供辅助及辅助的性质。

（3）饮食方式：平日饮食习惯及食欲，食物组成及数量；有无特殊食物的喜好或禁忌，有无烟、酒嗜好，吸烟的年数及量，饮酒的年数、种类及每天的量；有无特殊饮食医嘱及遵从情况，有无冶游、吸毒及药物滥用史，是否有过应急事件及有无食物过敏等。

（4）家族史：家族中聚集现象。

■ 二、身体评估

（一）日常生活活动能力

日常生活活动是指维持生存及适应生存环境每天必须反复进行的最基本、最具有共性的活动，包括运动、自理、交流及家务活动。用 Barthel 指数评定［具体评估内容详见表 13-1 Barthel 指数（BI）评定量表］。Barthel 指数总分 100 分，60 分以上者有轻度功能障碍，生活基本自理；41~60 分有中度功能障碍，生活需要很大帮助；40 分以下有重度功能障碍，大部分日常生活需要他人照护；20 分以下生活完全需要帮助。

（二）运动功能

运动是指骨骼肌的活动，包括随意运动和不随意运动。随意运动受大脑皮质运动区支配，由椎体束主理；不随意运动由椎体外系主理。

（1）肌肉容积：检查肌肉的外形、体积，有无萎缩、肥大及其部位、范围和分布，确定是全身性、偏侧性、对称性还是局限性。肌肉萎缩多表现为肌张力低下；肌肉隆起、硬度增加多表示肌张力增加。

（2）肌张力：肌张力是指肌肉在静止松弛状态下的紧张度。检查主要触摸肌肉的硬度和被动活动时有无阻力，如有无关节僵硬、活动受限和不自主运动，被动活动时的阻力是否均匀一致等。肌张力低下可见于下运动神经元疾病、脑卒中早期、急性脊髓损伤的休克期等。

（3）肌力：肌力是受试者主动运动时肌肉收缩的力量。检查肌力主要采用两种方法：①嘱患者随意活动各关节，观察活动的速度、幅度和耐久度，并施以阻力与其对抗。②让患者维持某种姿势，检查者施力使其改变。肌力的评估采用 0~5 级共 6 级肌力记录法（具体分级详见表 13-2 肌力的分级）。肌力异常不仅标志着肌肉本身的功能异常，往往提示支配该肌肉的神经功能异常，在评估肌力的同时应检查腱反射是否亢进、减退或消失，有无病理反射。

（三）平衡功能

平衡是指人体在日常活动中维持自身稳定性的能力，当各种原因使身体重心偏离稳定位置时，四肢及躯干有意识或反射性活动以恢复身体直立稳定的能力。观察患者在站立、坐位和行走时是否能静态维持、动态维持和抵抗轻外力作用维持平衡；判断有无协调障碍、平衡障碍，发现影响因素，预测可能发生跌倒的危险性，同时注意患者有无不自主运动及其形式、部位、程度、规律和过程，以及与休息、活动、情绪、睡眠、气温等的关系。通过对平衡功能的跟踪监测，有助于及早发现障碍，对可能发生的危险情况进行预测并及时采取有效的预防措施（具体评估内容详见表 13-3 Tinetti 平衡量表）。

（四）步态功能

步态是指行走、站立的运动形式与姿态。观察患者卧、坐、立和行走的姿势，注意起步、抬足、落足、步幅、步基、方向、节律、停步和协调动作的情况。患者卧床时是否被动或强迫体位，如能否在床上向两侧翻身或坐起，是否需要协助、辅助或支持等。痉挛性偏瘫步态常见于脑血管意外或脑外伤的恢复期；慌张步态是帕金森病的典型症状之一；摇摆步态（肌病步态）常见于进行性肌营养不良症；慢性乙醇中毒、多发性硬化以及多发性神经病可有感觉性共济失调步态等（具体评估内容详见表 13-4 Tinetti 步态量表）。

（五）吞咽功能

吞咽动作是一个复杂的过程，包括随意控制的吞咽始动阶段和随之发生的一系列反射性吞咽运动阶段。吞咽困难是食物从口腔至胃贲门运送过程中受到阻碍的一种症状，进食后即刻或 8~10 s 内出现咽部、胸骨后的停滞或梗死感。可由咽、食管或贲门的功能性或器质性梗阻引起，吞咽困难的最常见症状是误吸（具体评估内容详见表 13-5 医疗床旁吞咽评估量表）。

（六）全身情况

评估营养和皮肤情况，注意皮肤有无发红、皮疹、破损、水肿；观察有无构音和呼吸的异常。

■ 三、环境评估

（一）居家安全评估

对预防 PD 患者跌倒和其他意外事件的发生具有重要的意义。首先评估居家环境中是否有妨碍与不安全的因素，如地面是否平坦、有无台阶等障碍、有无管线或杂物放置，厨房设备是否安全，煤气炉旁有无易燃物品，浴室是否有防滑措施，电源是否妥当等（具体评估详见表 13-6 患者居住环境安全评估要素）。

（二）生活环境评估

人离开环境不能生存，环境与人体的健康密切相关。身心健康是通过人体内外环境的相互适应与平衡来保持的。但是人体内环境的改变远远滞后于外部环境——工业文明发展的速度，人们不断受到现代工业污染的危害，中毒、致畸、致癌等事件不断发生。与环境有关的危害人体健康的因素有温度、噪声、震动、放射性物质、射频辐射等物理因素，农药、重金属、有毒化学物质等化学因素，细菌、病毒、寄生虫等生物因素。以上这些物理、化学、生物因素通过各种途径进入空气、水源、土壤危害人体健康，以不同的性质、特点影响着人体，使人体滋生出各种各样的疾病。

1. 居室内的生活环境评估

居室是人们最主要的栖息地，也是人们自由支配和享受闲暇时间的场所。对于患者来说居室环境尤为重要，居室环境要强调实用、方便、安全、简洁、柔和，同时应因地制宜地对居室加以改造，使之更有利于患者的健康。

（1）居室方位的评估：以朝南的房间为佳，冬暖夏凉，如同"天然空调"。而朝北的房间"冬冷夏热"，由于老人周身循环和体温调节机制较差，住在朝北的房间，对健康不利。

（2）居室条件评估：最好让患者住在宁静的单间中。如果住房条件差的话，也应尽量创造条件，如可将房间隔开或用布帘、屏风隔开，尽可能使患者感到舒适。

（3）居室防寒防暑功能评估：由于患者血液循环差，新陈代谢过程慢，既不耐热又不抗寒，因此居室的温度不能太冷，也不能太热。一般来说21℃是人体最适宜的温度，冬天最好在15℃以上，夏天在30℃以下。

（4）居室空气质量评估：居室要经常通风，保持室内空气流通。空气不通畅会使患者感到胸闷、压抑。

（5）居室噪声评估：电视机的音量要适度，不要大声说话等。

（6）居室色彩评估：对患者来说，以中性色调为主，稍偏暖色，努力营造一个恬静、淡泊、柔和的环境。

（7）居室装饰评估：室内可陈设一两盆花卉，如文竹、水仙或盆景等。

2.居室外生活环境评估

（1）气候条件是否恶劣：患者生理功能下降，对抗外界恶劣环境的能力亦明显下降，因此应尽量避免处于雨、雪、冰雹等恶劣气候环境中。

（2）建筑物是否密乱：建筑物又密又乱的环境会造成患者心理上的不安与烦躁，患者缺乏安全感，易致情绪激动。应尽可能让患者居住在布局合理、视野开阔、规律有序的社区里。

■ 四、社会评估

社会环境包括文化背景、法律法规、社会制度、劳动条件、人际关系、社会支持、经济状况、生活方式、教育、家庭、社区等诸多方面，这些与患者的健康有着密切的联系。评估内容主要包括如下。

（一）家庭评估

家庭是PD患者主要的生活环境场所，融洽的家庭关系、良好的家庭氛围有助于患者的身心健康。评估的内容包括家庭成员的基本资料、家庭类型和结构、家庭成员之间的关系、家庭成员的角色作用、家庭的经济状况、家庭功能、家庭压力、家庭对患者生活与健康状况的认识等。

（二）社区评估

了解 PD 患者社区地理环境，注意环境中有无严重污染物，各种配套设施是否安全，患者在外出活动过程中有无各种不安全因素，哪些是应该特别注意的，有无障碍设施等。还应了解社区文化气氛如何，有无可供选择的休闲场所，卫生保健机构是否完善等。评估的内容包括：①社区周边配套设施是否完整，如医院、商店、餐厅、银行、交通、车站、娱乐场所和公园等是否齐全。②是否有提供医疗保健服务、家庭照护以及家政服务的社区机构。

（三）社会关系和社会支持

1. 社会支持系统

了解 PD 患者的家庭组成、经济状况、文化教育背景；家属对患者的关心、支持以及对患者所患疾病的认识程度；了解患者的工作单位或医疗保险机构所能提供的帮助或支持情况；患者出院后的继续就医条件，居住地的社区保健资源或继续康复治疗的可能性。

2. 社会支持的类型

社会支持从性质上可以分为两类，一类为客观的、可见的或实际的支持，包括物质上的直接援助和社会网络、团体关系的存在和参与，后者是指稳定的关系（如家庭、婚姻、朋友、同事等）或不稳定的社会联系如非正式团体、暂时性的社会交际等，这类支持独立于个体的感受之外，是客观存在的现实。另一类是主观的、体验到的情感上的支持，指的是个体在社会中受尊重、被支持、理解的情感体验和满意程度，与个体的主观感受密切相关。

3. 评估方法

可以通过交谈与观察两种方法评估 PD 患者是否有社会支持和关系网络，如家庭关系是否稳定、家庭成员是否相互尊敬，家庭成员向患者提供帮助的能力以及对患者的态度；另外也可以通过对患者和邻居间的关系、与亲戚朋友邻居同事等的接触频率、参与社会团体情况和参与社会活动的频率等来了解评估患者是否有社会孤立的倾向。对住院患者,还应该了解医院相关支持系统的情况,如医院提供的服务是否安全有效。

（四）心理与情绪的评估

心理健康状况直接影响 PD 患者躯体健康和社会功能状态，是实现健康老龄化不可或缺的维度之一。心理评估可以通过应用观察法、访谈法和心理学测验等多种心理学方法所获得的信息。

1. 心理评估

（1）首先要了解 PD 患者是否有心理问题，是否需要心理方面的帮助。对有心理问题的患者的具体问题进行深入了解和评估，可借助于各种方法，如焦点问题访谈或心理测验，以及个案分析等方法。对已获得资料进行分析，得出初步结论,并对患者或家属及有关人员进行解释,以确定进一步问题处理的方案。

（2）评估内容主要包括：患者行为、声音、面部表情与眼神；思维程序及语言；认知功能包括意识、定位力、记忆力与智力功能（具体评估详见表13-7 老年人心理状态测试表；表 13-8 老年人心理健康测查表）。

2. 情绪评估

情绪是人们对个体的需要是否得到满足而产生的主观体验。情绪的平衡与否直接影响到个体的生理、心理功能。患者的情绪纷繁复杂，焦虑和抑郁是最常见也是最需要进行干预的情绪状态。

1）焦虑：是个体面对危险和威胁时的一种紧张、不愉快的情绪状态。焦虑情绪属于生理性情绪反应，有自限性特点，通常个体在引起焦虑的因素刺激下，两周左右焦虑情绪会逐渐减轻或消退；如果没有明显的刺激因素或虽有刺激因素但个体焦虑情绪反应过重或持续时间延长则可发展为病理性焦虑情绪，对个体造成危害。常用的评估方法有以下两种。

（1）访谈与观察：询问、观察患者有无焦虑心境的症状，如紧张、担心、害怕等；有无运动不安的表现，如坐立不安、震颤等；有无自主神经紊乱的症状，如心悸、出汗、手足发凉等。

（2）心理测试：可用患者焦虑评估的常用量表，其中使用较多的为汉密尔顿焦虑量表（具体评估详见表 13-9 汉密尔顿焦虑量表）。

2）抑郁：是个体失去某种重视或追求的东西时产生的情绪状态，其特征是情绪低落，甚至出现失眠、悲哀、自责、性欲减退等表现。常用的评估方法有以下两种。

（1）访谈与观察：通过询问、观察，综合判断患者有无抑郁情绪存在。

（2）心理测试：可用患者抑郁评估的量表，其中汉密顿抑郁量表是临床上应用简便并且已被广泛接受的量表（具体评估详见表 13-10 汉密尔顿抑郁量表）。

第二节　护理要点

■ 一、常见护理问题

（1）躯体运动障碍：与震颤、肌强直、姿势和平衡障碍等有关。

（2）语言沟通障碍：与咽部肌肉强直所致构音障碍有关。

（3）自理能力缺陷：与随意运动能力下降有关。

（4）便秘与消化道蠕动障碍：与活动量少有关。

（5）潜在并发症：外伤、骨折、营养不良、压疮、感染等。

（6）自我形象紊乱：与震颤、流涎、面部强直等形象改变有关。

（7）知识缺乏：与缺乏帕金森病相关知识和药物治疗知识有关。

■ 二、护理措施

根据上述护理问题，采取以下护理措施。

（一）躯体运动障碍

随着病情的进展，PD 患者从单侧手或足的抖动，渐渐发展到头部、唇、下巴、腿也发生抖动，肌肉发僵，运动不灵活。

1. 疾病早期

起病初期患者主要表现为震颤，应指导患者维持和增加业余爱好，鼓励患者积极参与家居活动和参加社交活动，坚持适当运动锻炼，如养花、下棋、散步、太极拳、体操等，注意保持身体和各关节的活动强度与最大活动范围。

2. 疾病中期

对于已出现某些功能障碍或起坐已感到困难的要进行有计划有目的的锻炼，告诉患者知难而退或简单的家人包办只会加速其功能衰退。如患者感到从椅子上起立或坐下有困难，应坚持每天做完一般运动后，再反复多次练习起坐动作；起步困难者可以在患者脚前放置一个小的障碍物作为视觉提示，帮助起步；也可使用有明显节拍的音乐进行适当的听觉提示，练习走路；步行时要目视前方、不要目视地面，应集中注意力，以保持步行的幅度与速度；鼓励患者步行时两腿尽量保持一定距离，双臂要摆动，以增加平衡；转身时要以弧形线形式前移，尽可能不要在原地转弯；提醒患者不可一边步行一边讲话、碎步急速移动、起步时拖着脚走路，双脚紧贴地面站立及穿着拖鞋行走等，这样容易跌倒；护士或家人在协助患者行走时，不要强行拉着患者走，当患者感到脚粘在地上时，可告诉患者先向后退一步，再往前走，这样会比直接向前容易得多。

3. 疾病晚期

患者出现显著的运动障碍而卧床不起，应帮助患者采取舒适体位，被动活动关节，按摩四肢肌肉，注意动作轻柔，勿造成患者疼痛和骨折。

4. 提供生活方便

对于下肢行动不便、起坐困难者，应配备高位坐厕、坚固且带有扶手的高脚椅、手杖、床铺护栏、卫生间和走道扶手等必要的辅助设施；保证床的高度适中（以坐位脚能着地为佳）；传呼器置于患者床边；提供无需穿鞋带、防滑软橡胶底的鞋子、便于穿脱的衣服、粗柄牙刷、吸水管、固定碗碟的防滑垫、大手柄的餐具等；生活日用品如茶杯、毛巾、纸巾、便器、手杖等固定放置于患者伸手可及处，以方便患者取用。

5. 安全护理

（1）对于上肢震颤未能控制、日常生活动作笨拙的患者，避免拿热水、热汤，谨防烧伤、烫伤等，如避免患者自行使用煤气炉灶，尽量不让患者自己从开水瓶中倒水，为端碗持筷困难者选用不易打碎的不锈钢饭碗、水杯和汤勺，避免玻璃和陶瓷制品等。

（2）对有幻觉、错觉、欣快、抑郁、精神错乱、意识模糊或智能障碍的患者应专人陪护。护士应认真查对患者是否按时服药，有无错服或误服，每次送服到口；严格交接班制度，禁止患者自行使用锐利器械和危险品；智能障碍的患者应安置在有严密监控的区域，避免自伤、坠床、坠楼、走失、伤人等意外发生。

（二）语言沟通障碍

由于患者咽部肌肉强直，常常导致构音障碍。

（1）患者常因无法表达自己的需要而着急、烦躁，护士应采取积极有效沟通方式，对有言语不清、构音障碍的患者，应耐心倾听患者的主诉，了解患者的生活需要和情感需要，在与患者沟通的过程中，态度要和蔼、诚恳，注意尊重患者，不可随意打断患者说话，避免挫伤患者自尊心的言行；当患者进行尝试和获得成功时给予肯定和表扬；积极营造一种和谐的亲情氛围和轻松、安静的语言交流环境，鼓励家属、朋友多与患者交谈，并耐心、缓慢、清楚地解释每一个问题，直至患者理解、满意；指导并鼓励患者采取任何方式向医护人员或家属表达自己的需要，可借助图片、表情、手势、交流板等提供简单而有效的双向沟通方式。

（2）可以在专业语言治疗师的指导下，进行语言康复训练，构音障碍以发音训练为主，遵循由易到难的原则；护士每天深入病房，协助患者进行床旁训练。语言康复训练是一个由少到多、由易到难、由简单到复杂的过程，训练效果很大程度上取决于患者的配合和参与。因此，训练过程中应根据病情轻重及患者情绪状态，循序渐进地进行训练，切忌复杂化、多样化，避免产生疲劳感、注意力不集中、厌烦或失望情绪，使其体会到成功的乐趣，从而坚持训练。

（三）自理能力缺陷

与随意运动能力下降有关。

1. 生活起居护理

PD 患者在日常生活方面的自理能力差，可根据 Barthel 指数评分确定患者的日常生活能力，指导和鼓励患者自我护理，做自己力所能及的事情；家属可督促或协助料理患者的日常生活，可安排患者合理而有规律地生活，要求患者按时起床和就寝、进餐，使之生活接近正常规律，保证足够的休息和睡眠时间。

2. 安全防范

（1）移开环境中的障碍物，保持地面平坦，地面高低无落差、无门槛，铺防滑地砖或地板；协助患者移动，防止跌倒，采取适当的防护措施；室温不应低于24℃。温度在29.4~32.2℃时，是身体处于最机警的状态，温度太低，肢体活动度降低，容易发生活动障碍。身体活动度降低，容易产生跌倒危险。

（2）照明设施适当，活动范围内应保持光线自然、强度适中，太强或太弱都会使患者感到眩晕或者看不清物品；灯的开关要明显，夜间保留地灯，床头灯为触摸式。

（3）指导患者避免登高和操作高速运转的机器；避免让患者进食带骨刺的食物；体位性低血压患者睡眠时应抬高床头。

（4）外出时需人陪伴，尤其是精神智能障碍者，其衣服口袋内要放置写有患者姓名、住址和联系电话的"安全卡片"或佩戴手腕识别牌、患者定位手表电话、防丢防走失手环，以防走失。

（四）便秘与消化道蠕动障碍

患者活动量减少，消化功能降低。

（1）参加适当的体育锻炼，有意识地培养良好的晨起排便习惯。

（2）合理饮食，补充膳食纤维。膳食纤维对改变粪便性质和排便习惯很重要，含膳食纤维最多的食物是麦麸，还有新鲜蔬菜、水果及燕麦、玉米、大豆、果胶等。饮食中添加芝麻油、花生油、豆油等植物油。少食产气食物，忌辛辣、刺激食品，同时搭配适量脂肪和蛋白质食品。此外，应积极治疗全身性及肛周疾病，防止或避免使用引起便秘的药品，培养良好的心理状态，均有利于便秘防治。

（3）晨起空腹饮温开水，除外心脏病控制入量，每日保持液体量在1500mL以上。

1）腹部按摩：每日清晨饮水及进餐后30min做腹部按摩，每天3~5次，每次10~20min。患者取仰卧位，双手顺结肠蠕动方向由升结肠-横结肠-降结肠-乙状结肠进行按摩，按摩时嘱患者做深呼吸；还可每日早晚两次指揉支沟穴（支沟穴是治疗便秘的特效穴），以促进便秘的改善。

2）训练反射性排便：嘱患者或家属戴上手套，早餐后定时给患者扩张肛门，起到刺激肛门括约肌的作用，反射性引起肠蠕动。要鼓励患者坚持一个阶段，反射方可建立起来。

3）定时行排便训练及肛周肌群训练：具体方法：患者每日餐后1h或习惯的排便时间取侧卧或平卧位，患者及家属用双手或单手在肛周有节奏的刺激肛周皮肤；牵拉肛周皮肤，一紧一松，反复10~20次，以诱发便意及促进排便；患者平卧，双膝屈曲稍分开，轻抬臀部并做提肛、缩肛训练10~20次，以缩盆底肌（完全性瘫痪者则用意念收缩）；深呼吸，有意识收腹，做模拟排便动作，将大便排出。

（五）潜在并发症

1.外伤、骨折

PD患者在行走过程中，经常会发生"冻结""慌张步态"等现象，因此要注意预防跌倒，避免骨折危险，确保安全。发生跌倒处理：随着PD患者病情的进展，患者步态的稳定性下降和平衡功能受损是引发跌倒的主要原因。发现患者跌倒，不急于扶起，立即呼叫医生到场共同救治：

（1）发现呼吸、心搏骤停，立即给予胸外心脏按压，测量生命体征、血糖，观察瞳孔。

（2）意识清楚的患者询问跌倒时的情况，对跌倒过程是否有记忆。

（3）有无肢体疼痛、畸形、关节异常、肢体位置异常等骨折迹象。

（4）查看有无腰、背部疼痛，双腿活动或感觉异常，小便失禁等，出现上述情况应避免搬动患者以免加重病情，根据情况立即予以急救、给氧、保持呼吸道通畅、建立静脉通路、对症用药等措施。如果发生骨折，按照骨折部位，受伤程度，选择手术或非手术治疗。

2.营养不良

由于患者肌强直、震颤、饮食减少、吞咽困难等致机体消耗量增加。

（1）饮食指导：指导合理饮食和正确进食。饮食原则：给予高热量、高维生素、高纤维素、低盐、低脂、适量优质蛋白的易消化饮食，并根据病情变化及时调整和补充各种营养素，戒烟限酒。由于高蛋白饮食会降低左旋多巴类药物的疗效，故不宜给予过多的蛋白质；槟榔为拟胆碱能食物，可降低抗胆碱能药物的疗效，也应避免食用。

（2）饮食内容：主食以谷类为主，多选粗粮，多食新鲜蔬菜、水果，多喝水（每天 1500mL 以上），防止便秘；适当的奶制品（2 杯脱脂奶）和肉类（全瘦）、家禽（去皮）、蛋、豆类；少吃油、盐、糖，每天补充 1000~1500mg 钙质，有利于预防骨质疏松。

（3）进食方法：进食或饮水时抬高床头，保持坐位或半卧位；注意力集中，并给予患者充足的时间和安静的进食环境，不催促、打扰患者进食；对于流涎过多的患者可使用吸管吸食流质；对于咀嚼能力和消化功能减退的患者应给予易消化、易咀嚼的细软、无刺激性的软食或半流质，少量多餐；对于咀嚼和吞咽功能障碍者应选用稀粥、面片、蒸蛋羹等精细制作的小块食物或黏稠不易反流的食物，并指导患者少量分次吞咽，避免吃坚硬、滑溜及圆形的食物如果冻等，喝鲜榨果汁等饮品时，每口食物应尽量为同一质感，不可混杂。

3. 压疮

PD 患者因震颤和不自主运动，出汗多，易造成皮肤刺激和不舒适感，皮肤抵抗力降低，还可导致皮肤破损和继发皮肤感染，因此要注意保持皮肤卫生。

（1）重点保护部位：压疮多发生于受压和缺乏脂肪组织保护、无肌肉包裹或肌层较薄的骨隆突处，并与卧位有密切的关系。仰卧位时：好发于枕骨粗隆、肩胛部、肘部、骶尾部及足跟处，尤其好发于骶尾部。侧卧位时：好发于耳郭、肩峰、肋骨、髋骨、股骨粗隆、膝关节的内外侧及内、外踝处。俯卧位时：好发于面颊、耳郭、肩峰、女性乳房、肋缘突出部、男性生殖器、髂前上棘、膝部和足趾等处。坐位时：好发于坐骨结节、肩胛骨、足跟等处。

（2）皮肤护理：保持患者皮肤清洁、干燥，避免局部刺激；及时清除患者尿液、粪便、汗液等机体排泄物和分泌物，大便失禁或腹泻患者，每次便后用温水清洗后外涂氧化锌软膏于肛周，避免使用肥皂和含乙醇类用品清洁皮肤，给患者穿着合适的纯棉、柔软衣裤。卧床患者应做好骨隆突处的保护，预防压疮，可以垫气垫床，床头抬高 < 30°，侧卧位 < 30°，以减少剪切力，每 2h 协助翻身一次，翻身时要避免拖拉拽扯，有条件者每日让患者坐沙发或轮椅等 2 次。可以使用减压器具：海绵垫、泡沫垫、软枕等支撑身体。

（3）压疮伤口局部治疗：

Ⅰ期：局部减压，睡气垫床、予以透明水胶体贴保护。

Ⅱ期：Ⅱ期压疮处理原则为保护创面预防感染。水疱处理：小水泡（< 5mm）未破溃，应尽量减少局部摩擦，让其自行吸收；大水疱（> 5mm）应在无菌条件下，于水疱低位用注射器穿刺抽吸疱内渗液，覆盖水胶体敷料。破溃创面处理：真皮层受损，渗液多，清洁创面，然后根据创面有无感染，选用泡沫类、无菌敷料或抗生素纱布湿敷，或湿润烧伤膏、多爱肤，康惠尔溃疡贴等外敷。

Ⅲ、Ⅳ期：处理原则为清洁创面，去除坏死组织和促进肉芽组织生长。基本措施是清创、外敷、无菌敷料包扎。清创要彻底，去除腐肉和坏死组织，直至出现渗血的新鲜创面，这样才利于组织修复生长。

4. 感染

PD 患者随着疾病的发展，慢慢会由于咽喉肌的控制不佳，开始出现吞咽功能的障碍，常常导致喝水呛咳、误吸，并发吸入性肺炎，给患者造成严重威胁。误吸是造成患者肺部感染的主要因素，甚至发生气道堵塞窒息死亡。

1）进食体位仰头进食和仰头饮水最容易导致呛咳，因此患者选择半卧位或坐位进食。半卧位时，床头抬高30°，头下垫一个枕头，头部前屈；坐位进食，身体坐直，稍向前倾20°，颈部稍向前弯曲。

2）进食速度选择了合适的食物，在进食时还需要注意一口量及进食速度。吞咽功能越是不好，越需要进行摄食训练，训练时需要选择好一口进食的量和速度。

（1）一般先以少量试之（流质 3~4mL），然后酌情增加。

（2）对患者进行摄食训练时，一口量太多，食物容易漏出或者导致残留误吸；过少，则导致刺激强度不够，难以诱发吞咽反射。

（3）为了减少误吸的危险，避免两次食物重叠入口，在喂下一口时确保上一口食物已经吞咽入胃。

（4）餐具采用边缘钝厚、匙柄较长的汤勺为宜。

（5）最好把食物放在舌后部或颊部。

3）患者进食后，不要立即躺下，应进行认真细致的口腔清洁，尽量取坐位或半卧位，保持此种姿势 30~60min，以避免在患者变换体位时发生误吸。

4）发生误吸处理：

（1）畅通气道：立即应用床边吸引装置为患者吸出口腔及咽部食物残渣，保持呼吸道通畅，给予吸氧。

（2）心肺复苏：发生心跳、呼吸骤停，应立即胸外心脏按压，心肺复苏；行气管内插管吸出异物，进行肺部灌洗。

（3）容易发生呛咳、误吸的患者，留置胃管、进行鼻饲护理。

（六）自我形象紊乱

由于患者身体发生震颤、流涎、面肌强直、肢体挛缩等导致形象改变。

随着病情进行性加重，患者丧失劳动能力，自理能力也逐渐下降，生活需要依赖他人，往往会产生焦虑、恐惧甚至绝望心理。

1. 心理护理

PD患者早期动作迟钝笨拙、表情淡漠、语言断续、流涎，患者往往产生自卑、脾气暴躁及忧郁心理，回避人际交往，拒绝社交活动，整日沉默寡言，闷闷不乐；护士应细心观察患者的心理反应，鼓励患者表达并注意倾听他们的心理感受，与患者讨论身体健康状况改变所造成的影响，及时给予正确的信息和引导，使其能够接受和适应自己目前的状态并能设法改善。鼓励患者尽量维持过去的兴趣与爱好，多与他人交往，不要孤立自己；指导家属关心体贴患者，多鼓励、少指责，减轻患者的心理压力，鼓励患者保持良好心态。

2. 自我修饰指导

指导患者进行如鼓腮、伸舌、撅嘴、龇牙、吹吸等面肌功能训练，可以改善面部表情和吞咽困难，协调发音；随身携带纸巾擦尽口角溢出的分泌物，注意保持个人卫生和着装整洁等，以尽量维护自我形象。

（七）知识缺乏

多数PD患者缺乏相关的知识与药物治疗知识。

1. 疾病知识指导

应指导患者及家属了解本病的临床表现、病程进展和主要并发症。早期轻型病例无需特殊治疗，主要是鼓励患者进行适当的运动与体育锻炼；当疾病进一步发展影响到患者日常生活和工作能力时，可以运用适当的药物治疗减轻症状，但药物并不能阻断病情发展，并且长期的药物治疗可能有导致后期并发症的风险，因此，疾病总的趋势是越来越重。帮助患者掌握自我护理知识，适应角色的转变，积极寻找和去除使病情加重的原因。

2. 用药指导

告知患者需要长期或终身服药治疗，让患者了解用药原则，常用药物种类、名称、剂型、用法、注意事项、疗效及不良反应的观察与处理。长期服药过程中可能会突然出现某些症状加重或疗效减退，应熟悉"开-关现象"、"剂末现象"和"异动症"的表现形式以及应对方法。

1）用药原则：从小剂量开始，逐步缓慢加量直至有效维持；服药期间尽量避免使用维生素 B_6、氯氮䓬、利血平、氯丙嗪、奋乃静等药物，以免降低药物疗效或导致直立性低血压。

2）疗效观察：服药过程中要密切观察震颤、肌强直和其他运动功能、语言功能的改善程度，观察患者起坐的速度、步行的姿态、讲话的音调与流利程度，写字、梳头、扣纽扣、系鞋带以及进食动作等，以确定药物疗效。

（1）"开-关现象"：指症状在突然缓解（开期，常伴异动症）与加重（关期）两种状态之间波动，一般"关期"表现为严重的帕金森症状，持续数秒或数分钟后突然转为"开期"；多见于病情严重者，一般与服药时间和剂量无关，不可预料，处理比较困难，适当加用多巴胺受体激动剂，可以防止或减少发生。

（2）剂末恶化：又称疗效减退，指每次服药后药物作用时间逐渐缩短，表现为症状随血药浓度发生规律性波动，可以预知，适当增加服药次数或增加每次服药剂量，或改用缓释剂可以预防。

（3）"异动症"表现为舞蹈症或手足徐动样不自主运动、肌强直或肌阵挛，可累及头面部四肢和躯干，有时表现为单调刻板的不自主动作或肌张力障碍。主要有 3 种表现形式：剂峰异动症出现在用药 12h 的血药浓度高峰期，与用药过量或多巴胺受体超敏有关；减少复方左旋多巴的剂量并加用多巴胺受体激动剂或 COMT 抑制剂可改善；双相异动症是指剂初和剂末异动症，目前机制不清；更换左旋多巴控释片为标准片或加用多巴受体激动剂可缓解；肌张力障碍表现为足或小腿痛性肌阵挛，多发生于清晨服药之前；睡前加用复方左旋多巴控释片或起床前服用复方左旋多巴标准片可缓解。

表 13-1 Barthel 指数（BI）评定量表

病区（科）　　室　　床号　　姓名　　性别　　年龄　　住院号　　入院时间

评价内容	评价计分标准				评估日期和结果	
	0分	5分	10分	15分		
进食	需极大帮助	部分独立或需部分帮助	独立	/		

续表

评价内容	评价计分标准				评估日期和结果			
	0 分	5 分	10 分	15 分				
洗澡	部分独立或需部分帮助	独立	/	/				
修饰	部分独立或需部分帮助	独立	/	/				
穿衣	需极大帮助	部分独立或需部分帮助	独立	/				
控制大便	失控	每周＜1次失控	独立	/				
控制小便	失控	每24h＜1次失控	独立	/				
如厕	需极大帮助	部分独立或需部分帮助	独立	/				
床椅转移	完全依赖他人	需极大帮助	部分独立或需部分帮助	独立				
平地行走	完全依赖他人	需极大帮助	部分独立或需部分帮助	独立				
上下楼梯	需极大帮助	部分独立或需部分帮助	独立	/				
总分								
评定标准					评估者签名			
重度依赖：总分≤40分完全不能自理，全部需要他人照护 中度依赖：总分41~60分，部分不能自理，大部分需他人照护 轻度依赖：总分61~99分，极少部分不能自理，部分需他人照护 无需依赖：总分100分，完全能自理，无需他人照护								

评估说明：

（1）进食：指用合适的餐具将食物由容器送到口中，包括用筷子、勺子或叉子取食物、对碗（碟）的把持、咀嚼、吞咽等过程。

10分 指在合理的时间内独立进食准备好的食物（食物可由其他人做或端来）；

5分 指前述某个步骤需要一定帮助；

0分 指需极大帮助或完全依赖他人，或留置胃管。

（2）洗澡

5分 指能自行进出浴室，自己擦洗，淋浴不须帮助或监督，独立完成；

0分 指在洗澡过程中需他人帮助。

（3）修饰：指24~48h情况，包括洗脸、刷牙、梳头、刮脸等。

5分 指可自己独立完成（包括陪护人员挤好牙膏，准备好水等）；

0分 需他人帮助。

（4）穿衣：包括穿（脱）衣服、扣纽扣、拉拉链、穿（脱）鞋袜、系鞋带等。

10分 指可独立完成；

5分 指能自己穿或脱，但需他人帮助整理衣物、扣纽扣、拉拉链、系鞋带等；

0分 指需要极大帮助或完全依赖他人。

（5）控制大便：指1周内情况。

10分 指可控制大便，包括造口病人能完全独立管理；

5分 指偶尔失控（每周＜1次），或需要他人提示；

0分 指完全失控。

（6）控制小便：指24~48h情况。

10分 指可控制小便，包括留置尿管的病人能完全独立管理尿管；

5分 指偶尔失控（每24h＜1次），或需要他人提示；

0分 指完全失控，或留置尿管。

（7）如厕：包括去厕所及离开、解开衣裤、擦净、整理衣裤、冲水等过程。

10分 指能独立完成整个过程；

5分 指需他人搀扶入厕并帮助冲水、整理衣裤等；

0分 指需要极大帮助或完全依赖他人。

（8）床椅转移

15分 指自行从床到椅子然后回来；

10分 指由1名未经训练的人帮助，包括家属或看护，或使用拐杖/助步器；

5分 指由1名强壮的人/熟练的人/2个人帮助，能站立；

0 分 指坐及站立不稳，须两人及以上搀扶。

（9）平地行走

15 分 指可独立平地行走 45m（包括屋内）；

10 分 指由 1 名未经训练的人帮助，包括家属或看护，或使用拐杖 / 助步器；

5 分 指 1 名强壮的人 / 熟练的人 /2 个人帮助，能移动；

0 分 指没有平地移动能力。

（10）上下楼梯

10 分 指可独立上下楼梯；

5 分 指需扶着楼梯，或他人搀扶，或使用拐杖等辅助工具。

0 分 指需极大帮助或完全依赖他人。

表 13-2　肌力的分级

分级	临床表现
0 级	肌肉无任何收缩（完全瘫痪）
1 级	肌肉可轻微收缩，但不能产生动作（不能活动关节）
2 级	肌肉收缩可引起关节活动，但不能抵抗地心引力，即不能抬起
3 级	肢体能抵抗重力离开床面，但不能抵抗阻力
4 级	肢体能作抗阻力动作，但未达到正常
5 级	正常肌力

受试者坐在一把硬的无扶手的椅子上，进行下面的测试（表 13-3）。

表 13-3　Tinetti 平衡量表

需完成的任务	评分标准得分
1. 坐平衡	0：在椅子上倾斜或滑动
	1：稳定，安全
2. 起立	0：必须有帮助
	1：能，用臂辅助
	2：不用臂辅助即能立起

需完成的任务	评分标准得分
3. 试图起立	0：必须有帮助
	1：能，需要＞1次的尝试
	2：能起立，1次成功
4. 即刻站立平衡(开始5秒)	0：不稳（提架子、移动足、身体摇晃）
	1：稳但使用拐杖或其他支持
	2：稳，不需拐杖或其他支持
5. 站立平衡	0：不稳
	1：稳，但两足距离增宽(足跟间距)4英寸(10.16cm) 使用拐杖或其他支持
	2：两足间距窄，不需要支持
6. 用肘推（受试者双足尽可能靠紧，测试者用手掌轻推受试者）	0：开始即跌倒
	1：摇摆、抓物体和人来保持平衡
	2：稳定
7. 闭眼(双足站立要求同6)	0：不稳
	1：稳
8. 旋转 360°	0：步伐不连续
	1：步伐连续
9. 旋转 360°	0：不稳（摇摆、抓物）
	1：稳定
10. 坐下	0：不安全（距离判断失误，跌进椅子）
	1：用上肢或移动不顺畅
	2：安全，移动顺畅
总分	

评价：满分16分，分值越低，表明平衡异常的程度越大。

受试者和测试者站在一起，在大厅行走或穿过房间（表 13-4）。

表 13-4　Tinetti 步态量表

需完成的任务	评分标准得分
1. 起始步态 （指令后立刻开始）	0：有些犹豫或多次尝试后开始
	1：毫不犹豫
2. 步伐的长度	0：右足迈出的距离没超过对侧站立的左足
	1：右足迈出的距离超过对侧站立的左足
	0：左足迈出的距离没超过对侧站立的右足
	1：左足迈出的距离超过对侧站立的右足
3. 步伐的高度	0：右足不能完全离开地板
	1：右足能完全离开地板
	0：左足不能完全离开地板
	1：左足能完全离开地板
4. 步态均匀	0：左右步幅不相等（估计）
	1：左右步幅几乎相等
5. 步态的连续性	0：迈步停顿或不连续
	1：迈步基本是连续的
6. 路径（用宽度为 30cm 的地板砖进行估计，在患者连续走 3m 以上后观察其走路径情况）	0：明显偏离
	1：中度偏离或使用步行辅助器
	2：直线无需步行辅助器
7. 躯干	0：明显摇晃或使用步行辅助器
	1：不摇晃，但行走时膝盖或背部弯曲，或张开双臂
	2：不摇晃，不弯曲、不使用臂，不使用步行器
8. 足跟距离	0：行走时双足跟几乎相碰
	1：双足跟分离
总分：	

评价：满分 12 分，分值越低，表明步态异常的程度越大。

表 13-5　医疗床旁吞咽评估量表

项目	评分标准得分
意识水平	1：清醒，2：嗜睡但能唤醒， 3：有反应但无睁眼和言语，4：对疼痛有反应
头与躯干的控制	1：正常坐稳，2：不能坐稳， 3：只能控制头部，4：头部也不能控制
呼吸模式	1：正常，2：异常
唇的闭合	1：正常，2：异常
软腭运动	1：对称，2：不对称，3：减弱或缺点
喉功能（aah/ee）	1：正常，2：减弱，3：缺乏
咽反射	1：存在，2：缺乏
自主咳嗽	1：正常，2：减弱，3：缺乏
第 1 阶段：给予 1 汤匙水（5mL）3 次	
水流出	1：无或一次，2：大于一次
有无效喉运动	1：有，2：无
重复吞咽	1：无或一次，2：一次以上
吞咽时咳嗽	1：无或一次，2：一次以上
吞咽时喘鸣	1：无，2：有
吞咽后喉的功能	1：正常，2：减弱或声音嘶哑，3：发音不能
第 2 阶段：如果第 1 阶段正常（重复 3 次，2 次以上正常）那么给予吞咽 60mL 烧杯中的水	
能否完成	1：能，2：不能
饮完需要的时间（s）	
吞咽中或完毕后咳嗽	1：无，2：有
吞咽时或完毕后喘鸣	1：无，2：有
吞咽后喉的功能	1：正常，2：减弱或声音嘶哑，3：发音不能
误吸是否存在	1：无，2：可能，3：有

　　注：如果患者不能正常吞咽 5mL 的水，尝试 3 次中多于一次出现咳嗽或者气哽，或者出现吞咽后声音嘶哑（即喉功能减弱），则不再继续第 2 阶段。不能进入第 2 阶段，或在第 2 阶段中出现咳嗽或气哽，或出现吞咽后声音嘶哑，就认为是不安全吞咽。

表 13-6　患者居住环境安全评估要素

处所	评估内容	评估要素
一般居室	光线	是否充足
	温度	是否适宜
	地面	是否平整、干燥、无障碍物
	地毯	是否平整、不滑动
	家具放置	是否稳定、固定有序、有无妨碍通道
	床	高度是否在老人膝下、与其小腿长度基本相同
	电线	安置如何，是否远离火源、热源
	取暖设备	设置是否妥当
	电话	紧急电话号码是否放在易见、易取的地方
厨房	地板	有无防滑措施
	燃气	"开""关"的按钮标志是否醒目
	浴室门	门锁是否内外均可开
	地板	有无防滑措施
浴室	便器	高低是否合适、有无扶手
	浴盆	高度是否合适、盆底是否有防滑胶垫
	光线	光线是否充足
楼梯	台阶	是否平整无破损、高度是否合适、台阶之间色彩差异是否明显
	扶手	有无扶手，扶手是否牢固

表 13-7　老年人心理状态测试表

1. 今天是哪年、哪月、哪日？
2. 今天是星期几？
3. 你家详细地址是什么？如有电话，号码是什么？
4. 你多大年纪了？出生于何年、何月、何日？何地出生？
5. 我国现任国家主席是谁？
6. 你还记得父、母、子女（或最近家属）的名字吗？
7. 用 20 减 3，不断用 3 向下减，直减到最小数。

　　如患者能迅速回答准确，说明他的思维、记忆、定向能力好。如出现障碍或完全错误，说明心理有问题。对文化程度较低的患者可酌减第 3 及第 5 题。

表13-8列出了22项各种心理问题，如果没有此类问题就在"无"一栏下面打"√"；如果轻微或偶尔有在"轻"下打"√"；如果中度或经常有在"中"下打"√"；如果比较重或大部分时间里有就在"重"下打"√"；很严重或一直有在"很重"下面打"√"。

表13-8　老年人心理健康测查表

题号	问题	无	轻	中	重	很重
1	身体衰弱感觉	□	□	□	□	□
2	身体刺痛感	□	□	□	□	□
3	怕病痛	□	□	□	□	□
4	皮肤破了不易好	□	□	□	□	□
5	动作迟缓	□	□	□	□	□
6	注意力难集中	□	□	□	□	□
7	记性不好	□	□	□	□	□
8	丧失兴趣	□	□	□	□	□
9	难摆脱苦恼	□	□	□	□	□
10	因患病而情绪烦躁	□	□	□	□	□
11	常为小事而着急	□	□	□	□	□
12	平时情绪易紧张	□	□	□	□	□
13	关心身体的程度超过了现在身体实际健康状况	□	□	□	□	□
14	遇到紧急的事心跳或出汗	□	□	□	□	□
15	情绪易激动	□	□	□	□	□
16	思维迟钝	□	□	□	□	□
17	想象贫乏	□	□	□	□	□
18	容易发怒	□	□	□	□	□
19	难以控制情绪	□	□	□	□	□
20	精神不能放松	□	□	□	□	□
21	难入睡	□	□	□	□	□
22	为自己的病情而焦虑不安	□	□	□	□	□

记分标准"无"为0分，"轻"为1分，"中"为2分，"重"为3分，"很重"为4分。根据此记分标准计算总分。

判别标准为参考标准：5分以下为十分健康，10分以下为健康，11~15分基本健康，16~20分为轻度适应不良，21~25分为中度适应不良，25分以上为严重适应不良。需要指出的是，该测查表题目少，只能粗略地评定患者的心理状况，若得分较高，应与其他问卷或评定量表一并使用，以提高其测查的准确性，必要时可请心理医生给以诊断。

受试者和测试者站在一起，在大厅行走或穿过房间（表13-9）。

表13-9 A汉密尔顿焦虑量表

项目主要表现	分值	分数
1. 焦虑心境：担心、担忧，感到最坏的事情要发生，容易激惹	0- 无症状	
	1- 轻度	
	2- 中度	
	3- 重度	
	4- 极重度	
2. 紧张感：易疲劳，不能放松，情绪反应，易哭、颤抖、感到不安	0- 无症状	
	1- 轻度	
	2- 中度	
	3- 重度	
	4- 极重度	
3. 害怕：害怕黑暗、陌生人、一人独处、动物、公共场所、乘车或旅游	0- 无症状	
	1- 轻度	
	2- 中度	
	3- 重度	
	4- 极重度	
4. 失眠：难以入睡、易醒、睡眠浅、多梦、夜惊、醒后感觉疲倦	0- 无症状	
	1- 轻度	
	2- 中度	
	3- 重度	
	4- 极重度	

续表

项目主要表现	分值	分数
5.认知功能：注意力不集中、注意障碍、记忆力差	0- 无症状	
	1- 轻度	
	2- 中度	
	3- 重度	
	4- 极重度	
6.抑郁心境：丧失兴趣、抑郁、对以往爱好缺乏快感	0- 无症状	
	1- 轻度	
	2- 中度	
	3- 重度	
	4- 极重度	
7.躯体性焦虑：（肌肉系统）肌肉酸痛、活动不灵活、肌肉和肢体抽动、牙齿打颤、声音颤抖	0- 无症状	
	1- 轻度	
	2- 中度	
	3- 重度	
	4- 极重度	
8.躯体性焦虑：（感觉系统）视物模糊、发冷发热、软弱无力感、浑身刺痛	0- 无症状	
	1- 轻度	
	2- 中度	
	3- 重度	
	4- 极重度	
9.心血管系统症状：心动过速、心悸、胸痛、血管跳动感、昏倒感、心搏脱漏	0- 无症状	
	1- 轻度	
	2- 中度	
	3- 重度	
	4- 极重度	

续表

项目主要表现	分值	分数
10. 呼吸系统症状：胸闷、窒息感、叹息、呼吸困难	0- 无症状 1- 轻度 2- 中度 3- 重度 4- 极重度	
11. 胃肠道症状：吞咽困难、嗳气、消化不良（进食后腹痛、腹胀、恶心、胃部饱感）、肠动感、肠鸣、腹泻、体重减轻、便秘	0- 无症状 1- 轻度 2- 中度 3- 重度 4- 极重度	
12. 生殖泌尿系统症状：尿频、尿急、停经、性冷淡、早泄、阳痿	0- 无症状 1- 轻度 2- 中度 3- 重度 4- 极重度	
13. 自主神经系统症状：口干、潮红、苍白、易出汗、紧张性头痛、毛发竖立	0- 无症状 1- 轻度 2- 中度 3- 重度 4- 极重度	
14. 会谈时行为表现：①一般表现：紧张、不能松弛、忐忑不安、咬手指、紧握拳、面肌抽动、手抖、皱眉、表情僵硬、肌张力高、叹息样呼吸、面色苍白；②生理表现：吞咽、呃逆、安静时心率快、呼吸快、腱反射亢进、震颤、瞳孔放大、眼睑跳动、易出汗、眼球突出	0- 无症状 1- 轻度 2- 中度 3- 重度 4- 极重度	

（1）量表的结构和内容：该量表包括14个条目，分为精神性和躯体性两大类，各由7个条目组成。前者为第1-6项，第14项；后者为第7-13项。

（2）评定方法：采用0-4分的5级评分法，（0-无症状；1-轻度；2-中度，有肯定的症状，但不影响生活与劳动；3-重度，症状重，需进行处理或影响生活和劳动；4-极重度，严重影响生活。由经过训练的两名专业人员对被测者进行联合检查，然后各自独立评分。除第14项需结合观察外，所有项目均根据被测者的口头叙述进行评分）。

（3）判断标准如下表：

汉密尔顿焦虑量表	
总分	诊断
< 7 分	正常
> 7 分	可能焦虑
> 14 分	肯定焦虑
> 21 分	明显焦虑
> 29 分	严重焦虑

表 13-10　汉密尔顿抑郁量表

项目	分值	分数
1. 抑郁情绪	0- 没有	
	1- 只在问到时才诉述	
	2- 在访谈中自发地表达	
	3- 不用言语也可以从表情、姿势、声音或欲哭中流露出这种情绪	
	4- 病人的自发言语和非语言表情动作几乎完全表现为这种情绪	

续表

项目	分值	分数
2. 有罪恶感	0- 没有	
	1- 责备自己，感到自己已连累他人	
	2- 认为自己犯了罪，或反复思考以往的过失和错误	
	3- 认为目前的疾病，是对自己错误的惩罚，或有罪恶妄想	
	4- 罪恶妄想伴有指责或威胁性幻觉	
3. 自杀	0- 没有	
	1- 觉得活着没有意义	
	2- 希望自己已经死去，或常想到与死有关的事	
	3- 消极观念自杀念头	
	4- 有严重自杀行为	
4. 入睡困难（初段失眠）	0- 没有	
	1- 主诉有入睡困难，上床半小时后仍不能入睡。要注意平时病人入睡的时间	
	2- 主诉每晚均有入睡困难	
5. 睡眠不深（中段失眠）	0- 没有	
	1- 睡眠浅，多恶梦	
	2- 半夜晚 12 点钟以前曾醒来不包括上厕所	
6. 早醒（末段失眠）	0- 没有	
	1- 有早醒，比平时早醒 1 小时，但能重新入睡应排除平时的习惯	
	2- 早醒后无法重新入睡	

项目	分值	分数
7. 工作和兴趣	0- 没有	
	1- 提问时才诉述	
	2- 自发地直接或间接表达对活动、工作或学习失去兴趣，如感到没精打采，犹豫不决，不能坚持或需强迫自己去工作或活动	
	3- 活动时间减少或成效下降，住院病人每天参加病房劳动或娱乐不满 3 小时	
	4- 因目前的疾病而停止工作，住院者不参加任何活动或者没有他人帮助便不能完成病室日常事务注意不能凡住院就打 4 分	
8. 阻滞：指思维和言语缓慢，注意力难以集中，主动性减退	0- 没有	
	1- 精神检查中发现轻度阻滞	
	2- 精神检查中发现明显阻滞	
	3- 精神检查进行困难	
	4- 完全不能回答问题（木僵）	
9. 激越	0- 没有	
	1- 检查时有些心神不定	
	2- 明显心神不定或小动作多	
	3- 不能静坐，检查中曾起立	
	4- 搓手、咬手指、扯头发、咬嘴唇	
10. 精神性焦虑	0- 没有	
	1- 问及才诉述	
	2- 自发地表达	
	3- 表情和言认流露出明显忧虑	
	4- 明显惊恐	

续表

项目	分值	分数
11. 躯体性焦虑: 指焦虑的生理症状, 包括口干、腹胀、腹泻、打呃、腹绞痛、心悸、头痛、过度换气和叹气, 以及尿频和出汗	0- 没有	
	1- 轻度	
	2- 中度, 有肯定的上述症状	
	3- 重度, 上述症状严重, 影响生活或需要处理	
	4- 严重影响生活和活动	
12. 胃肠道症状	0- 没有	
	1- 食欲减退, 但不需他人鼓励便自行进食	
	2- 进食需他人催促或请求和需要应用泻药或助消化药	
13. 全身症状: 四肢、背部或颈部沉重感, 背痛、头痛、肌肉疼痛, 全身乏力或疲倦。	0- 没有	
	1- 轻度	
	2- 中度	
	3- 重度	
	4- 极重度	
14. 性症状: 指性欲减退, 月经紊乱等	0- 没有	
	1- 轻度	
	2- 重度	
	3- 其他 - 不能肯定或对被评者不适合	
15. 疑病	0- 没有	
	1- 对身体过分关注	
	2- 反复考虑健康问题	
	3- 有疑病妄想	
	4- 伴幻觉的疑病妄想	

项目	分值	分数
16. 体重减轻	0- 没有	
	1- 患者诉述可能有体重减轻	
	2- 肯定体重减轻。按体重记录评定：1 一周内体重减轻超过 0.5 公斤；2 一周内体重减轻超过 1 公斤	
17. 自知力	0- 知道自己有病，表现为抑郁	
	1- 知道自己有病，但归咎伙食太差－环境问题－工作过忙－病毒感染或需要休息	
	2- 完全否认有病	
18. 日夜变化：如果症状在早晨或傍晚加重，先指出是哪一种，然后按其变化程度评分早上变化评早上，晚上变化评晚上	0- 早晨傍晚无区别	
	1- 早晨轻度加重	
	2- 傍晚轻度加重	
	3- 早晨严重加重	
	4- 傍晚严重加重	
19. 人格或现实解体：指非真实感或虚无妄想	0- 没有	
	1- 问及才诉述	
	2- 自然诉述	
	3- 有虚无妄想	
	4- 伴幻觉的虚无妄想	
20. 偏执症状	0- 没有	
	1- 有猜疑	
	2- 有牵连观念	
	3- 有关系妄想或被害妄想	
	4- 伴幻觉的关系妄想或被害妄想	

项目	分值	分数
21. 强迫症状：（指强迫思维和强迫行为）	0- 没有	
	1- 问及才诉述	
	2- 自发诉述	
22. 能力减退感	0- 没有	
	1- 仅于提问时方引出主观体验	
	2- 病人主动表示有能力减退感	
	3- 需鼓励、指导和安慰才能完成病室日常事务或个人卫生	
	4- 穿衣、梳洗、进食、铺床或个人卫生均需他人协助	
23. 绝望感	0- 没有	
	1- 有时怀疑"情况是否会好转"，但解释后能接受	
	2- 持续感到"没有希望"，但解释后能接受	
	3- 对未来感到灰心、悲观和失望，解释后不能解除	
	4- 自动地反复诉述"我的病好不了啦"诸如此类的情况	
24. 自卑感	0- 没有	
	1- 仅在询问时诉述有自卑感我不如他人	
	2- 自动地诉述有自卑感	
	3- 病人主动诉述："我一无是处"或"低人一等"，与评2分者只是程度上的差别	
	4- 自卑感达妄想的程度，例如"我是废物"或类似情况	

（1）评定方法：所有问题指被测者近1周内的情况。大部分项目采用0-4分的5级评分法（0- 无；1- 轻度；2- 中度；3- 重度；4- 极重度）；少数项目

采用0-2分的3级评分法（0-无；1-轻中度；2-重度）。

（2）判断标准如下表：

汉密尔顿抑郁量表	
总分	诊断
＜8分	正常
8-20分	可能有抑郁症
21-35分	可确诊抑郁症
＞35分	严重抑郁症

（陈一峰　庞书勤）